Kevin Mackway-Jones
Janet Marsden
Jill Windle
Herausgeber

Ersteinschätzung in der Notaufnahme

Das Manchester-Triage-System

2., überarbeitete und ergänzte Auflage

Deutschsprachige Ausgabe übersetzt, bearbeitet und herausgegeben von
Jörg Krey und Heinzpeter Moecke

Verlag Hans Huber

Herausgeber der englischen Ausgabe
Kevin Mackway-Jones, FAEM Professor für Emergency Medicine (Notfallmedizin), beratender Arzt für Notfallmedizin am Manchester Royal Infirmary (Königliches Krankenhaus Manchester), Medizinischer Direktor des Greater Manchester Ambulance Service, ehrenamtlicher Zivilberater der britischen Armee in Notfallmedizin

Janet Marsden, Professorin für Gesundheitsstudiengänge, Manchester Metropolitan Universität, praktizierende Pflegende am Manchester Royal Eye Hospital (Königliche Augenklinik Manchester) in Manchester, Lehrstuhl am Ophthalmic Nursing Forum (Forum für Pflegekräfte in der Augenmedizin) des Royal College of Nursing (Königliches Kolleg für Pflege)

Jill Windle, Dozentin für Nurse Practitioners in der Notfallpflege (Pflegekräfte mit erweiterten Befugnissen in der Behandlung), Hope Hospital Salford und Universität von Salford, Lehrstuhl an der Fakultät für Notfallpflege am Royal College of Nursing (Königliches Kolleg für Pflege)

Herausgeber der deutschen Ausgabe
Dipl.-Kfm. (FH) Jörg Krey, Dozent und Fachberater im Institut für Notfallmedizin (IfN), Asklepios Hamburg GmbH, Krankenpfleger und ehemalige Leitungskraft im Pflegedienst

Dr. Heinzpeter Moecke, Leiter Konzernbereich Medizin und Wissenschaft der Asklepios Verwaltungs GmbH, Leiter des Institut für Notfallmedizin (IfN), Asklepios Hamburg GmbH, Facharzt für Anästhesie

Lektorat: Jürgen Georg, Dr. Diana Staudacher
Bearbeitung: Elke Steudter
Herstellung: Daniel Berger
Titelillustration: pinx.Design-Büro, Wiesbaden
Umschlag: Claude Borer, Basel
Layout: sos-buch, Puerto del Carmen
Druck und buchbinderische Verarbeitung: Novoprint, Barcelona
Printed in Spain

Bibliografische Information der Deutschen Nationalbibliothek
Die Deutsche Nationalbibliothek verzeichnet diese Publikation in der Deutschen Nationalbibliografie; detaillierte bibliografische Angaben sind im Internet unter «http://dnb.d-nb.de» abrufbar.

Anregungen und Zuschriften bitte an:
Verlag Hans Huber
Lektorat: Pflege
Länggass-Strasse 76
CH-3000 Bern 9
Tel: 0041 (0) 31 300 4500
Fax: 0041 (0) 31 300 4593

Das vorliegende Buch ist eine Übersetzung aus dem Englischen. Der Originaltitel lautet «Emergency Triage».
Second Edition © 2006 by Blackwell Publishing, Oxford

1. Auflage 2006
2. Auflage 2010

ISBN: 978-3-456-84860-0

Inhaltsverzeichnis

Mitglieder der ursprünglichen Manchester Triage Group

Kassim Ali	Oberarzt für Notfallmedizin
Simon Brown	Ltd. Fachpflegende in der Notfallpflege
Helen Fiveash	Ltd. Fachpflegende in der Notfallpflege
Julie Flaherty	Ltd. Fachpflegende in der pädiatrischen Notfallpflege
Stephanie Gibson	Ltd. Fachpflegende in der Notfallpflege
Chris Lloyd	Ltd. Fachpflegende in der Notfallpflege
Kevin Mackway-Jones	Oberarzt für Notfallmedizin
Sue McLaughlin	Ltd. Fachpflegende in der pädiatrischen Notfallpflege
Janet Marsden	Ltd. Fachpflegende in der Augennotfallpflege
Rosemary Morton	Oberärztin für Notfallmedizin
Karen Orry	Ltd. Fachpflegende in der Notfallpflege
Barbara Phillips	Oberärztin für pädiatrische Notfallmedizin
Phil Randall	Oberarzt für Notfallmedizin
Joanne Royle	Ltd. Fachpflegende in der Notfallpflege
Brendan Ryan	Oberarzt für Notfallmedizin
Ian Sammy	Oberarzt für Notfallmedizin
Steve Southworth	Oberarzt für Notfallmedizin
Debbie Stevenson	Ltd. Fachpflegende in der Notfallpflege
Claire Summers	Oberärztin für Notfallmedizin
Jill Windle	Professorin und Nurse Practitioner* in der Notfallpflege

* Nurse Practitioners sind speziell fortgebildete erfahrene Pflegekräfte mit erweiterten Befugnissen zur selbständigen Behandlung von Patienten

Internationale Referenzgruppe

Paulo Freitas	Oberarzt für Innere Medizin, Hospital Fernando Fonseca, Lissabon, Portugal
Antonio Marques	Oberarzt für Anästhesiologie, Hospital Geral de Santo Antonio, Oporto, Portugal
Rui Vieira	Pflegekoordinator der Notaufnahme, Hospital Fernando Fonseca, Lissabon, Portugal
David Teixeira	Pflege-Sergeant Portugiesische Marine, Hospital Fernando Fonseca, Lissabon, Portugal
Per Örtenwall	Direktor ALSG Schweden, Gothenburg, Schweden
Nina Wildfeldt	Anästhesistin und Intensivmedizinerin, Beredskapslakare, PKMC, Schweden
Piet Machielse	RN, Teamleiter der Not- und Unfallaufnahme am Erasmus Medical Centre, Universitätskrankenhaus Rotterdam, Niederlande
Ronald de Caluwe	RN, Teamleiter der Not- und Unfallaufnahme, Deventer Hospital, Deventer, Niederlande
Isasia Muñoz	Notfall-Koordinatorin, Hospital Universitario de la Princessa, Madrid, Spanien
Manuel A Blanco-Ramos	Allgemeinmediziner, Forschungseinheit, Complexo Hospitalario de Ourense, Spanien
Franscisco J Fernandez Lopez	Manchester Produkt Manager, Innova Auria SL, San Ciprián de Viñas, 32900, Ourense, Spanien
Jörg Krey	Dipl.-Kfm. (FH), Dozent und Fachberater im Institut für Notfallmedizin (IfN), Asklepios Hamburg GmbH, Krankenpfleger und ehemalige Leitungskraft im Pflegedienst, Hamburg, Deutschland

Dr. Heinzpeter Moecke	Leiter Konzernbereich Medizin und Wissenschaft der Asklepios Verwaltungs GmbH, Leiter des Institut für Notfallmedizin (IfN), Asklepios Hamburg GmbH, Facharzt für Anästhesie, Hamburg, Deutschland
Peter Niebuhr	Krankenpfleger, Pflegerische Leitung der Zentralen Notaufnahme an der Asklepios Klinik Nord-Heidberg, Hamburg, Deutschland
Prof. Dr. Andreas Lueger	Ärztlicher Leiter der Interdisziplinären Notaufnahme EBA am Universitätsklinikum Graz, Facharzt für Innnere Medizin, Graz, Österreich
Maria Knapp	Krankenschwester, Pflegerische Leitung der Interdisziplinären Notaufnahme EBA am Universitätsklinikum Graz, Graz, Österreich
Dr. jur. Willibald Pateter	Leiter der Abteilung für Qualitätsmanagement und Beschwerden am Universitätsklinikum Graz, Jurist, Graz, Österreich
Adriana de Azevedo Mafra	Beratende Ärztin für Notfallmedizin des brasilianischen Gesundheitsministeriums, Belo Horizonte, Brasilien
Welfane Cordiero Júnior	Notfallkoordinator des Staates Minas Gerais, Belo Horizonte, Brasilien

Vorwort der zweiten britischen Ausgabe

Es ist nun über zehn Jahre her, dass sich zum ersten Mal eine Gruppe leitender Notfallmediziner und -pflegekräfte traf, um Lösungen für das Durcheinander in der Triage in Manchester (Großbritannien) zu finden. Wir ahnten nicht, dass die Lösung für unser örtliches Problem robust genug war (und rechtzeitig fertig wurde), um die Triage-Lösung für ganz Großbritannien zu werden. Und auch in unseren kühnsten Träumen stellten wir uns nicht vor, dass das Manchester-Triage-System allgemeingültig genug sein würde, um weltweit angenommen zu werden. Zu unserer größten Überraschung sind beide Fantasien Wirklichkeit geworden und das Manchester-Triage-System (MTS) wird in vielen verschiedenen Sprachen eingesetzt, um Jahr für Jahr Millionen von Hilfesuchenden in Notaufnahmen einzuschätzen.

Während die Grundprinzipien, die dem MTS zugrunde liegen (Einordnung der Präsentation des Patienten und Identifizierung der eingrenzenden Indikatoren), unverändert gültig sind, wurde es nötig, einige Anpassungen vorzunehmen. Die zweite Ausgabe beinhaltet das Ergebnis der Abwägung aller Anregungen, die wir von den Anwendern in all den Jahren erhalten haben (und für die wir sehr dankbar sind). Sie versucht außerdem, die Veränderungen durch neue Behandlungsmethoden abzubilden – wie zum Beispiel der Möglichkeit zur Revaskularisierung bei Schlaganfall. Die größeren Veränderungen stellen die (auf allgemeine Nachfrage hin entwickelten) neuen Diagramme Allergie und Herzklopfen dar, damit einhergehend fand eine Zusammenlegung und Erweiterung anderer Diagramme statt, um die runde Zahl von 50 Diagrammen beizubehalten. Ein paar neue Indikatoren wie *Akutes neurologisches Defizit* und *Auffällige respiratorische Anamnese* sind eingeführt worden, andere Indikatoren wurden neu definiert. Insbesondere der Indikator für Schmerz auf der Dringlichkeitsstufe 4 wurde verändert zu Jüngerer Schmerz, weil sich gezeigt hatte, dass dies den klinischen Nutzen des

Systems verbessern würde. Insgesamt handelt es sich nur um wenige (wenn auch wichtige) Veränderungen.

Die neue Ausgabe versucht außerdem, die Ersteinschätzung in den Kontext der Veränderungen zu stellen, den viele Notfallversorgungssysteme in aller Welt durchmachen. Die Aufmerksamkeit der Politik und damit auch des Managements fokussiert sich in den letzten Jahren immer mehr auf die Gestaltung der Notfallversorgung. Insbesondere die Versorgung der weniger dringlichen Patienten (die in den meisten Bereichen aber die größte Zahl ausmacht) ist eine Quelle zunehmender Sorge geworden. Weil sich in Strukturen mit geringen Ressourcen (zu Recht) auf die Patienten mit der höchsten klinischen Priorität konzentriert wird, führt dies zwangsläufig zu einer Verzögerung in der Versorgung von Patienten am anderen Ende der Prioritätsskala. Im Zeitalter der Kundenorientierung ist dies aber nicht akzeptabel. Es war leichter, dem klinischen Priorisierungssystem (Triage) die Schuld an den Verzögerungen zu geben, als zuzugeben, dass dem System einfach zu wenig Ressourcen zur Verfügung stehen. Und so kam Triage in einigen Ambulanzen aus der Mode. Wir waren immer der Auffassung, dass Triage in allen Systemen oder in allen Situationen, in denen die Nachfrage nach Versorgungsleistungen die Möglichkeiten zur Erbringung übersteigt, von vitaler Bedeutung ist. Wir sind außerdem der Auffassung, dass solche Umstände gelegentlich selbst in den bestorganisierten und -ausgestatteten Bereichen vorkommen können, häufiger aber in denen mit den normalen Anforderungen und Ausstattungen. Und so ist eine klinische Priorisierung (egal ob man sie Triage, Ersteinschätzung oder irgendwie anders nennt) die zentrale Sicherungsleine des klinischen Risikomanagements in der Notfallversorgung. Es vollständig außer Acht zu lassen, stellt keine Option dar. Wie wir in einem unserer neuen Kapitel zeigen, kann das Ergebnis des MTS Ersteinschätzungsprozesses zusätzlich außerhalb der Priorisierung konstruktiv genutzt werden. Dies unterstreicht die sich entwickelnde Nützlichkeit des Systems für die Notaufnahmen.

Vorwort der ersten britischen Ausgabe

Tag für Tag stehen die Notaufnahmen der Krankenhäuser einer großen Zahl von Patienten mit einem weitreichenden Spektrum an Beschwerden gegenüber. Die Auslastung variiert von Tag zu Tag, von Stunde zu Stunde, sie hängt von der Zahl der Patienten ab und von deren Beschwerdebildern. Vor diesem Hintergrund ist ein System unabdingbar, welches sicherstellt, dass die Patienten in der Reihenfolge ihres klinischen Bedürfnisses – und nicht in der Reihenfolge ihres Erscheinens – gesehen werden.

Im vergangenen Jahr wurden große Anstrengungen unternommen, um im Vereinigten Königreich eine Nationale Triage Skala zu etablieren, vorangegangen waren gleichartige Vorarbeiten in Australien und Kanada. Dieses Buch soll dem Anwender im Rahmen der Ersteinschätzung einen Standard an die Hand geben, wenn er die Patienten seiner Notaufnahme nach der nationalen Skala einschätzt. Die Mitglieder der multiprofessionellen Konsensusgruppe hoffen, dass die von ihnen entwickelte Methodologie Anwendern hilft, den Ersteinschätzungsprozess zu erarbeiten und sie in die Lage versetzt, sowohl valide wie nachvollziehbare Entscheidungen zu treffen.

Dieses Handbuch enthält das Basiswissen, dass die die Einschätzung Praktizierenden benötigen, um ihre Kompetenz in der Durchführung der Ersteinschätzung auszubauen. Die Autoren hoffen, dass die Anwender dieses Buch als eine hilfreiche Quelle und Gedächtnisstütze empfinden.

Kevin Mackway-Jones, 1996

Vorwort der deutschen Ausgabe

Die Ambulanzen und Notaufnahmen haben in der Vergangenheit im deutschen Krankenhauswesen ein Schattendasein geführt. Selten wurden sie als eigenständiger Bereich mit hoher Bedeutung für das Krankenhaus wahrgenommen, meistens wurden sie als Anhängsel einer Abteilung gesehen. Die anfallenden Tätigkeiten waren (insbesondere was den ärztlichen Dienst betraf) unbeliebt und wurden meist nur im Vorbeigehen, möglichst von den dienstjüngsten Assistenten, erledigt. Auch wurden die stattfindenden Prozesse nicht auf Optimierungsbedarfe überprüft. Demgegenüber wurden die Prozesse im stationären Bereich der Krankenhäuser mehr und mehr auf Verbesserungsmöglichkeiten untersucht, in alle Bestandteile zerlegt und auf Qualität, Geschwindigkeit und Wirtschaftlichkeit optimiert.

Durch den zunehmenden Kostendruck im Gesundheitswesen verschmelzen die Grenzen zwischen den Versorgungssektoren «ambulant» und «stationär». Durch die steigende Vorrangigkeit der ambulanten Behandlung werden nun auch zunehmend die Prozesse und Strukturen der ambulanten und Notfallversorgung betrachtet. Die «Ambulanzwälder» mancher Krankenhäuser wachsen mehr und mehr zu zentralen Notaufnahmen zusammen. Und in den Krankenhäusern wächst die Erkenntnis, dass die Ambulanzen die hässlichen Aushängeschilder des Hauses sind, die es durch die Zusammenlegung und Optimierung zu wirklichen Visitenkarten zu machen gilt.

Einer der Prozesse, der dabei betrachtet wird, ist das Vorgehen beim Eintreffen des Patienten auf der Notfallstation. Nicht dass dieser Prozess bisher schlecht durchgeführt wurde – aber er wurde nach der persönlichen Qualifikation desjenigen durchgeführt, dem zu begegnen der Patient das Glück (oder Pech) hatte. Wenn dieser Prozess jedoch für den Patienten von Wert sein soll, dann muss er immer und stets von derselben Qualität, unmittelbar nach dem Eintreffen von dafür qualifiziertem Personal durchgeführt werden. Die Pflege mit der ihr eigenen Qualifikation der Krankenbeobachtung ist hierfür sehr wohl qualifiziert, der ärztliche Dienst schon überqualifiziert. Das vorliegende System der britischen Manchester Triage Group basiert auf der Berufserfahrung der Pflege, strukturiert das vorhandene Wissen und legt eine einheitliche Terminologie fest. Damit wird die Ersteinschätzung beim Eintreffen des Patienten strukturiert, kommunizierbar und vergleichbar. Durch die Beschreibung des Prozesses wird das Risiko, dass ein Patient übersehen wird, abgeschafft. Durch die vereinbarten Begriffe wird das Ergebnis verstehbar und vergleichbar. Damit erhöht sich für den Patienten die Sicherheit, dass die Dringlichkeit seiner Beschwerden erkannt und er zeitgerecht der notwendigen Behandlung zugeführt wird.

Das vorliegende Buch ist mehr als «nur» eine Übersetzung. Die Gedanken, Strukturen und Begriffe des vor mehr als zehn Jahren in Manchester entstandenen und mit der Neuauflage in diesem Jahr dem medizinischen Fortschritt angepassten Systems sind originalgetreu übernommen worden. Eine Weiterentwicklung geschieht im Rahmen nationaler und internationaler Konsensuskonferenzen, so dass auf der Basis dieses Systems eine europaweite Vergleichbarkeit der Situation in den Notaufnahmen möglich wird. Der begleitende Text wurde jedoch an hiesige Verhältnisse angepasst. Die Anpassungen geschahen dort, wo es aufgrund der andersartigen Versorgungsstrukturen nötig war, nicht aber im System an sich. Dieser Anpassung fielen zum Beispiel die Präsentationsdiagramme für den Massenanfall von Verletzten zum Opfer – sie passen einfach nicht zu den im deutschsprachigen Raum getroffenen Vereinbarungen zum Vorgehen und der Triagierung bei Großschadenslagen. Auch die Ausführungen zur Telefontriage wurden stark verändert. Kapitel 9 – Rechtliche Aspekte – ist im englischen Original nicht vorhanden. Uns war es jedoch ein Anliegen, auch diese Elemente der Notfallaufnahme in die deutsche Fassung aufzunehmen. Aufgrund der vorgenommenen Veränderungen des Textes kann es sich für den Interessierten sehr wohl lohnen, auch das britische Original zu lesen.

Wir haben die Hoffnung, mit diesen Ausführungen den Mitarbeitern in den Notaufnahmen ein Hilfsmittel zur Erleichterung ihrer Arbeit und zur Verbesserung ihrer Ergebnisqualität zum Nutzen der Patienten zur Verfügung zu stellen. Für Nachfragen und weitere Informationen steht dem Interessierten die Homepage «www.ersteinschaetzung.de» zur Verfügung.

Hamburg im Februar 2006

Jörg Krey
Dr. Heinzpeter Moecke

Anmerkungen zur 2. Auflage der deutschen Ausgabe

Nachdem der Verlag Hans Huber Mitte 2006 das Wagnis eingegangen ist, zu dem im deutschsprachigen Raum in der medizinischen Literatur bislang nicht abgedeckten Thema «Triage in der Notaufnahme» ein Buch herauszugeben, hat alle Beteiligten die Nachfrage der vergangenen dreieinhalb Jahre überrascht. Schneller als erwartet wurde ein Nachdruck nötig. Das hier vorliegende Buch ist nicht nur ein Nachdruck, vielmehr wurden einige kleine Übersetzungsschwächen und ein paar Druckfehler beseitigt. Außerdem konnten wir bei der Gelegenheit auch die Fortentwicklung des Manchester Triage Systems berücksichtigen: seit dem Erscheinen der deutschen Ausgabe Ende 2006 haben zwei Konferenzen der Internationalen Referenzgruppe stattgefunden, auf denen auf paar Anpassungen/Ergänzungen des Systems vereinbart wurden. Diese sind beim vorliegenden Nachdruck berücksichtigt worden.

Außerdem konnten wir einen Juristen gewinnen, das in der ersten Version nur knappe Kapitel «Rechtliche Aspekte» zu ergänzen. In dieser Auflage werden vorerst nur die Aspekte des deutschen Rechtes Berücksichtigung finden, die Ergänzung um weitere deutschsprachige Länder wie Österreich, Schweiz und die Region Norditalien wird Folgeauflagen vorbehalten bleiben.

Drucktechnische Gründe machten es erforderlich, dass diese Ergänzung des Kapitels in den Anhang des Buches gelegt werden musste.

Hamburg im November 2009

Jörg Krey
Dr. Heinzpeter Moecke

Kapitel 1 – Einführung

Einleitung

Bei der Triage handelt es sich um ein System des Risikomanagements, mit dem der Patientenfluss gesteuert werden soll, wenn die klinischen Anforderungen die vorhandenen Kapazitäten übersteigen. In diesem Sinne wird Triage weltweit beim Massenanfall von Verletzten, bei Großschadenslagen und Katastrophen und in der Militärmedizin eingesetzt. Wenn knappe Ressourcen möglichst vielen Betroffenen zur Verfügung gestellt werden sollen, bedeutet dies auch, dass einigen nicht geholfen werden kann. In den genannten Situationen wird dies bedeuten, dass den Leichtestverletzten (wenn überhaupt) wesentlich später eine Behandlung durch die Helfer zuteil werden wird. Es bedeutet aber auch, dass Schwerstverletzte, die die geringen vorhandenen Kapazitäten in großem Umfang binden würden, wenn überhaupt nur palliativ medizinisch versorgt werden. Diese Darstellung ist zwar sehr vereinfachend, skizziert den Rahmen aber ausreichend genau, um die Bedeutung darzustellen: Die innerhalb kürzester Zeit zu fällende Entscheidung bedarf aufgrund ihrer Bedeutung für das Leben der Patienten valider Diagnosen, beides bedingt ärztliche Kompetenz für die Entscheidungsfindung.

Außerhalb des deutschsprachigen Raums, insbesondere aber im angloamerikanischen Raum, wird und wurde Triage auch innerhalb der Kliniken in den Notaufnahmen angewendet. Der Unterschied zwischen dem präklinischen und dem klinischen Einsatz ist groß, dient Triage im klinischen Bereich doch der Identifizierung des Erkrankungsschwere der Patienten, um die Versorgung auf die Bedürfnisse der Patienten auszurichten und vor allem zeitgerecht durchzuführen. Mit anderen Worten ausgedrückt: Bei der Triage in der Notaufnahme gilt es, aus der Vielzahl eintreffender Patienten zuverlässig den Schwerstkranken zu identifizieren, um ihn zuerst zu behandeln.

Um den Unterschied zwischen den Einsatzbereichen und den damit verbundenen Unterschieden in den Zielen hervorzuheben, wird hier für die Triage in der Notaufnahme der Begriff «Ersteinschätzung» analog dem englischen Synonym «Primary Assessment» benutzt.

Diese Aufgabe wird durch speziell qualifizierte und für diese Schicht (diese Stunde, die nächsten zwei Stunden, je nach Organisationsform) dafür verantwortliche Pflegekräfte im Rahmen der Patientenaufnahme durchgeführt und zeigt eine hohe Validität der Ergebnisse. Im Rahmen von Untersuchungen zur Zuverlässigkeit unterschiedlicher Systeme hat sich gezeigt, dass die höchste Zuverlässigkeit bei Systemen mit fünf Dringlichkeitsstufen erzielt wird. Reduziert man die Zahl der Stufen, so ist die Differenzierung der Dringlichkeiten nicht fein genug. Bei mehr als fünf Stufen steigt der Zeitbedarf für die Einschätzung und durch die Vielfalt der Einstufungsmöglichkeiten sinkt die Verlässlichkeit.

Dass im deutschsprachigen Raum in den Notaufnahmen in der Regel keine Ersteinschätzung durchgeführt wird, heißt nun nicht, dass keine Einschätzung zur Behandlungsdringlichkeit stattfindet. Auch hier wird bei der Aufnahme des Patienten nach seinen Beschwerden gefragt und eine Einschätzung seiner Erkrankungsschwere durchgeführt und damit die Behandlungsdringlichkeit abgeschätzt. Diese Abschätzung wird anschließend dem ärztlichen Dienst weitergegeben. Da im Unterschied zu der Organisationsform im angloamerikanischen Raum aber jede anwesende Pflegekraft Patienten aufnimmt, ist diese Abschätzung uneinheitlich, in hohem Maße von der Berufserfahrung der Pflegekraft abhängig und nicht standardisiert dokumentierbar und kommunizierbar. Das vorliegende britische Modell der Manchester Triage Group (MTG) bedient sich der Symptome des Patienten zur Abschätzung, vereinheitlicht die zur Beschreibung benutzten Begriffe und ermöglicht damit eine zweifelsfreie und klare Dokumentation und Kommunikation. Dabei fordert es die Berufserfahrung des Anwenders, ermöglicht ihm/ihr aber auch, dort Einschätzungen zu tätigen, wo erst geringere Erfahrungen vorliegen. Dieses Konzept hat das System für den Pflegedienst anderer Länder mit anderen Gesundheitssystemen so interessant gemacht, dass es sich innerhalb von zehn Jahren nicht nur in Großbritannien, sondern letztendlich auch in Europa durchgesetzt hat. Der Ansatz, die Behandlungsdringlichkeit mit Symptomen zu begründen und auf Diagnosen zu verzichten, macht es auch für die Notaufnahmen des deutschsprachigen Raum interessant. Es bietet sich die Gelegenheit, einen wirklich europaweiten Standard zu etablieren und damit die Vergleichbarkeit der Gesundheitssysteme in der Europäischen Union zu erleichtern.

Für die britische Krankenpflege war die Zeit vor dem Manchester-Triage-System (MTS) nun keine einschätzungsfreie Zeit: Es gab viele verschiedene Systeme mit unterschiedlichen Interpretationen, unterschiedlichen Stufen und verschiedenen Prozessbeschreibungen. Die frühen Systeme der Einschätzung waren eher intuitiv als methodisch, daher waren die Ergebnisse nicht durch andere Anwender reproduzierbar noch waren sie auditierbar.

Die Gründung der MTG fand im November 1994 statt, Ziel war es, einen Konsens zwischen den leitenden Notfallmedizinern und -pflegekräften zu Standards im Rahmen der Ersteinschätzung zu erzielen. Ziemlich schnell war zu erkennen, dass zur Zielerreichung fünf Schritte erforderlich waren:

- Entwicklung einer gemeinsamen Nomenklatur
- Entwicklung gemeinsamer Definitionen
- Entwicklung einer robusten Ersteinschätzungsmethode
- Entwicklung eines Schulungskonzeptes
- Entwicklung eines Audit-Leitfadens für Triage

Die einzelnen Punkte sollen im Folgenden dargestellt werden.

1. Nomenklatur und Definitionen

Die Durchsicht der zu der damaligen Zeit in Großbritannien gebräuchlichen Nomenklaturen und Definitionen zur Ersteinschätzung zeigten erhebliche Unterschiede. **Tabelle 1 1** zeigt ein repräsentatives Beispiel.

Trotz der vielen Unterschiede gab es aber auch offensichtliche Gemeinsamkeiten zwischen den verschiedenen Systemen. In der **Tabelle 1-2** sind diese herausgearbeitet.

Tabelle 1-1: Unterschiedliche Nomenklaturen und Definitionen

Haus 1		Haus 2		Haus 3		Haus 4	
Rot	0 min	A	0 min	Sofort	0 min	1	0 min
Gelb	<15 min	B	<10 min	Dringend	5–10 min	2	<10 min
		C	<60 min	Semi-dringlich	30–60 min		
Grün	<120 min	D	<120 min				
Blau	<240 min	E	–	Verzögerung akzeptabel	–	3	–
		FGHI					

Tabelle 1-2: Gemeinsamkeiten zwischen den Systemen

Priorität	Einheit 1	Einheit 2	Einheit 3	Einheit 4
1	0 min	0 min	0 min	0 min
2	<15 min	<10 min	5–10 min	<10 min
3	–	<60 min	30–60 min	–
4	120 min	<120 min	–	–
5	<240 min	–	–	–

Nachdem die den Systemen gemeinsamen Elemente herausgearbeitet waren, war es ein Leichtes, sich auf eine neue gemeinsame Nomenklatur und ein gemeinsames Definitionssystem zu verständigen. Um die gewohnten Bilder und die vorhandenen Erfahrungen abzubilden und ein Wiederfinden zu ermöglichen, wurde jeder der neu geschaffenen Kategorien eine Nummer, eine Farbe und ein Name zugeordnet. Für jede Kategorie wurde das Ideal einer maximalen Wartezeit bis zum ersten Kontakt mit dem behandelnden Arzt definiert. Diese Ableitung der nationalen britischen Triage Skala wurde auf überregionalen Konferenzen mit Vertretern der Notfallpflege und Notfallmedizin kommuniziert. So erfuhr der entwickelte Standard eine schnelle Verbreitung.

Mit zunehmender Erfahrung mit unterschiedlichen Ersteinschätzungssystemen haben sich in den letzten zehn Jahren in der ganzen Welt diverse Systeme mit fünf Dringlichkeitsstufen etabliert. Die großen Vier seien hier genannt: Es handelt sich neben dem in diesem Buch dargestellten MTS um die australisch-neuseeländische Australasian Triage Scale (ATS), die Canadian Triage and Acuity Scale (CTAS) und den US-amerikanischen Emergency Severity Index (ESI). Die System-Zielzeiten werden national festgelegt und unterscheiden sich untereinander besonders bei den niedrigeren Dringlichkeiten. Sie werden beeinflusst von Politik und Medizin, das grundsätzliche Konzept unterschiedlicher klinischer Prioritäten aber bleibt unverändert. Die neue gemeinsame Nomenklatur und die neuen Definitionen zeigt **Tabelle 1-3**, dabei wurde die britische Zeitskala an unsere Gesundheitsstrukturen angepasst. Der Vollständigkeit halber seien hier die abweichenden

Tabelle 1-3: Gemeinsame Nomenklatur, Definitionen und Zielzeiten

Nummer	Name	Farbe	Max. Zielzeit
1	Sofort	Rot	0 min
2	Sehr dringend	Orange	10 min
3	Dringend	Gelb	30 min
4	Normal	Grün	90 min
5	Nicht dringend	Blau	120 min

britischen Originalzeiten benannt: Stufe 3 maximal 60 Minuten, Stufe 4 maximal 120 Minuten und Stufe 5 maximal 240 Minuten.

Dabei sei hier noch mal ausdrücklich darauf hingewiesen, dass es sich bei den Wartezeiten nicht um die Standardwartezeit handelt, sondern um die maximal akzeptable Wartezeit bis zum Behandlungsbeginn durch den Arzt.

2.
Ersteinschätzungsmethode

Grundsätzlich kann eine Einschätzungsmethode versuchen, dem Anwender eine Diagnose, eine Fachgebietszuordnung oder eine Behandlungsdringlichkeit zur Verfügung zu stellen. Die MTG hatte sich von vornherein dafür entschieden, eine Methode zu entwickeln, die eine medizinische Priorität zuweist. Diese Entscheidung fußte auf drei wichtigen Einsichten:

Zum einen soll die Eingangseinschätzung sowohl das klinische Management des Patienten als auch das Management der Notaufnahme als Organisation unterstützen, dieses Ziel wird durch eine akkurate Zuweisung einer Behandlungsdringlichkeit am besten erreicht.

Zum anderen ist die Zeitdauer des Kontaktes im Rahmen der Ersteinschätzung begrenzt. Der Versuch, in der Kürze der Zeit eine exakte Diagnose zu finden, ist somit zum Scheitern verurteilt.

Zu guter Letzt zeigt sich, dass die Diagnose nicht zwingend mit der klinischen Behandlungspriorität einhergeht. Die Behandlungspriorität bildet neben der Diagnose noch weitere individuelle Aspekte jedes Patienten ab. So mag ein Patient mit der späteren Entlassungsdiagnose «Distorsion des OSG» mit starken, mäßigen oder ohne Schmerzen in die Notaufnahme kommen; diese Unterschiede müssen sich in der klinischen Priorisierung wiederfinden.

Im Prinzip fordert die in diesem Buch vorgestellte Methode der Ersteinschätzung vom Anwender, dass er aus einer Liste an Präsentationen auswählt und anschließend eine begrenzte Zahl von Anzeichen und Symptomen auf jeder Stufe der klinischen Dringlichkeit abprüft. Die Anzeichen und Symptome, die die Unterscheidung zwischen den klinischen Prioritäten ermöglichen, werden *Indikatoren* genannt. Diese Indikatoren werden für jede Präsentation eines Patienten in Form eines Flussdiagramms angeordnet – den so genannten *Präsentationsdiagrammen*. Indikatoren, die zu einer höheren Dringlichkeitsstufe führen, werden zuerst abgeprüft, Punkt für Punkt werden anschließend im Ausschlussverfahren die Patienten bis zur Gruppe mit normaler Behandlungsdringlichkeit eingeschätzt.

Der Entscheidungsprozess wird in Kapitel 2 dargestellt, die Einschätzungsmethode selbst wird in Kapitel 3 erklärt.

3. Behandlungsdringlichkeit und Patientenmanagement

Zwei Dinge werden gerne miteinander verwechselt: Die klinische Dringlichkeit des Patienten und sein klinisches Management. Während Ersteres die Sammlung von gerade soviel Informationen über die Beschwerden erfordert, dass der Patient in eine der bereits dargestellten fünf Dringlichkeitsstufen eingeordnet werden kann, erfordert das Zweite ein wesentlich tiefer gehendes Verständnis für die Bedürfnisse des Patienten. Das klinische Management wird durch eine große Zahl kleinerer Faktoren beeinflusst, wie zum Beispiel der Tageszeit, dem vorhandenen Personal und der Zahl der verfügbaren Betten. Weiterhin wird die Verfügbarkeit spezieller Angebote für bestimmte Patientengruppen (Fachambulanzen, besondere Behandlungsbereiche etc.) den individuellen Behandlungsfluss jedes einzelnen Patienten entscheidend beeinflussen. Wenn derartige Bereiche mit eigener personeller Besetzung für bestimmte Patientengruppen vorhanden sind, werden diese mit ihrer eigenen, individuellen Geschwindigkeit arbeiten. Dies hat aber keinen Einfluss auf die der Behandlung zugrunde liegenden klinischen Priorität des Patienten. Diese ermöglicht dann die Festlegung der Behandlungsreihenfolge des Patienten innerhalb des einzelnen Versorgungsbereiches, nicht aber global über alle Versorgungsbereichgrenzen hinweg. Dies wird in Kapitel 5 detaillierter dargestellt.

4. Schulung in Ersteinschätzung

Dieses Buch und die daraus entstandene Schulung sollen die benötigte Grundlage zur Einführung einer standardisierten Methode zur klinischen Priorisierung liefern. Dabei wird nicht erwartet, dass durch das Lesen des Buches und den Besuch der Schulung sofortige Perfektion in Ersteinschätzung erreicht wird. Durch Lektüre und Schulung soll die Methode vorgestellt und ausprobiert werden, die wirkliche Kompetenz in der Benutzung des vorliegenden Materials erwirbt sich die Pflegekraft dann in der praktischen Anwendung. Diesem ersten Schritt zum Erwerb von Kompetenz in der Anwendung der Methode müssen später Audits und Evaluationen der Anwendung des Systems folgen.

5. Qualitätsprüfung in der Triage

Die MTG unternahm über längere Zeit den Versuch «Schlüssel-Diagnosen» zu finden. Diese sollten bei einer nachträglichen Betrachtung der Fälle als Merkmal für eine korrekte Eingruppierung der Patienten dienen können. Ziemlich schnell wurde aber klar, dass aus den weiter oben genannten Gründen auch eine retrospektive Priorisierung auf der Basis der Diagnose nicht möglich ist und sich die klinische Behandlungspriorität beim Eintreffen so nicht darstellen lässt.

Für die Zukunft jeder Standardmethode ist die erfolgreiche Einführung einer zuverlässigen Qualitätsprüfung unverzichtbar, muss doch die Reproduzierbarkeit der Ergebnisse zwischen unterschiedlichen Anwendern und unterschiedlichen Notaufnahmen nachgewiesen werden. Die Details hierzu werden in Kapitel 6 dargestellt.

6. Mehr als nur Ersteinschätzung in der Notaufnahme

Das Konzept der Ersteinschätzung (Feststellung klinischer Bedürfnisse als Methode des klinischen Risk-Managements) und der in diesem Buch dargestellte Prozess (Identifizierung eines Präsentationsbildes mit anschließender reduzierter Indikatorsuche) kann in vielen Umgebungen angewendet werden und beschränkt sich in seiner Anwendbarkeit nicht nur auf Zentrale Notaufnahmen. In einigen Bereichen (z. B. in internistischen, chirurgischen, pädiatrischen Ambulanzen) kann das System in exakt derselben Weise wie in der Zentralen Notaufnahme eingeführt werden. Der Einsatz ist aber auch in anderen Umgebungen (Hausarztpraxen, Notfallpraxen, Rettungswagen) denkbar; es kann auch den Erstkontakt am Telefon unterstützen. Hier kann das MTS (wie in Kapitel 7 dargestellt) in modifizierter Form eingesetzt werden.

Die im Rahmen der Ersteinschätzung gesammelten Informationen können außerdem vielfältig genutzt werden, um die Patientenversorgung zu verbessern. So ist es für den Arzt von großer Wichtigkeit, jede Veränderung im Status des Patienten so früh wie möglich zu erkennen. In manchen Notaufnahmen ist zu diesem Zweck ein Bewertungsschema als formalisiertes Frühwarnsystem eingeführt worden. Die «ABCD»-Indikatoren[1] des Manchester-Systems können in der Notaufnahme zu diesem Zweck eingesetzt werden, der «Manchester-Monitor» in Kapitel 7 stellt ein intuitives System für Ersteinschätzende in der Notaufnahme dar, das die Dynamik einer jeden Einschätzung betont und zeigt, dass jede Maßnahme eine einschätzende Maßnahme ist.

Einigen Anwendern des Systems mag es aufgefallen sein, dass das Ergebnis des Prozesses «Auswahl Präsentationsdiagramm – Zuordnung Dringlichkeitsstufe» zu einer Zuordnung der Patienten in eines von 250 Feldern einer 50×50-Felder-

1 ABCD: Airway, Breathing, Cirkulation, Disability = Atemweg, Atmung, Zirkulation, Einschränkung

Präsentation-Dringlichkeit-Matrix führt. Diese Sortierung kann zur Zuordnung von bestimmten Indikatoren und Präsentationen zu Gruppen von Räumen mit unterschiedlicher Versorgungsintensität genutzt werden. So kann die Präsentationsdiagramm-Indikator-Kombination «Wunden – Grün» einer Raumgruppe «Kleine Behandlungen» zugeordnet werden, während die Kombination «Thoraxschmerz – Orange» zur Raumzuweisung «Schockraum» führen wird. Dieses Konzept wird detaillierter in Kapitel 8 dargestellt, die einzelnen Diagramme beinhalten einen Vorschlag für eine solche Zuordnung. Dieser Vorschlag sollte an die Gegebenheiten des jeweiligen Hauses angepasst werden.

7. Zusammenfassung

Die Ersteinschätzung ist ein wesentliches Element des klinischen Risk-Managements in allen Notaufnahmen, sobald die klinischen Anforderungen die zur Verfügung stehenden klinischen Ressourcen übersteigen. Mit der Ersteinschätzung wird ein System zur Verfügung gestellt, das eine lehrbare Methode zur Zuordnung einer klinischen Behandlungsdringlichkeit in Notfallumgebungen bietet. Das System ist dabei nicht so konzipiert, dass es zeigt, ob ein Patient in die Notaufnahme gehört oder nicht, es soll ausschließlich sicherstellen, dass der, der Hilfe benötigt, diese auch schnell genug bekommt. Das System kann zur Qualitätskontrolle der Versorgung oder zur Wegweisung in Räume unterschiedlicher Versorgungsintensität genutzt werden. Dies alles hängt aber von örtlichen Anforderungen und Gegebenheiten ab und wird lokal zu entscheiden sein.

Kapitel 2 – Entscheidungsfindung und Ersteinschätzung

Einleitung

Das Fällen von Entscheidungen ist ein wesentlicher und grundlegender Bestandteil der medizinischen und pflegerischen Praxis. Ein gesundes klinisches Urteilsvermögen zur Patientenversorgung erfordert sowohl Denken als auch Gefühl, beides erfordert professionelles Wissen und Fertigkeiten. Viele Praktiker bestehen darauf, dass die Entscheidungsfindung in kritischen Situationen nur «gesunden Menschenverstand» und «Problemlösungsdenken» erfordere und bis zu einem gewissen Ausmaß sind sie damit auch im Recht. Allerdings geht der Prozess der Entscheidungsfindung auch darüber hinaus und erfordert zusätzlich ein bestimmtes Maß an Fertigkeiten. Während des Prozesses der Entscheidungsfindung wird von klinischen Mitarbeitern erwartet, dass sie die gesammelten Informationen über den Patienten

- interpretieren
- unterscheiden
- evaluieren

und ihr aus dieser Entscheidung folgendes Handeln kritisch abschätzen. Ohne einen Bezugsrahmen als Basis zur Entscheidungsfindung werden diese Entscheidungen unstrukturiert, willkürlich und potenziell unsicher sein. Die Fähigkeit, verlässliche Entscheidungen treffen zu können, ist aber für eine gute Patientenversorgung unentbehrlich.

1. Entwicklung von Fachkenntnis

Der Zusammenhang zwischen Berufspraxis und dem Erwerb von Fertigkeiten ist als ein Fünf-Stufen-Modell beschrieben worden[2]:

- Neuling
- Erfahrener Anfänger
- Kompetente Pflegekraft
- Profi
- Experte

Während sich die Praktiker durch diese Stufen entwickeln, erwerben sie Fertigkeiten und lernen aus ihren Erfahrungen in der Praxis. Ihre Fähigkeit, Entscheidungen zu treffen, verändert und verbessert sich. Dieser Prozess kann durch die Bereitstellung eines Systems unterstützt werden, das auf einem gemeinsamen, methodisch verlässlichen Rahmenwerk beruht, innerhalb dessen die Entscheidungen gefällt und in ihrer Wirksamkeit überprüft werden können.

2. Strategien zur Entscheidungsfindung

Die folgenden Strategien werden im Rahmen des Entscheidungsfindungsprozesses benutzt:

- Logisches Analysieren
- Erkennen von Mustern
- Arbeiten mit Hypothesen
- Vereinfachung durch Ersatzbilder
- Intuition

2 Siehe dazu: Benner, Patricia. Stufen zur Pflegekompetenz: From Novice to Expert. Deutsche Übersetzung von Matthias Wengenroth. Bern, Göttingen, Toronto, Seattle, Verlag Hans Huber, 1994.

2.1 Logisches Analysieren

Es gibt zwei Grundformen logischer Analyse im Rahmen kritischer Betrachtungen: induktive und deduktive Analyse. Induktive Analyse ist die für den weniger Erfahrenen besonders hilfreiche Fähigkeit, alle Möglichkeiten zu betrachten. Sie ist verbunden mit einem zeitraubenden Prozess der Betrachtung aller zu dem Patienten gesammelten Informationen, um eine verlässliche Entscheidung zu der für den Patienten notwendigen Versorgung zu finden.

Deduktive Analyse bedeutet, dass, bereits während vom Patienten Informationen gesammelt werden, simultan mögliche (oder eben nicht mehr mögliche) Vorgehensweisen ausgeschlossen werden. Dieses Vorgehen findet unbekannter- beziehungsweise unerkannterweise im Rahmen des Handelns von Experten statt. Es erlaubt dem Ausführenden eine zügige Trennung von wichtigen und unwichtigen Informationen, um so zu einer Entscheidung zu kommen.

2.2 Erkennen von Mustern

Das Erkennen von Mustern ist die von klinischen Mitarbeitern am meisten genutzte Strategie. Sie ist von großer Bedeutung, wenn es darum geht, auf der Grundlage der wenigen, im Rahmen der Ersteinschätzung benötigten, Informationen eine Entscheidung zu fällen. Das Finden von Mustern stellt eine Methode dar, auf analytischem Weg Informationen zusammen zu führen. Klinisch Tätige interpretieren die Muster der Symptome und Zeichen eines Patienten durch Vergleich mit Zusammenhängen und Zuständen aus früheren Fällen. Dieses führt sie zu einer Diagnose oder Entscheidung über den Zustand des Patienten. Die Möglichkeit, dieses Instrument zur Entscheidungsfindung benutzen zu können, steigt mit der Erfahrung und erweckt oft den Eindruck reiner Intuition. Berufsanfänger, eingearbeitete oder lediglich erfahrene Praktiker werden eher den Weg bewusster Problemlösung zur Zielerreichung benutzen müssen, während die erfahreneren Kollegen die Methode der Mustererkennung nutzen können.

2.3 Arbeiten mit Hypothesen

Klinische Mitarbeiter arbeiten mit Hypothesen, um diagnostische Überlegungen zu testen. Durch das Sammeln von Daten zur Bestätigung oder zum Ausschluss einer Hypothese kann eine Entscheidung gefunden werden. In Abhängigkeit von der Berufserfahrung kann auch dieses Verfahren induktiv oder deduktiv angewandt werden.

2.4 Vereinfachung durch Ersatzbilder

Bildhaftes Denken ist eine Möglichkeit, eine Situation durch ein allgemein gehaltenes Ersatzbild zu vereinfachen und sich dann auf die relevanten Informationen zu konzentrieren. Diese Lösung bietet sich insbesondere bei sehr komplexen oder überwältigenden Fällen an. Die Benutzung von Analogien hilft dem klinisch Tätigen eine Situation durch Vereinfachung des Problems darstellbar zu machen und ermöglicht einen anderen Blickwinkel auf das Problem. Entscheidungen zur Ersteinschätzung müssen zügig erfolgen, daher hat diese Methode in dieser Phase der Patientenversorgung nur einen begrenzten Nutzen.

2.5 Intuition

Intuition ist untrennbar verbunden mit Expertentum und wird im Allgemeinen gesehen als die Fähigkeit der Handelnden, Probleme mit relativ wenigen Informationen zu lösen. Intuition beinhaltet selten bewusstes Analysieren, sondern wird oft als «Bauchgefühl» oder «Vorahnung» beschrieben. Experten sehen die Situation ganzheitlich und in Bezug zu vergangenen Erfahrungen. Ein Großteil ihres Wissens ist eingebettet in ihre Erfahrung und bezieht sich unausgesprochen darauf. Dadurch entstehen effektive Entscheidungen aus der Kombination von Wissen, Theorien zur Entscheidungsfindung und intuitivem Denken. Viele Pflegeexperten sind sich der geistigen Prozesse gar nicht bewusst, die sie im Rahmen der Einschätzung und Behandlung von Patienten durchführen. Obwohl Intuition nicht zu messen ist, ist der Wert für den klinischen Alltag bekannt und gut dokumentiert.

3. Entscheidungsfindung im Rahmen der Triage

Trotz der Vielzahl an Theorien handelt es sich bei der Entscheidungsfindung um eine ganz einfache Folge von Schritten, um zu einem Entschluss zu kommen. Entscheidungsfindung lässt sich in drei Phasen gliedern: Identifikation des Problems, Bestimmung der alternativen Handlungsmöglichkeiten und Auswahl der am besten geeigneten Alternative. Das folgende Fünf-Stufen-Modell stellt eine Form des Herangehens an den Prozess der kritischen Entscheidungsfindung dar:

- Identifiziere das Problem.
- Sammle und analysiere Informationen, die zur Lösung beitragen können.
- Prüfe alle alternativen Handlungsmöglichkeiten und wähle eine zur Umsetzung aus.

- Setze die ausgewählte Handlungsmöglichkeit um.
- Beobachte die Umsetzung und überprüfe das Ergebnis.

Diese Form des Herangehens beinhaltet mehrere Theorien und Methoden. Auf die Ersteinschätzung übertragen, stellen sich die Entscheidungsschritte wie folgt dar:

3.1 Identifiziere das Problem

Dies geschieht durch das Zusammentragen von Informationen vom Patienten, betreuenden Personen und/oder einem ambulanten Pflegedienst. Diese Phase ermöglicht die Auswahl des zutreffenden Präsentationsdiagramms.

3.2 Sammle und analysiere Informationen, die zur Lösung beitragen können

Die Auswahl des Präsentationsdiagramms erleichtert diese Phase, weil nun die Indikatoren Dringlichkeitsstufe für Dringlichkeitsstufe abgeprüft werden können. Die Flussdiagramme ermöglichen durch den Vorschlag strukturierter Fragen eine zügige Abhandlung. Auf dieser Ebene spielt auch das Erkennen von Mustern eine Rolle.

3.3 Prüfe alle alternativen Handlungsmöglichkeiten und wähle eine zur Umsetzung aus

Die klinisch Tätigen sammeln riesige Datenmengen über die von ihnen behandelten Patienten. Diese Daten sortieren sie in ihre eigene geistige Datenbank ein und speichern sie zum leichteren Zugriff in «Schubladen» oder Fächern ab. Diese Speicherung ist sehr effektiv, wenn sie mit einem Rahmenwerk zur Einschätzung oder Organisation kombiniert wird. Dieses Rahmenwerk dient als Führung für die Einschätzung, es ist in Fächern mit Unter-Überschriften organisiert. Die Präsentationsdiagramme stellen das organisatorische Rahmenwerk zur Strukturierung des Gedankenflusses im Rahmen der Ersteinschätzung zur Verfügung. Die entwickelten Flussdiagramme verbinden den Prozess der Entscheidungsfindung mit dem klinischen Alltag. Sie erleichtern den Entscheidungsprozess, indem sie die Struktur zur Verfügung stellen und sie unterstützen unerfahrenere Mitarbeiter beim Erwerb von Erfahrungen in der Entscheidungsfindung.

3.4 Setze die ausgewählte Handlungsmöglichkeit um

Es gibt nur fünf mögliche Stufen zur klinischen Priorisierung und, wie in Kapitel 1 dargestellt, haben diese eindeutige Bezeichnungen und Definitionen. Die Anwender ordnen im Rahmen der Ersteinschätzung die Kategorie zu, die sich aus der klinischen Dringlichkeit des Patientenzustandes ergibt. Sobald die Priorität festgelegt ist, beginnt der zutreffende Behandlungsablauf.

3.5 Beobachte die Umsetzung und überprüfe das Ergebnis

Ersteinschätzung ist ein dynamischer Prozess, der sowohl auf die Bedürfnisse der Patienten als auch die der Notaufnahme eingehen muss. Die in diesem Buch vorgestellte Einschätzungsmethode stellt sicher, dass der Prozess der Entscheidungsfindung diese Vorgaben einhält. Die Pflegekräfte werden in die Lage versetzt zu erkennen, wie und warum sie das Ziel (die Dringlichkeitsstufe) erreicht haben. Dadurch wird eine Überprüfung der Einschätzung und eine spätere Bestätigung oder ein Wechsel der Einstufung durch zum Beispiel die Benutzung des Manchester-Monitors möglich. Ebenfalls von Bedeutung ist die Möglichkeit, den ganzen Prozess zu überprüfen und das Ergebnis in das System zurückfließen zu lassen.

4. Veränderung etablierter Methoden zur Entscheidungsfindung

Viele erfahrene Pflegekräfte wird die Einführung eines neuen Rahmenwerkes für die Ersteinschätzung vor Probleme stellen. Es ist schwer, über Jahre der Berufstätigkeit angelernte individuelle Methoden der Entscheidungsfindung wieder zu verändern. Dabei sollte der Wechsel als eine Möglichkeit zur Verbesserung des bisher praktizierten Systems verstanden werden, wird doch erstmalig eine klare rationale Entscheidungsbasis und ein überprüfbares System zur Verfügung gestellt. Dieses systematische Herangehen wird ein großer Beitrag zu dem gesammelten Berufswissen der Pflege sein, wenn es zur Fortbildung der Berufsanfänger genutzt wird, da diese zur Information und zum Erwerb ihrer eigenen Berufserfahrung doch so dringend auf Experten angewiesen sind. Der in diesem Buch vorgestellte Prozess der Entscheidungsfindung im Rahmen der Ersteinschätzung ist effektiv, er kann an alle Rahmenbedingungen angepasst werden und ist für jede Pflegekraft von Wert, unabhängig von ihrer Berufserfahrung.

Kapitel 3 – Die Methode der Ersteinschätzung

Einleitung

Die an dieser Stelle vorgestellte Methode wurde entwickelt, um dem Benutzer eine schnelle Feststellung der klinischen Behandlungsdringlichkeit eines jeden Patienten zu ermöglichen. Das System identifiziert den Patienten mit der höchsten Behandlungsdringlichkeit zuerst und arbeitet, ohne dabei irgendwelche Annahmen zu einer Diagnose zu machen. Dieser Ansatz wurde absichtlich gewählt, er berücksichtigt, dass die Arbeit in Notaufnahmen in hohem Ausmaß von den präsentierten Beschwerden und Symptomen der Patienten bestimmt wird. Wie bereits in Kapitel 2 dargestellt, vollzieht sich die Entscheidungsfindung im Rahmen der Ersteinschätzung in den folgenden fünf Schritten:

- Identifiziere das Problem.
- Sammle und analysiere Informationen, die zur Lösung beitragen können.
- Prüfe alle alternativen Handlungsmöglichkeiten und wähle eine zur Umsetzung aus.
- Setze die ausgewählte Handlungsmöglichkeit um.
- Beobachte die Umsetzung und überprüfe das Ergebnis.

1. Identifizieren des Problems

Die klinische Praxis ist nach dem Prinzip der präsentierten Beschwerden ausgerichtet – dem von Patient oder der ihn versorgenden Person benannten Hauptproblem oder -symptom. Die Liste der für die Ersteinschätzung relevanten Präsentationen ist in **Tabelle 3-1** dargestellt.

Tabelle 3-1: Liste der Präsentationsdiagramme

Abdominelle Schmerzen bei Erwachsenen	Irritiertes (auffälliges) Kind
Abdominelle Schmerzen bei Kindern	Körperstammverletzung
Abszesse und lokale Infektionen	Kollabierter Erwachsener
Allergie	Kopfschmerz
Angriff (Zustand nach)	Kopfverletzung
Asthma	Krampfanfall
Atemnot bei Erwachsenen	Nackenschmerz
Atemnot bei Kindern	Ohrenprobleme
Auffälliges Verhalten	Psychiatrische Erkrankung
Augenprobleme	Rückenschmerz
Besorgte Eltern	Schreiendes Baby
Betrunkener Eindruck	Schwangerschaftsproblem
Bisse und Stiche	Schweres Trauma
Chemikalienkontakt	Selbstverletzung
Diabetes	Sexuell erworbene Infektion
Durchfälle und Erbrechen	Stürze
Extremitätenprobleme	Thoraxschmerz
Fremdkörper	Überdosierung und Vergiftung
Gastrointestinale Blutung	Unwohlsein bei Erwachsenen
Gesichtsprobleme	Unwohlsein bei Kindern
Halsschmerzen	Urologische Probleme
Hautausschläge	Vaginale Blutung
Herzklopfen	Verbrennungen und Verbrühungen
Hinkendes Kind	Wunden
Hodenschmerz	Zahnprobleme

Die Liste wurde nach umfangreichen Diskussionen zusammengestellt und deckt im Prinzip alle Präsentationen in einer Notaufnahme ab. Sie wurde für die vorliegende zweite Auflage leicht überarbeitet, es wurden die neuen Diagramme Allergie und Herzklopfen aufgenommen, Nasenprobleme wurde zu Gesichtsproblemen erweitert, Durchfälle und Erbrechen zusammengefasst und die hämatologischen Erkrankungen wurden in das generelle medizinische Diagramm integriert. Die Beschwerdebilder decken den weiten Rahmen Erkrankung, Verletzung, Kinder, unnormales und auffälliges Verhalten ab. Die deutsche Ausgabe enthält die zwei Diagramme zur Priorisierung im Massenanfall nicht, weil es nicht zu den hierfür bereits eingeführten präklinischen Triagesystemen passt.

Der erste Schritt der Ersteinschätzung verlangt vom Anwender, sich für ein passendes Beschwerdebild aus dieser Liste zu entscheiden. Durch die Auswahl des passenden Beschwerdebildes kommt der Anwender zu dem dazugehörenden *Präsentationsdiagramm*, im Diagramm werden dann die *Indikatoren* benannt, die eine Festlegung der klinischen Behandlungsdringlichkeit erlauben.

Vor dem Hintergrund, dass auf einige Beschwerdebilder mehrere Entscheidungsdiagramme zutreffen können, wurde sorgfältig darauf geachtet, dass sich die Ablaufdiagramme nicht widersprechen. Als Beispiel: Für die Einstufung eines Patienten mit Nackensteifigkeit und Kopfschmerz kann bei der Ersteinschätzung das Präsentationsdiagramm *Unwohlsein bei Erwachsenen, Nackenschmerz* oder *Kopfschmerzen* benutzt werden – die Eingruppierung wird immer dieselbe sein.

Die Entscheidungsdiagramme werden im Detail in der zweiten Hälfte des Buches dargestellt.

2. Sammeln und Auswerten von Informationen

In großem Ausmaß wird die Wahl des Präsentationsdiagramms durch die Präsentation des Patienten bei seinem Eintreffen bestimmt. Aus der getroffenen Auswahl ergibt sich, welche Informationen gesammelt werden müssen, um die Behandlungsdringlichkeit des Patienten zu bestimmen. Das Diagramm strukturiert diesen Prozess, indem es auf jeder Ebene der Behandlungsdringlichkeit die zugehörigen Schlüsselindikatoren benennt. Bei der Durchführung der Einschätzung wird die höchste Dringlichkeitsstufe gesucht, bei der die Frage des Indikators mit «Ja» zu beantworten ist. Um den Entscheidungsprozess zu ermöglichen, sind die Indikatoren absichtlich als Frage formuliert.

2.1 Indikatoren

Indikatoren sind Faktoren, die es erlauben, zwischen Patienten so zu unterscheiden, dass sie in eine der fünf Stufen klinischer Priorität eingeteilt werden können. Es gibt im vorliegenden System generelle und spezielle Indikatoren. Die generellen Indikatoren gelten für alle Patienten unabhängig von ihrem Beschwerdebild und finden sich daher quer durch alle Diagramme. In jedem Fall werden die generellen Indikatoren den Anwender zu derselben Dringlichkeitseinstufung führen. Für einzelne Beschwerdebilder oder kleine Gruppen von Beschwerdebildern sind spezielle Indikatoren vorhanden, die dafür da sind, die Schlüsselmerkmale dieser besonderen Beschwerden abzudecken. Während starke Schmerzen einen generellen Indikator darstellen, sind Herzschmerzen und Pleuraschmerzen spezielle Indikatoren. Die generellen Indikatoren finden sich in wesentlich mehr Diagrammen als die speziellen. Alle benutzten Indikatoren treten wieder auf in einem

Glossar am Ende des Buches, die Definitionen zu den speziellen Indikatoren werden als Arbeitserleichterung zudem auf einem Erläuterungsblatt zu dem jeweiligen Präsentationsdiagramm wiedergegeben. Für die vorliegende Ausgabe sind alle speziellen Indikatoren überprüft worden. Die auffälligsten Ergänzungen stellen die Indikatoren *Akutes neurologisches Defizit* und *Auffällige respiratorische Anamnese* dar, die entwickelt wurden, um die frühzeitige Einschätzung und Untersuchung von Patienten mit einem Schlaganfall und einer instabilen COPD sicherzustellen.

Die generellen Indikatoren sind ein wiederkehrendes Merkmal aller Präsentationsdiagramme, daher ist ihr Verständnis für das Verständnis der Gesamtmethode unerlässlich. Es sind die folgenden sechs generellen Indikatoren, die auf den nächsten Seiten dargestellt werden:

- Lebensgefahr
- Schmerz
- Blutverlust
- Bewusstsein
- Temperatur
- Krankheitsdauer

2.1.1 Lebensgefahr

Für jede Pflegekraft und jeden Arzt, der in einer Notaufnahme arbeitet, ist *Lebensgefahr* der vielleicht offensichtlichste aller generellen Indikatoren. Vereinfacht gesagt wird hier ausgedrückt, dass jede Einschränkung oder jeder Ausfall der (ABC-)Vitalfunktionen zur Einordnung des Patienten in die höchste Dringlichkeitsstufe führt.

Patienten, die nicht dazu in der Lage sind, ihren Atemweg zu jedem Zeitpunkt offen zu halten, haben einen **unsicheren Atemweg.** Auch Patienten mit einem **Stridor** weisen eine erhebliche Bedrohung ihrer Atemwege auf. Ein Stridor kann inspiratorisch oder expiratorisch sein oder in beiden Formen auftreten. Am besten ist er beim Atmen mit offenem Mund zu hören. **Fehlende Atmung** wird festgestellt, wenn während eines Zeitraums von zehn Sekunden keine Atmung oder keine Atembewegung zu sehen, hören oder fühlen ist. **Unzureichende Atmung** ist schwieriger zu beschreiben, vereinfacht ausgedrückt weisen alle Patienten, die nicht so atmen können, dass ihr Blut mit genügend Sauerstoff versorgt wird, eine unzureichende Atmung auf. Diese Patienten zeigen vermehrte Atmungsarbeit, Zeichen unzureichender Atmung oder Erschöpfung. **Pulslosigkeit** kann nur nach erfolglosem Palpationsversuch eines zentralen Pulses für fünf Sekunden fest-

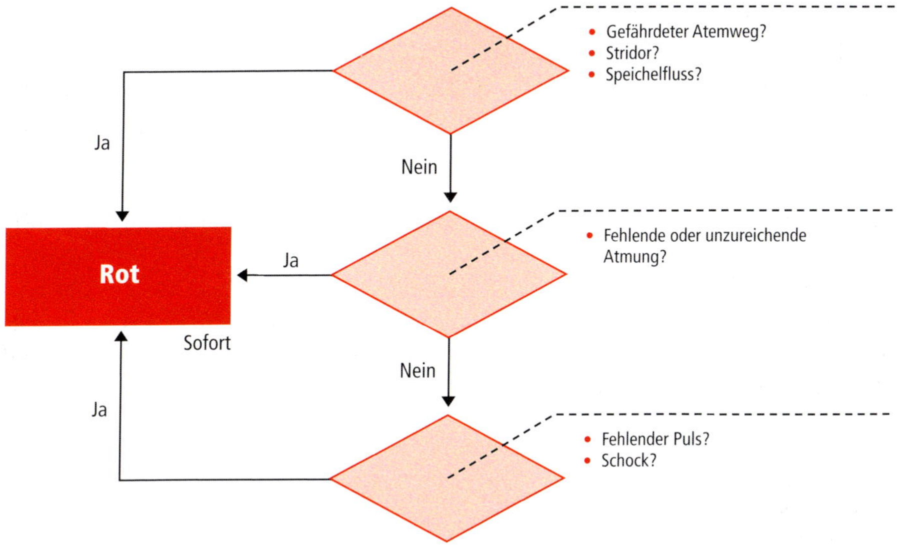

Abbildung 3-1: Allgemeine Indikatoren «Lebensgefahr»

gestellt werden. Schock kann schwierig zu diagnostizieren sein – die klassischen Zeichen umfassen Schwitzen, Blässe, Tachykardie, Hypotonus und einen reduzierten Bewusstseinszustand.

2.1.2 Schmerzen

Aus der Sicht des Patienten sind Schmerzen für die Dringlichkeitseinschätzung von entscheidender Bedeutung. Die Benutzung des Schmerzes als genereller Indikator quer durch alle Präsentationsdiagramme trägt diesem Umstand Rechnung und soll dazu führen, dass jede Ersteinschätzung eine Schmerzeinschätzung beinhaltet. In Kapitel 4 werden die Details zur Schmerzeinschätzung dargestellt, für das genauere Verständnis der Methode wird dorthin verwiesen. Vereinfacht gilt: Der Indikator stärkste Schmerzen beschreibt Schmerzen, die als unerträglich gefühlt werden (oft als «So schlimm wie nie zuvor» beschrieben), während mäßige Schmerzen als erträglich aber intensiv gefühlt werden. Jeder Patient mit einer geringeren Ausprägung eines frisch aufgetretenen Schmerzes (Jüngerer leichter Schmerz) sollte in die Stufe «Normal» (Grün, 4) kategorisiert werden und nicht in die Stufe «Nicht dringend» (Blau, 5), es sei denn, ein anderen Indikator führt zu einer höheren Einstufung.

Der generelle Indikator Schmerz beschreibt nur die Intensität oder Stärke der Schmerzen. Andere Schmerzausprägungen wie Lage, Ausstrahlung und Perio-

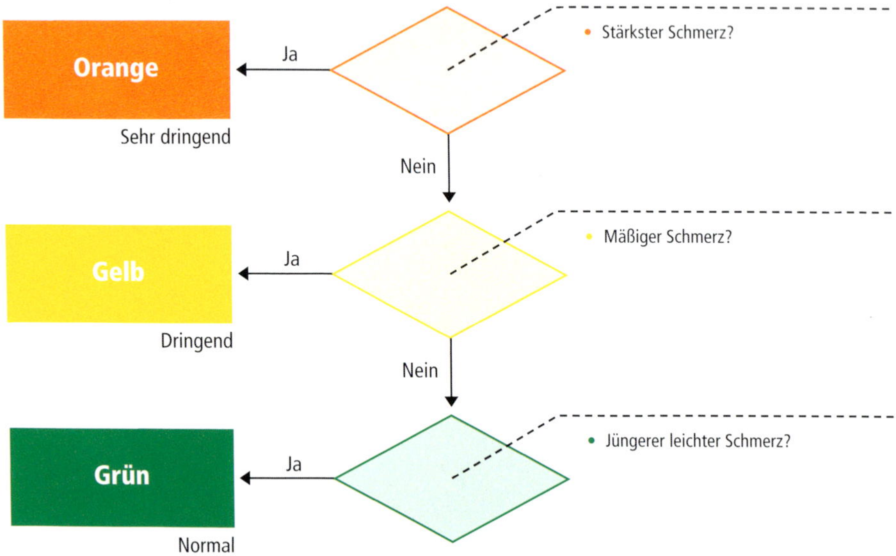

Abbildung 3-2: Allgemeine Indikatoren «Schmerzen»

dizität werden durch spezielle Indikatoren in den Präsentationsdiagrammen dargestellt.

2.1.3 Blutverlust

Der Indikator Blutverlust kommt in vielen Präsentationsdiagrammen vor – besonders (aber nicht ausschließlich) in denen, die mit Unfällen zusammenhängen. In der vorliegenden Systematik wird beim Blutverlust unterschieden zwischen lebensbedrohlicher Blutung, unstillbarer großer Blutung und unstillbarer kleinerer Blutung. Es erscheint sinnvoll, die Einteilung über den Erfolg bei der Blutstillung vorzunehmen, hat eine anhaltende Blutung doch im Allgemeinen eine höhere klinische Priorität. Da es in der Praxis schwierig sein kann, sich für eine Eingruppierung einer Blutung zu entscheiden, wurden die folgenden Definitionen des Indikators Blutverlust als Hilfestellung für den Anwender entwickelt.

Eine lebensbedrohliche Blutung liegt vor, wenn ohne Blutstillung mit einem raschen Tod zu rechnen ist.

Eine Blutung, die durch Anlegen eines Druckverbands nicht zügig unter Kontrolle zu bekommen ist, sondern stark weiterblutet oder dicke Verbände durchdringt, wird als unstillbare große Blutung bezeichnet.

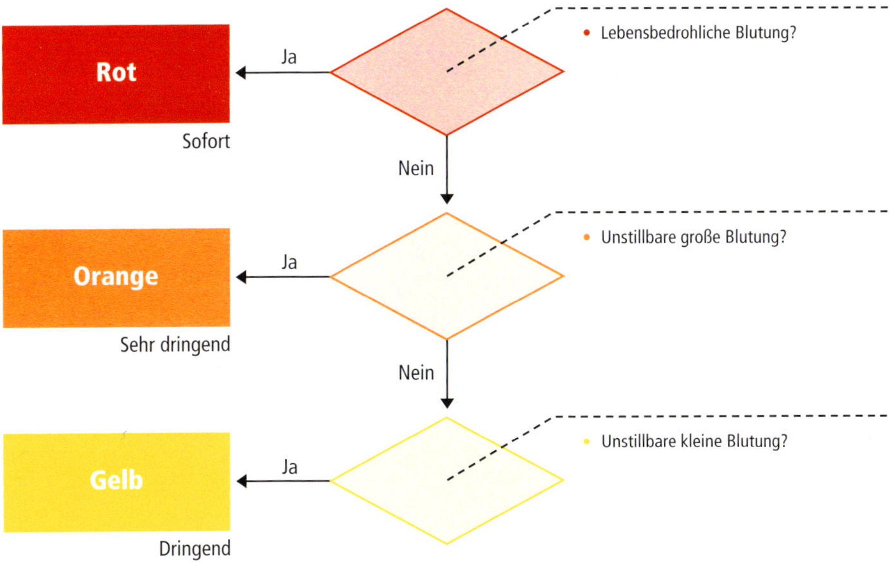

Abbildung 3-3: Allgemeine Indikatoren «Blutverlust»

Als **unstillbare kleine Blutung** wird jede Blutung betrachtet, die trotz (Druck)-Verband leicht oder sickernd blutet.

Jede andere noch so leichte Art der Blutung sollte in die Stufe «Normal» (Grün) kategorisiert werden, es sei denn, aus einem anderen Indikator ergibt sich eine höhere Einstufung.

2.1.4 Bewusstsein

Beim Bewusstseinzustand wird zwischen Erwachsenen und Kindern unterschieden. Während bei einem Erwachsenen nur Patienten mit **anhaltendem Krampfanfall** in die höchste Dringlichkeitsstufe kommen, gilt diese Einstufung bei Kindern auch für jedes **nicht ansprechbare Kind.** Erwachsene mit **verändertem Bewusstseinszustand** (nicht ansprechbar oder reagiert auf Schmerz oder Stimme) werden in Orange eingestuft, dasselbe gilt für Kinder, die nur **auf Schmerz oder Stimme reagieren.** Alle Patienten, über die ein **Bericht über eine Bewusstlosigkeit** vorliegt, sollten als dringend eingestuft werden.

Die Einteilung aller Patienten mit verändertem Bewusstseinszustand als sehr dringend mag von der gegenwärtigen Praxis abweichen – dieses Vorgehen wurde aber gewählt, um der klinischen Priorität von Patienten mit Intoxikation oder unter Drogeneinfluss Rechnung zu tragen. Bei diesem Vorgehen sind zwei Aspekte von

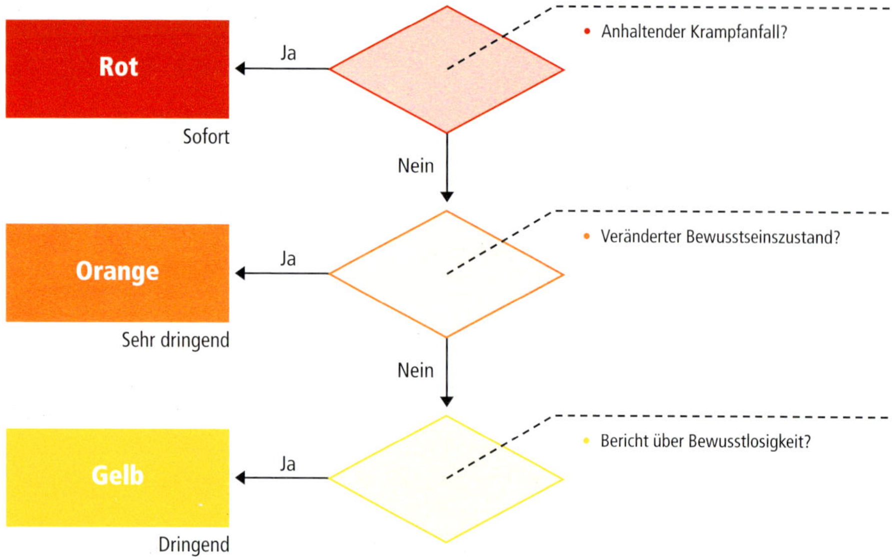

Abbildung 3-4: Allgemeine Indikatoren «Bewusstsein Erwachsener»

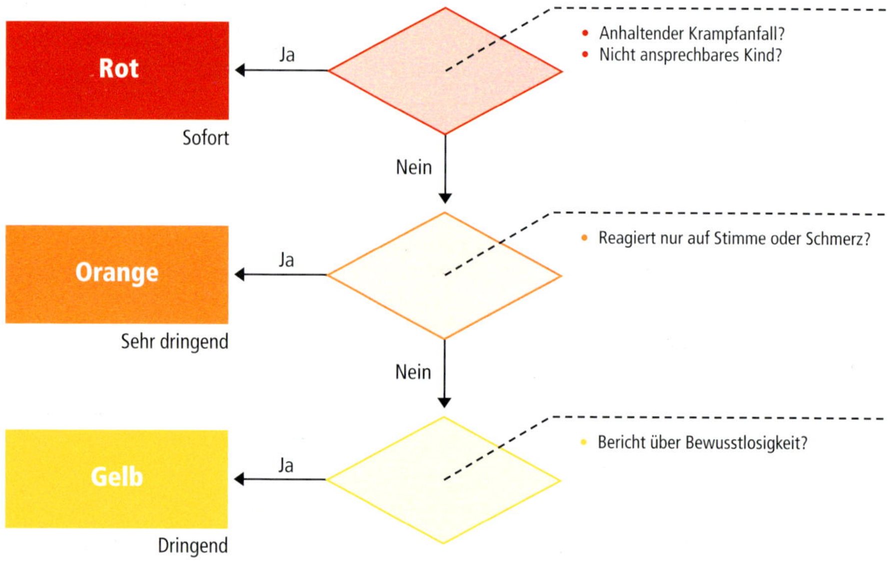

Abbildung 3-5: Allgemeine Indikatoren «Bewusstsein Kind»

Bedeutung: Zum einen ist für die Risikobeurteilung eines Patienten die Entstehungsweise des veränderten Bewusstseinszustandes relativ unwichtig – der veränderte Bewusstseinszustand durch Drogen- oder Alkoholgenuss hat dieselbe klinische Bedeutung, wie ein veränderter Bewusstseinszustand aus anderem Grund. Zum anderen haben die meisten betrunkenen Patienten keinen veränderten Bewusstseinszustand. Besondere Hinweise zur klinischen Priorisierung von Patienten, die einen betrunkenen Eindruck machen, werden im Präsentationsdiagramm mit demselben Namen gegeben.

2.1.5 Temperatur

Die Körpertemperatur wird als genereller Indikator benutzt. Es mag Schwierigkeiten bereiten, im Rahmen der Ersteinschätzung eine exakte Temperaturmessung durchzuführen (obwohl moderne Thermometer für die Innenohrmessung dieses Ziel erreichbar machen sollten). Ein alternatives Herangehen kann in der klinischen Einschätzung der Hauttemperatur bestehen, gefolgt von einer baldmöglichen Bestätigung durch eine exakte Messung der Körpertemperatur.

Wenn sich die Haut des Patienten **sehr heiß** anfühlt, korrespondiert dies in der Regel mit Temperaturen von mehr als 41 °C. Bei dem Eindruck einer heißen Haut wird der Patient als **heiß** bezeichnet, hierbei werden Temperaturen von über

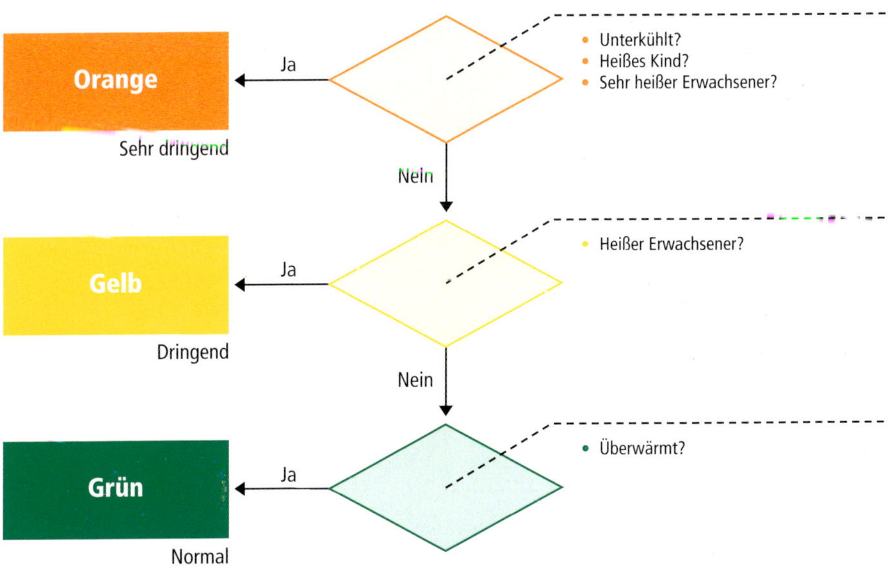

Abbildung 3-6: Allgemeine Indikatoren «Temperatur»

38,5 °C gemessen. Ein Patient mit warmer Haut gilt als **überwärmt** und wird eine Temperatur von über 37,5 °C haben.

Patienten mit kalter Haut können als **unterkühlt** bezeichnet werden, dies kommt einer Körpertemperatur von unter 35 °C gleich.

Ein sehr heißer Erwachsener und ein heißes Kind werden immer als sehr dringend (Orange) eingestuft, während ein heißer Erwachsener als dringend (Gelb) bezeichnet wird. Unterkühlte Patienten werden unabhängig von ihrem Alter als sehr dringend (Orange) eingestuft.

Bei einem «heißen» Kind kann die Durchführung einer durch die ärztliche Leitung der Pädiatrie festgelegten Standardprozudur (z. B. altersunabhängige Paracatamol-Gabe und Kontrollmessung der Temperatur, in Kinderkliniken in der Regel so beschrieben) durch die Pflege die Kritiken für den zeitgerechten Beginn ärztlicher Maßnahmen erfüllen. Bei der dann **zwingend erforderlichen** Kontrolle der Einschätzung nach 20–30 Minuten kann das Kind eventuell in eine niedrigere Dringlichkeitsstufe eingruppiert werden, ansonsten ist es dann zeitnah dem Arzt vorzustellen. Dieses Vorgehen entspannt die insbesondere in rein pädiatrischen Notaufnahmen kritische Überlastung mit «heißen» Kindern.

2.1.6 Krankheitsdauer

Durch die konsequente Anwendung bestimmter Begriffe wird in dem vorliegenden Text die Stetigkeit sichergestellt. Dabei wird der Begriff **abrupt** benutzt, um ein Einsetzen von Beschwerden innerhalb von Sekunden oder Minuten zu beschreiben, **rasch** weist auf weniger als 12 Stunden hin und **akut** bezeichnet einen Zeitraum zwischen 12 und 24 Stunden. **Jüngere Symptome und Zeichen** sind solche, die innerhalb der letzten sieben Tage aufgetreten sind.

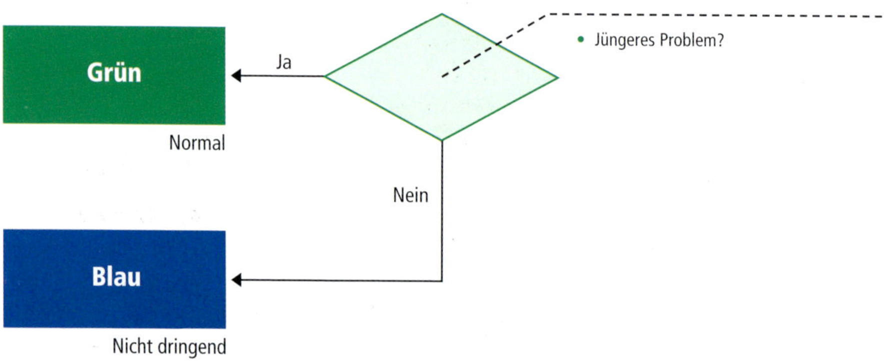

Abbildung 3-7: Allgemeine Indikatoren «Krankheitsdauer»

Während die meisten klinisch Tätigen kein Problem haben, die Schnelligkeit des Einsetzens von Beschwerden als möglichen Indikator für die Behandlungsdringlichkeit zu akzeptieren, gibt es bei der Einordnung der Chronizität der Beschwerden (hier wird die Grenze bei länger als 7 Tagen gezogen) als Indikator für ein nicht dringliches Problem (Blau, 5) mehr Diskussionen. Bei neutraler Betrachtung leuchtet es aber ein, dass bei einem seit längerem bestehenden Problem die Zuordnung eines Patienten zu einer niedrigeren Behandlungskategorie mit der entsprechenden Wartezeit (von bis zu 2 Stunden) nicht mit einem besonderen klinischen Risiko verbunden sein wird. Dabei ist es wichtig, noch mal daraufhin zu weisen, dass das System so aufgebaut ist, dass das Vorhandensein irgendeines anderen Anzeichens über die speziellen Indikatoren bereits vor dem Stellen dieser Frage greift und zu einer höheren Dringlichkeitseinstufung führen wird.

Der Einsatz dieses Indikators beabsichtigt nicht, Patienten für «unpassendes» Eintreffen zu «bestrafen» oder Patienten, die mit ihrem Kommen wegen einer Verletzung oder Krankheit länger gezögert haben, eine verlängerte Wartezeiten zu verordnen. Die konkrete Wartezeit für Patienten mit länger bestehenden Beschwerden ohne akute Verschlechterung wird von der aktuellen Arbeitsbelastung und den zur Zeit anwesenden Patienten in der Notaufnahme und den vorhandenen Ressourcen (Personal, Räume etc.) abhängen.

2.2 Nachgeordnete Einschätzung/ Folgeeinschätzung

Manchmal ist es nicht möglich, wirklich alle nötigen Maßnahmen im Rahmen des Kontaktes bei der Ersteinschätzung durchzuführen. Dieses Problem wird vor allem in Zeiten hoher Arbeitsbelastung in der Notaufnahme auftreten. In solchen Situationen sollten die nötigsten Einschätzungen weiterhin im Rahmen der Ersteinschätzung durchgeführt werden, die nachgeordneten Indikatoren können dann im Rahmen einer Folgeeinschätzung von der behandelnden Pflegekraft im Behandlungsraum durchgeführt werden. Oft werden die zeitraubenderen Prozesse (wie Blutzuckerbestimmung und Peakflow-Messung) an dieser Folgeeinschätzung erfolgen. In einigen Diagrammen ist eine Risikogrenze eingezeichnet, diese zeigt die niedrigstmögliche Einstufung an, in die ein Patient eingeordnet werden kann, wenn aus den genannten Gründen (hoher Zeitaufwand, wenig Ressourcen) noch nicht alle Indikatoren abgeprüft werden konnten. Auf diese Risikogrenze wird in den Erläuterungen zu den einzelnen Diagrammen eingegangen.

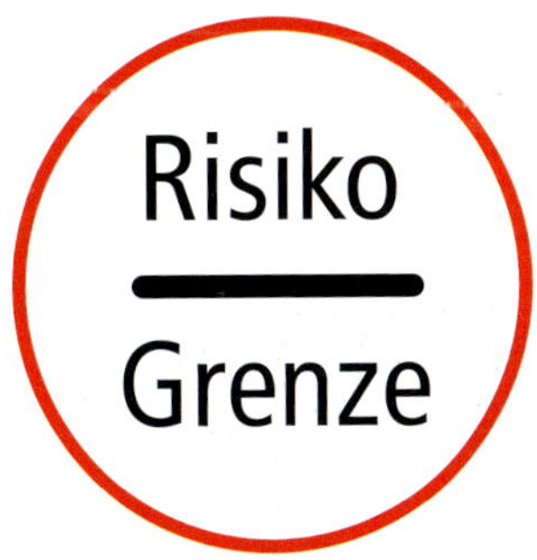

Abbildung 3-8: Risikogrenze

3. Beurteilung und Auswahl von Alternativen

Die Auswahl eines Präsentationsdiagramms stellt dem Benutzer eine begrenzte Auswahl bestimmter genereller und spezieller Indikatoren zur Verfügung, zu denen der Patient befragt werden kann. Entscheidend bei der Durchführung der hier vorgestellten Methode zur Ersteinschätzung ist die Einordnung des Ergebnisses durch die Anwender. Die Anwender müssen entscheiden, ob die Kriterien für bestimmte Indikatoren erfüllt sind und welcher der vorgefundenen Indikatoren zu der höchsten Behandlungsdringlichkeit führt.

4. Durchführung der gewählten Alternative

Hierbei handelt es sich im Prinzip nur um einen Prozessschritt und nicht um eine echte Maßnahme. Das unausweichliche Ergebnis des dargestellten Prozesses der Sammlung, Analyse und Beurteilung von Informationen ist die Entscheidung für **den** bestimmten generellen oder speziellen Indikator mit dem höchsten positiven Ergebnis. Diese Entscheidung wiederum führt zur Zuordnung zu einer der Behandlungsprioritäten aus der Tabelle der Dringlichkeiten (**Tabelle 3-2**).

4.1 Dokumentation

Die Durchführung der gewählten Alternative beinhaltet die Dokumentation der zugewiesenen Dringlichkeitsstufe. Die Dokumentation der Maßnahmen und der Einstufung kann bei der hier vorliegenden Methode sehr einfach und präzise erfolgen. Im Prinzip muss nur das benutzte Präsentationsdiagramm benannt werden, der benutzte Indikator und die daraus resultierende Einstufung. So

Tabelle 3-2: Dringlichkeitsstufen

Nummer	Name	Farbe	Maximale Zielzeit
1	Sofort	Rot	0 min
2	Sehr dringend	Orange	10 min
3	Dringend	Gelb	30 min
4	Normal	Grün	90 min
5	Nicht dringend	Blau	120 min

könnte zum Beispiel das Ergebnis einer Ersteinschätzung eines Patienten mit thorakalem Schmerz wie folgt dokumentiert werden:

Diagramm:	Thoraxschmerz
Indikator:	Pleuraschmerz
Einstufung:	Dringend

Diese einfache Struktur der Dokumentation stellt die Gründe der Entscheidung offen dar und erlaubt im Nachhinein eine einfache Überprüfung des Ergebnisses.

Diese einfache Struktur dokumentiert aber nicht die im Rahmen der Einschätzung erfassten Parameter, die zum Ausschluss der höheren Dringlichkeitsstufen geführt haben. Wertvolle Erkenntnisse aus der Einschätzung werden so nicht dokumentiert und gehen verloren. Daher sollte ein solcher Dokumentationsbogen nicht nur ein so einfaches Raster aufweisen, sondern umfassender sein.

Ein solcher Dokumentationsbogen sollte zusätzlich den Grund des Kommens benennen, die Dokumentation der erhobenen Vitalparameter erlauben, eingeleitete Maßnahmen benennen und vor allem die Dokumentation einer Kontrolleinschätzung ermöglichen. Außerdem sollte eine Möglichkeit zur Dokumentation des Schmerzmaßes (wie im nächsten Kapitel beschrieben) vorhanden sein. Das Muster eines Dokumentationsbogen aus Hamburg (**Abbildung 3-9**, nächste Seite) erlaubt alle diese Möglichkeiten und dient vielfach als Vorlage, indem dieser Bogen vorlagegetreu in die hauseigene Notaufnahmendokumentation übernommen wird.

5.
Einschätzung des Patienten

Der Kern der Ersteinschätzung ist ein schneller und gezielter Kontakt mit dem Patienten, während dessen Informationen mit dem Ziel gesammelt und ausgewertet werden, ihn einer Dringlichkeitsstufe zuzuordnen. Diese Einschätzungsmethode ist das eigentliche Handwerkszeug. Der folgende Prozessrahmen kann als Schulungsinstrument für die Pflege bei der Vermittlung des Prozesses benutzt werden. So wird sichergestellt, dass für die Beurteilung alle wichtigen und benötigten Daten über den Patienten gesammelt werden.

Es ist wichtig, dass die Einschätzung des Patienten systematisch erfolgt, dass alle relevanten Informationen gesammelt und zu einem Bild zusammengefügt werden, welches die Probleme des Patienten vollständig abbildet. Aus diesem Grund sollte die für die Ersteinschätzung eingesetzte Pflegekraft auch über ge-

Khs. ABC-Stadt - Notaufnahme

Dringlichkeit 1

Patientendaten	Ersteinschätzung Handz. Datum Zeit	**Grund des Kommens**
	Zweite Einschätzung Handz. Zeit **Ergebnis:** 2	**Eingesetztes Diagramm** **Eingesetzter Indikator**

Bewußtsein	1	2	**Atemwege**	1	2
voll orientiert			frei		
verwirrt			teilverlegt		
unruhig			zyanotisch		
wach			**Atmung**	1	2
schläfrig			ruhig		
weckbar			schnell		
komatös			schwach		
Entzugssympt.			**Blutung**	1	2
Intox.-zeichen			keine		
Kreislauf	1	2	minimal		
unauffällig			massiv		
zentralisiert			kontrollierbar		
kaltschweißig			unstillbar		

Schmerzeinschätzung

1				1
2	**0**	**5**	**10**	2

Schmerzmedikation lt. Akte	
Keine Allergie auf die verabr. Schmerzmed. bekannt	
Pupillen -reaktion -größe	**R** / **L**
Trage	Armschiene	Halskrause
Rollstuhl	Beinschiene	(Eis)kühlung
Sonstige Medikation lt. Akte	
Sonstige Maßnahmen lt. Akte	

Vitalparameter	1	2
RR links	/	/
RR rechts	/	/
Puls	/min	/min
Temp.	°C	°C
O_2-Sättig.	%	%
Atemfreq.	/min	/min
BZ	mg%	mg%

Version 4 - Juli 2006

Abbildung 3-9: Dokumentationsbogen Ersteinschätzung

nügend Erfahrungen in der Notfallversorgung und kommunikative Fähigkeiten im Umgang mit dem Patienten und seinen Angehörigen verfügen. Dies ist auch der Grund dafür, warum diese Tätigkeit nicht von einer anderen Berufsgruppe ausgeübt werden kann.

Das Herangehen an die Einschätzung sollte in der in **Tabelle 3-3** dargestellten Art und Weise erfolgen.

Tabelle 3-3: Prozess der Ersteinschätzung

Prozesselement	Ersteinschätzungsmaßnahme
Begrüßung des Patienten	Die Einschätzung beginnt mit dem ersten Anblick des Patienten. Beobachte das Näherkommen des Patienten, nimm die ersten visuellen Informationen auf: Mobilität, sichtbare Verletzungen, Alter.
Vorgeschichte des Patienten	Frage den Patienten, was ihn in die Notaufnahme geführt hat – dies wird eine kurze, knappe, subjektive Vorgeschichte, die über die Verletzung/Erkrankung, das Gesundheitsproblem des Patienten informiert.
Die Hauptbeschwerde	Die Hauptbeschwerde, die zu dem Kommen des Patienten geführt hat, kann der persönlichen Vorgeschichte entnommen werden, die er vorträgt. *Dies ermöglicht der Pflegekraft die Auswahl des am besten passenden Präsentationsdiagramms.*
Die eingrenzenden Fragen (Interview)	Hier kommt es am meisten auf die Erfahrung und die Fähigkeiten des Einschätzenden an. Die Anwendung anatomischen Wissens, das Erkennen von Mustern bei den Hauptbeschwerden und die Fähigkeit auf lebensbedrohliche Situationen schnell und zielgerichtet zu reagieren, gehören zu den erforderlichen Qualitäten des Einschätzenden. Eingrenzende Fragen können benutzt werden, um eventuell benötigte genauere Informationen zu erhalten, zum Beispiel zur Krankheitsdauer, dem Unfallmechanismus, Medikamenteneinnahmen usw. *Die Inhalte der Fragen werden durch die Indikatoren im ausgewählten Präsentationsdiagramm bestimmt.*
Körperliche Untersuchung und Bestimmung von Parametern	Sofern erforderlich: Genaue Position der Verletzung. Aufzeichnung von Ausgangsdaten: Puls, Temperatur oder anderen Detailinformationen wie Sauerstoffsättigung oder Bestimmung der Sehschärfe.
Schmerzeinschätzung	Die Schmerzeinschätzung ist integraler Bestandteil des Systems, sowohl subjektive (Patient) wie objektive (Pflege) Schmerzskalen sollten dokumentiert werden, Abweichungen zwischen den Ergebnissen begründet werden.
Dringlichkeitsstufe/ Versorgungsplanung	Zuweisung der Dringlichkeitsstufe durch Anwendung des zutreffenden Indikators mit der höchsten Prioritätsstufe. Kurze Beschreibung der im Rahmen der Ersteinschätzung erkannten voraussichtlichen Versorgungsbedarfe.

Dokumentation	Die Dokumentation der genannten Informationen sollte in standardisierter Weise erfolgen und wieder nur kurz und knapp das Wichtigste über die Hauptbeschwerden des Patienten umfassen. Wenn eine IT-Unterstützung für die Ersteinschätzung zur Verfügung steht, sollte sich der Einschätzer darüber im Klaren sein, dass sein Hauptaugenwerk auf den Patienten und nicht auf den Computer gerichtet sein sollte. Die Dokumentation sollte umfassen: ■ Allergien ■ Medikation ■ wichtige ältere medizinische Vorgeschichten ■ erste Versorgungsmaßnahmen während der Ersteinschätzung ■ Beobachtungsergebnisse ■ Medikamentengaben wie zum Beispiel Schmerzmittel ■ leserliche Unterschrift
Neueinschätzung	Dokumentiere, wenn es einen Grund für eine Überprüfung der Einschätzung gibt, besonders nach Gabe von Schmerzmitteln.

Wenn – unterstützt durch die Methodik der Ersteinschätzung – analog dieses systematischen Prozesses vorgegangen wird, kann die Einschätzung des Patienten schnell und zuverlässig durchgeführt, eine passende klinische Behandlungspriorität bestimmt und der weitere Entscheidungsprozess unterstützt werden.

6. Überwachung und Beurteilung

Da sich die Behandlungsdringlichkeit eines Patienten verändern kann, muss die Ersteinschätzung ein dynamischer Prozess sein. Die hier beschriebene Methode der Ersteinschätzung kann von geübtem Personal schnell und zuverlässig durchgeführt werden, sie ist daher auch ein geeignetes Instrument für Verlaufskontrollen der Behandlungsdringlichkeit während des gesamten Aufenthalts des Patienten.

Die Ersteinschätzung kann an jedem Arbeitsplatz durchgeführt werden, jede Veränderung in der Behandlungsdringlichkeit wird schnell erkannt und es kann schnell darauf reagiert werden. In Kapitel 8 wird der Manchester-Monitor als mögliches Instrument für eine solche Verlaufskontrolle dargestellt.

Kapitel 4 – Schmerzbeurteilung als Teil der Ersteinschätzung

Einleitung

Obwohl zu den Schmerzerfahrungen von Patienten, die sich in Notaufnahmen vorstellen, nur wenig Informationen vorliegen, lassen diese wenigen Informationen drei wichtige Schlüsse zu:

- Schmerzen sind für den Patienten in der Notaufnahme von zentraler Bedeutung.
- Es wird von den Mitarbeitern oft nur eine unzureichende Schmerzeinschätzung durchgeführt.
- Das Schmerzmanagement ist oft nur suboptimal (Oligoanalgesie: viele, zu kleine Schmerzmittelgaben).

Dabei sind Schmerzen aus mehreren Gründen von großer Bedeutung:

- Die Mehrzahl der Patienten in einer Notaufnahme hat Schmerzen in irgendeinem Ausmaß.
- Das Ausmaß des Schmerzes beeinflusst die Dringlichkeit.
- Adäquates Schmerzmanagement ist ein Schlüsselkriterium für die Patientenzufriedenheit.
- Schmerzerfüllte Patienten können erregt und aggressiv werden.
- Schmerzerfüllte Patienten sind eine Quelle von Unruhe und Stress für das Personal und andere Patienten.
- Patienten erwarten, dass auf ihre Schmerzen reagiert wird.

Es gibt mehrere Gründe, die dafür sprechen, mit der Schmerzbehandlung bereits im Rahmen der Ersteinschätzung zu beginnen. Es ist wichtig, die Schmerztherapie eines Patienten frühestmöglich anzufangen. Wenn sich Patienten wohlfühlen, kann es möglich sein, sie im Rahmen einer Neueinschätzung in einer niedrigeren Dringlichkeitskategorie einzustufen. Dadurch können sich die Mitarbeiter um die Patienten kümmern, die aus anderen Gründen dringender behandelt werden müssen. Die Ängste des Patienten werden abgebaut und die Kommunikation mit ihm verbessert sich. Ohne Schmerzeinschätzung ist die Gabe von Schmerzmitteln im Rahmen der Ersteinschätzung nicht möglich.

Schmerzeinschätzung im Rahmen der Ersteinschätzung

In Anerkennung der oben dargestellten Bedeutung des Schmerzes für den Patienten ist die Schmerzbehandlung ein integraler Bestandteil der hier vorgestellten Methode zur Ersteinschätzung. Dabei wird – um die bestehenden Defizite in der Schmerzeinschätzung zu beheben – in Kauf genommen, dass sich bei vielen Patienten eine höhere Dringlichkeitseinstufung als vorher ergeben wird.

Wenn der Schmerz eines Patienten im Rahmen der Ersteinschätzung formal beurteilt werden soll und das Ergebnis dieser Beurteilung in die Dringlichkeitseinstufung des Patienten einfließen soll, muss zum einen jeder Anwender zu einer solchen Beurteilung befähigt sein und zum anderen die Schmerzbeurteilung zuverlässig und nachvollziehbar sein. Dabei ist es unrealistisch anzunehmen, dass eine solche Beurteilung ausschließlich aufgrund der subjektiven Einschätzung des Patienten während des Prozesses erfolgen kann. Genauso falsch wäre die Annahme, dass die Pflegekraft allein zu einem Urteil über das Schmerzmaß des Patienten in der Lage wäre. Nur die Verknüpfung beider Blickwinkel kann zu einer validen Einschätzung führen.

Schmerzeinschätzung in der Notaufnahme

Das Problem besteht darin, dass sich manche Patienten genötigt fühlen könnten, ihr Kommen mit besonders starken Schmerzen zu begründen. Wieder andere Patienten, insbesondere Kinder, mögen ihre Schmerzen verleugnen, um eine Behandlung oder eine Aufnahme im Krankenhaus zu vermeiden. Beurteilung und Handlung einiger Einschätzer mag durch ein «traditionelles» Versorgungsverständnis beeinflusst sein. So wird einem Patienten mit Fraktur sofort ein Schmerzmittel angeboten, ein Patient mit Bauchschmerzen aber muss vor einer Schmerzbekämpfung erst vom Chirurgen gesehen werden.

Außerdem mag es die Sorge geben, dass Patienten in der Hoffnung auf eine schnellere Behandlung ihre Schmerzen als stärker beschreiben, als sie in Wirklichkeit sind.

1. Instrumente zur Schmerzbeurteilung

Manche Notaufnahmen benutzen bereits ein formales Instrument zur Schmerzbeurteilung. Der Nachteil von vielen dieser Instrumente ist, dass sie eher zur Benutzung bei postoperativen oder chronisch kranken Patienten entwickelt worden sind und die besonderen Anforderungen in der Notaufnahmen nicht in dem erforderlichen Maße erfüllen. Daher bedarf es für die Notaufnahme einer gesonderten Betrachtung und einer anderen Herangehensweise, um ein geeignetes Instrument zur Schmerzbeurteilung zu finden. Es gibt prinzipiell vier Haupttypen von Instrumenten zur Schmerzbeurteilung:

- Verbal beschreibende Skalen
- Graphisch beschreibende Skalen
- Visuell analoge Skalen
- Skalen zur Verhaltensbeurteilung.

1.1 Verbal beschreibende Skalen

Diese Skalen bestehen aus mehreren beschreibenden Wörtern, meistens drei bis fünf, die mit einer Zahlenfolge versehen sind. Am meisten verbreitet sind die Beschreibungen:

- keine – leicht – mäßig – stark – qualvoll,

deren numerischer Wert mit der Stärke der Schmerzen ansteigt. Verbal beschreibende Skalen sind für den Patienten kurz und recht schnell zu benutzen und bereits im Umfeld der Notaufnahme eingeführt.

Tabelle 4-1: Vorteile und Nachteile verbal beschreibender Skalen

Vorteile	Nachteile
■ Liefert der Pflege ein einfach zu analysierendes Ergebnis. ■ Ergibt mit gewisser Wahrscheinlichkeit zuverlässige Daten. ■ Ist an die Benutzung mit Kindern anpassbar.	■ Die Begrenzung auf ein einzelnes Wort aus einer begrenzten Liste erfasst eventuell die empfundenen Schmerz des Patienten nicht. ■ Nicht oder nur begrenzt anwendbar für Patienten mit anderer Muttersprache. ■ Stellt die subjektive Beurteilung des Patienten dar.

1.2 Graphisch beschreibende Skalen

Bei den verbal beschreibenden Skalen besteht die Problematik, dass insbesondere kleine Kinder, aber auch geistig behinderte und fremdsprachige Patienten Probleme beim Verständnis der Begriffe haben. In der Pädiatrie wurden deshalb bildliche Darstellungen für die einzelnen Schmerzstufen entwickelt, aus den USA kommen die nach ihren Entwicklern benannten Wong-Baker-Gesichter[3], in Großbritannien werden Pandabären-Gesichter für denselben Zweck verwendet.

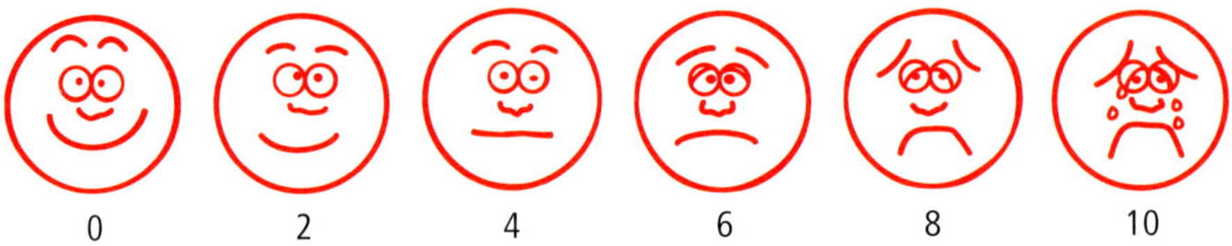

Abbildung 4-1: Wong-Baker-Gesichter

Tabelle 4-2: Vorteile und Nachteile graphisch beschreibender Skalen

Vorteile	Nachteile
▪ Stellt die kindliche Ausdruckswelt dar und ist auch für Geistigbehinderte verständlich. ▪ Eröffnet fremdsprachigen Patienten eine Möglichkeit, ihr Schmerzausmaß zu zeigen. ▪ Liefert der Pflege ein einfach zu analysierendes Ergebnis.	▪ Die Begrenzung auf eine vorgegebene Liste erfasst eventuell die empfundenen Schmerz des Patienten nicht. ▪ Wird von manchen Patienten eventuell nicht ernst genommen. ▪ Stellt die subjektive Beurteilung des Patienten dar.

1.3 Visuell analoge Skalen

Diese Art von Skalen besteht normalerweise aus einer geraden Linie zur Darstellung der Schmerzstufen mit Schlüsselworten an jedem Ende.

Die Patienten können an jeder Stelle der Linie eine Markierung setzen. Ergänzend zu den Schlüsselworten können noch weitere beschreibende Worte entlang der Linie hinzugefügt werden. Wenn zu statistischen Zwecken und Auswertungen Gruppen gebildet werden sollen, so kann die Linie mit weiteren Unterteilungen versehen werden.

3 Nachdruck mit freundlicher Genehmigung des Health Sciences Rights Department USA nach: Hockenberry MJ, Wilson D, Winkelstein ML: Wong's Essentials of Pediatric Nursing, ed. 7, St.Louis, 2005, p.1259. © Mosby.

keine Schmerzen — Schmerzen, wie sie schlimmer nicht sein könnten

Abbildung 4-2: Visuell analoge Schmerzskala

Tabelle 4-3: Vorteile und Nachteile visuell analoger Skalen

Vorteile	Nachteile
■ Leicht und schnell zu benutzen und auszuwerten. ■ Solche Skalen sind sensibler als verbal beschreibende Skalen. ■ Bei korrekter Benutzung zuverlässig und nachvollziehbar.	■ Manche Patienten neigen dazu, ihren Schmerz in der Nähe der Schlüsselworte einzuordnen. ■ Einige Patientengruppen empfinden visuell analoge Skalen als zu abstrakt. Dazu gehören Patienten mit starken Schmerzen, niedrigerem Bildungsniveau, eingeschränkter motorischer Koordination. Auch Senioren haben Schwierigkeiten bei der Benutzung.

1.4 Skalen zur Verhaltensbeurteilung

Diese Skalen wurden aus der Erkenntnis heraus entwickelt, dass schmerzerfüllte Patienten bestimmte Verhaltensmuster und physiologische Veränderungen zeigen werden. Die folgenden Aspekte können mit diesen Instrumenten beurteilt werden:

- verbale Reaktion
- Körpersprache
- Gesichtsausdruck
- Verhaltensänderungen
- Bewusstseinszustand
- physiologische Veränderungen.

Es gibt zahlreiche Instrumente, die aus unterschiedlichen Kombinationen der oben genannten Faktoren bestehen.

Tabelle 4-4: Vorteile und Nachteile von Skalen zur Verhaltensbeurteilung

Vorteile	Nachteile
■ Kann bei Patienten mit Kommunikationsproblemen benutzt werden.	■ Komplexe Skalen. Vergleich und Bewertung sind schwer. ■ Die subjektive Einschätzung aus Patientensicht ist nicht integriert. ■ Abgrenzung zwischen Veränderungen aufgrund von Schmerzen und aus anderen Gründen ist schwierig. ■ Hoher Zeitaufwand, erfordert 5 bis 15 Minuten.

2. Das ideale Instrument zur Schmerzbeurteilung

Das ideale Instrument zur Benutzung in der Notaufnahme sollte einfach und schnell zu benutzen sein, es sollte erprobt sein und zu zuverlässigen, nachvollziehbaren Ergebnissen führen. Die Ergebnisse müssen sowohl Patienten- wie Beobachtersicht berücksichtigen.

2.1 Das Schmerzmeter

Kein einzelnes Instrument zur Schmerzbeurteilung ist pauschal besser als das andere, auch wenn sich einige Instrumente für bestimmte klinische Situationen besser zu eignen scheinen. Das Schmerzmeter ist die Fortentwicklung eines erprobten britischen Instruments, dass sich für die Benutzung unter den Bedingungen der Notaufnahme besser zu eignen scheint, als andere Instrumente. Die besonderen Vorteile sind:

- Es misst sowohl die Schmerzintensität als auch die Auswirkungen auf normale Funktionen.
- Es kombiniert verbale und graphische Darstellungen mit einer visuell-analogen Skala. Es ist schnell und einfach zu benutzen.
- Es ist leicht auszuwerten und erlaubt damit die Integration in den Prozess der Ersteinschätzung.
- Es unterstützt die Beurteilung der normalen Funktion und bezieht so die Sicht der Pflegekraft in die Schmerzeinschätzung ein.
- Es fördert die Kommunikation zwischen Pflege und Patient und zeigt dem Patienten, dass sein Schmerz ernst genommen wird.
- Es ergibt eine Einstufung, die weitergehende Beurteilungen unterstützt.
- Das Ergebnis der Beurteilung ist schnell und leicht zu dokumentieren.
- Es ist an die Bedürfnisse von Kindern und Patienten mit Kommunikationsproblemen angepasst.

Im Rahmen der Adaptierung des MTS für hiesigen Notaufnahmen wurde das Schmerzmeter in der vorliegenden Form entwickelt. Während die Vorderseite dem Patienten die drei Instrumente zur Selbsteinschätzung zur Verfügung stellt, kann die Pflegekraft die Angaben mittels der Skala zur Verhaltensbeurteilung auf der Rückseite gegenprüfen und hat die Möglichkeit, anhand der farblichen Markierung gleich die dazugehörige Dringlichkeitsstufe abzulesen.

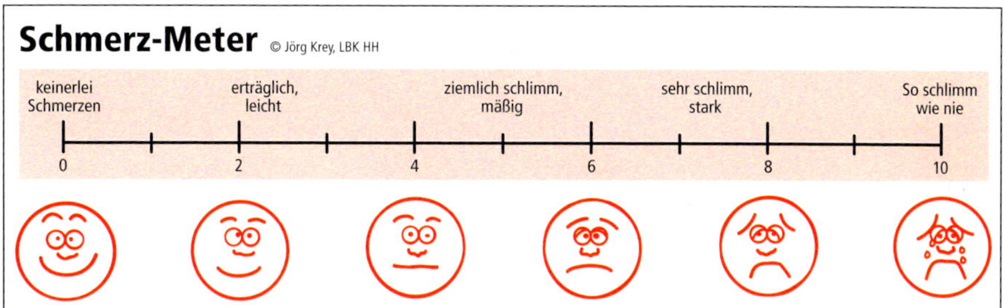

Nachdruck mit freundlicher Genehmigung des Health Sciences Rights Department USA nach: Hockenberry MJ, Wilson D, Winkelstein ML: Wong's Essentials of Pediatric Nursing, ed. 7, St.Louis, 2005, p.1259. © Mosby.

Abbildung 4-3: Schmerzmeter, Vorderseite

Ergänzt wird die Darstellung auf der Rückseite durch die Möglichkeit, eine (je nach Notaufnahme individuelle) Standardschmerzmedikation zu hinterlegen. Zudem sind die Zeitrahmen des MTS und die Glasgow-Coma-Skala abgedruckt.

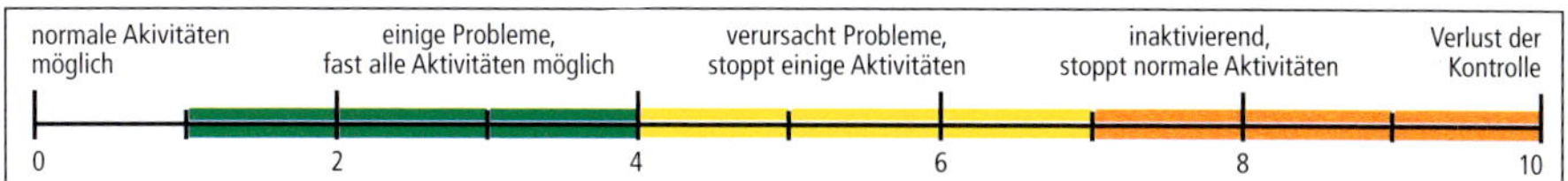

Standard Schmerzmedikation									

Zeitfenster MTS (D)

Dringlichkeit	Farbcode	maximale Zeit
1	Rot	0 min
2	Orange	10 min
3	Gelb	30 min
4	Grün	90 min
5	Blau	120 min

Glasgow-Coma-Skala

	1 Punkt	2 Punkte	3 Punkte	4 Punkte	5 Punkte	6 Punkte
Augen öffnen	nicht	Schmerz	Aufforderung	spontan		
motorische Antwort	keine	Streck-mechanismen	Beuge-mechanismen	ungezielt (Schmerz)	gezielt (Schmerz)	gezielt (Aufforderung)
verbale Antwort	keine	unverständlich	inadäquat	verwirrt	orientiert, prompt	

Abbildung 4-4: Schmerzmeter, Rückseite

3.
Schmerzbeurteilung im Rahmen der Ersteinschätzung

Die Beurteilung des Schmerzes ist in jedem Umfeld ein qualifizierter Prozess, die Beurteilung im Rahmen der Ersteinschätzung bildet dabei keine Ausnahme. Die Notfallsituation des Patienten und die Kürze der für die Beurteilung zur Verfügung stehenden Zeit stellen ein besonderes Problem dar. Trotzdem ist eine akkurate Beurteilung der Schmerzen eines Patienten und die Einstufung in eine der dargestellten Kategorien unverzichtbar, wenn eine passende und zeitgerechte Versorgung sichergestellt werden soll.

Bei der Beurteilung muss die Pflegekraft verschiedene Faktoren berücksichtigen, die die Wahrnehmung des Patienten und seiner Schmerzen beeinflussen können.

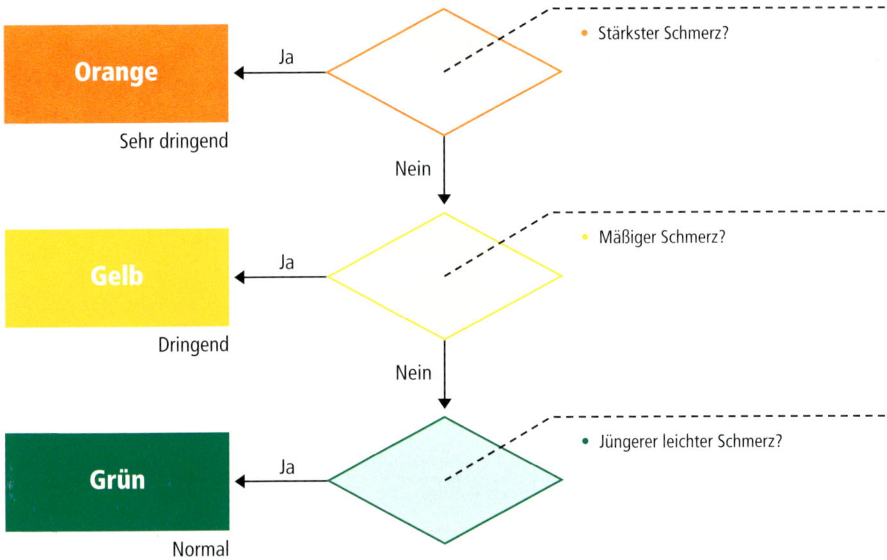

Abbildung 4-5: Allgemeine Indikatoren «Schmerzen»

3.1 Alter

Kinder stellen sich möglicherweise die schlimmsten Folgen ihrer Schmerzen vor. Sie denken in Extremen, steigern sich in Ängste und Sorgen, wodurch sie ihre Schmerzen unter Umständen stärker wahrnehmen.

Viele ältere Menschen leiden unter vielfältigen Dauerschmerzen und halten daher ein bestimmtes Ausmaß an Schmerzen noch für die Normalität. Viele akzeptieren ihre Schmerzen und können gut mit ihnen umgehen.

Abwägungen zu «Alter»

- Erkenne Patienten, deren Schmerzbeurteilung durch ihr Alter beeinflusst sein mag.
- Ist die Schmerzwahrnehmung erhöht oder erniedrigt?
- Wie kann dies überwunden werden?

3.2
Frühere Schmerzerfahrungen

Patienten werden durch vorangegangene Schmerzerfahrungen beeinflusst. Sie vergleichen ihre Schmerzen mit früheren Schmerzepisoden, um die Stärke zu beurteilen. Sie werden auch dadurch beeinflusst, wie beim letzten Mal mit ihren Schmerzen umgegangen worden ist.

Abwägungen zu «Schmerzerfahrung»

- Erkenne, ob der Patient schon einmal ähnliche Schmerzen hatte.
- Was ist diesmal anders?
- Wie ist der Patient beim letzten Mal mit seinen Schmerzen umgegangen?

3.3
Kultureller Hintergrund

Der Umgang mit Krankheit und damit auch das Verhalten bei Schmerzen ist in starkem Maße kulturell geprägt, aufgrund unterschiedlicher kultureller und sozialer Einflüsse drücken nicht alle Individuen ihre Schmerzen auf dieselbe Art aus. Im Laufe des Lebens wird dieser Umgang mit Schmerzen durch die soziale Gruppe, zu der das Individuum gehört, weiter verstärkt.

Dabei ist es nicht so, dass bestimmte kulturelle Gruppen Schmerzen weniger empfinden als andere. Der Unterschied besteht in der Reaktion auf den Schmerz und die Art, wie der Schmerz ausgedrückt wird. Die Pflegekraft muss erkennen, dass ihr eigener kultureller und sozialer Hintergrund sie in ihrer Einordnung des Schmerzverhaltens des beurteilten Patienten unausweichlich beeinflusst. Hierin liegt auch das besondere Problem von Instrumenten, die nur eine Sichtweise (die des Patienten oder die der Pflegekraft) berücksichtigen.

Abwägungen zu «Kultureller Hintergrund»

- Erkenne den eigenen kulturellen Hintergrund und den des Patienten.
- Wie beeinflusst dieser die Schmerzwahrnehmung des Patienten?
- Wie beeinflusst dieser die Interpretation des Schmerzverhaltens durch den Beobachter?

3.4 Angst

Ausgeprägte Ängste gehen mit einer hohen Einstufung des eigenen Schmerzes einher. Patienten können aus mehreren Gründen Ängste haben: sie können sich über die Auswirkungen ihrer Erkrankung/ihres Unfalls auf ihre Alltagsaktivitäten Sorgen machen, sie können Angst vor einem Krankenhausaufenthalt haben oder sie machen sich einfach Sorgen, was im Moment mit ihnen los ist.

Die Berücksichtigung der Schmerzen bei der Ersteinschätzung hat zusätzlich einen großen Vorteil: dem Patienten wird frühestmöglich gezeigt, dass seine Schmerzen ernst genommen werden. Beruhigende Worte und Erklärungen, von der Pflegekraft zu diesem Zeitpunkt vorgebracht, können zu einer Verringerung des Schmerzausmaßes beitragen.

Abwägungen zu «Angst»

- Erkenne, ob der Patient Angst hat.
- Was verbirgt sich hinter den Ängsten des Patienten?
- Wie wird dadurch die Schmerzwahrnehmung beeinflusst?

3.5 Unterbrechung der normalen Aktivitäten

Für jeden Menschen gehören bestimmte Aktivitäten zu einem aus seiner/ihrer Sicht normalen Leben dazu. Schmerzen können die Fähigkeit des Patienten zur Ausübung dieser Aktivitäten unterbrechen, ihr physisches und psychisches Wohlbefinden beeinträchtigen, ihre finanzielle Situation und ihre Position in der Gesellschaft beeinflussen. Diese Beeinträchtigungen beeinflussen in bestimmtem Umfang auch die Schmerzwahrnehmung des Patienten. Es wird im Rahmen der Ersteinschätzung nicht möglich sein, das Ausmaß der Einschränkungen in vollem Umfang zu erfassen. Die Pflegekraft kann allerdings durch entsprechende Fragen den Patienten dazu veranlassen, sich auf die Auswirkungen der Schmerzen zu konzentrieren:

- Beeinträchtigen die Schmerzen das Essen / Trinken / Schlafen / Atmen?
- Beeinträchtigen die Schmerzen das Gehen / Sitzen / Liegen?
- Können Sie wegen der Schmerzen nicht arbeiten / nicht zur Schule gehen?

Bei einem Patienten, der seinen Schmerz mit «10» beurteilt, trotzdem aber zu all seinen (oder ihren) normalen täglichen Aktivitäten in der Lage ist, wird die Pflegekraft nach anderen Faktoren Ausschau halten müssen, die das Schmerzwahrnehmungsvermögen des Patienten beeinflussen.

Abwägungen zu «Unterbrechung der normalen Aktivitäten»

- Erkenne das Ausmaß, in dem normale tägliche Aktivitäten beeinträchtigt sind.
- Wie kann das Ausmaß beurteilt werden?
- Wie beeinflusst des Ausmaß der Unterbrechung die Schmerzwahrnehmung des Patienten?

3.6 Sonstige Überlegungen

Einige Patienten sind nicht dazu in der Lage, sich an dem Prozess der Schmerzbeurteilung zu beteiligen: Sie sind zu verwirrt, sie haben Lernschwierigkeiten, sie sind zu verzweifelt oder niedergeschlagen. Ebenso kann es aber auch sein, dass sie eine andere Muttersprache haben und dadurch die Worte nicht verstehen oder lesen können. Jeder Patient ist als Individuum zu betrachten, daher muss in einem solchen Fall über alternative Beurteilungsinstrumente nachgedacht werden.

Abwägungen zu «Sonstige Überlegungen»

- Erkenne, dass kein einziges Instrument für die Beurteilung aller Patienten mit Schmerzen geeignet sein kann.
- Wird dieser Patient bei diesem eingesetzten Beurteilungsinstrument mit einbezogen?
- Welche anderen Methoden der Schmerzbeurteilung sind besser geeignet?
- Wie wird dadurch die Schmerzwahrnehmung beeinflusst?

4 Zusammenfassung

Die vorangehenden Darstellungen geben eine zusammenfassende Beschreibung zu den Möglichkeiten der Schmerzbeurteilung im Rahmen der Ersteinschätzung. Dieses für die Notaufnahmen noch «junge» Thema erfährt zunehmende Beachtung, immer mehr Notaufnahmen führen Instrumente und Standards zur Schmerzeinschätzung und deren frühe Therapie im Rahmen der Notfallbehandlung ein. Konsequent ist dabei die Umsetzung dieser Maßnahmen bereits im Rahmen der Ersteinschätzung. Grundlage der bislang umfassendsten Implementierung an der Charité in Berlin sind dabei die Erkenntnisse des **«Expertenstandards Schmerzmanagement in der Pflege»** des an der Fachhochschule Osnabrück beheimateten «Deutschen Netzwerkes Qualitätsentwicklung in der Pflege» (DNQP).

Frühe Erfahrung dieser konsequenten Umsetzung einer Schmerzeinschätzung und -therapie bei den Patienten in der Notaufnahme ist die Erkenntnis, dass es bei der Durchführung der Schmerzeinschätzung durch Abfrage beim Patienten entscheidend auf die Wahl des richtigen Zeitpunktes der Fragestellung ankommt. Wird der Patient im Rahmen der Ersteinschätzung zu einem frühen Zeitpunkt nach seinen Schmerzen gefragt, so scheinen die Antworten sehr häufig sehr hoch auszufallen. Wird die Frage quasi abschließend im Rahmen der Ersteinschätzung gestellt, so erscheinen die Angaben auch objektiv realistischer (soweit Schmerz überhaupt objektivierbar ist). Die Länge und Intensität des vorangegangenen Kontaktes scheint also einen erheblichen Einfluss auf das Gewicht zu haben, das der Patient seinem Schmerz beimisst.

Kapitel 5 – Patientenmanagement, Ersteinschätzung und die Rolle der Pflegekraft

Einleitung

Zusätzlich zu der in diesem Buch beschriebenen absoluten klinischen Priorität gibt es noch eine relative Priorität innerhalb der Dringlichkeitsstufe und zwischen den Dringlichkeitsstufen. Vereinfacht dargestellt funktioniert die hier beschriebene Ersteinschätzung so, dass die Patienten in eine Dringlichkeitsstufe eingeordnet werden und dann in der Reihenfolge ihrer Priorisierung unter Berücksichtigung der Uhrzeit ihres Eintreffens behandelt werden. Nun gibt es noch einige andere Faktoren neben der klinischen Priorität, die gelegentlich Einfluss auf die Art nehmen, wie in der Notaufnahme mit dem einzelnen Patienten umzugehen ist. Diese zusätzlichen Faktoren werden in diesem Kapitel benannt und in ihrer Bedeutung dargestellt. Die klinische Priorität und die sie bestimmenden Faktoren sind unbestritten von großer Bedeutung. Wenn es aber unterlassen wird, die anderen Faktoren zu erkennen und zu berücksichtigen, wird dies sowohl der Funktionsfähigkeit der Notaufnahme als auch der Qualität der Versorgung des individuellen Patienten abträglich sein.

1. Patientenarten

Es gibt eine Reihe von Aspekten zum Wesen des einzelnen Patienten, die neben der klinischen Priorität Einfluss auf ihr Management haben. Diese Aspekte werden im Folgenden zusammengefasst.

1.1 Kinder

Insbesondere in Notaufnahmen von Krankenhäusern ohne Pädiatrie werden Kinder ein spezielles Management benötigen. Sie werden in der Regel von jemandem begleitet werden, üblicherweise von einem Elternteil, aber auch von Lehrern, Verwandten oder einem Betreuer. Begleitende Geschwister und Freunde, selber gesund, benötigen Aufmerksamkeit und Unterhaltung. Kinder haben ein kurzes Konzentrationsvermögen, sie sind bald gelangweilt, ängstlich oder müde. Aufgrund von Kommunikations- oder Verständnisproblemen können sie sehr beunruhigt oder aufgeregt werden, was wiederum die spätere Behandlung erschwert.

Sofern für die Kinder ein Animateur oder ein eigenes Spielzimmer zur Verfügung steht, werden sie voraussichtlich keine besondere Beachtung außer häufigerer Überprüfung der Einschätzung benötigen. Es ist sinnvoll, kindgerechtes Essen und Getränke (Snacks, Säfte etc. in Kartons und Tüten) verfügbar zu halten (allerdings muss sichergestellt sein, dass die Betreuer eines Kindes, das möglicherweise eine Vollnarkose oder Sedierung bekommen wird, darauf achten, dass dieses nichts isst oder trinkt). Für Kinder, die am späten Abend oder in der Nacht vorgestellt werden, kann es Sinn machen, eine besondere Vorgehensweise zu vereinbaren: Ein sehr müdes Kind wird nicht untersuchungsfähig und behandelbar sein, daher kann ein relativ früher Untersuchungsbeginn sinnvoller sein, als auf eine festgestellte niedrigere Dringlichkeit zu beharren.

1.2 Senioren

Eine eingeschränkte Beweglichkeit verursacht Unbequemlichkeiten beim Warten, das Erreichen der Toilette oder die Handwäsche ist nur mit Problemen möglich. Eine Person, die in einer ihr bekannten Umgebung gut zurecht kommt, kann auch bei nur leichter Verletzung in der unbekannten Umgebung einer Notaufnahme verwirrt und desorientiert sein. Ältere Menschen leben oft in einem geregelten Tagesablauf, wenn sie dann ihre gewohnten Zeiten nicht einhalten können, werden sie ängstlich. Unter Umständen gibt es zuhause einen verantwortlichen Betreuer, der über den Aufenthalt des Patienten informiert werden muss. Ältere Menschen sind anfällig für Druckgeschwüre, die bereits nach einer halben Stunde auf einer Krankenhaustrage entstehen können. Wenn sich ihr Behandlungsbeginn verzögert, so müssen sie regelmäßig gelagert werden. Sie könnten inkontinent sein, was – nicht beachtet – zu ihnen unangenehmen Situationen führen kann. Gedächtnisprobleme mögen dazu führen, dass der Patient nur wenige Auskünfte geben kann. Die Handelnden sollten um diese Probleme wissen und die besonderen Bedürfnisse dieser Patientengruppe berücksichtigen.

1.3
Patienten mit Körperbehinderungen oder Lernstörungen

Es wird Patienten geben, die neben den Auswirkungen des Alters besondere Schwierigkeiten haben. Dazu gehören Patienten mit besonderen Bedürfnissen, mit eingeschränktem Seh- oder Hörvermögen und ähnlichen Problemen. Menschen, die unter geregelten Bedingungen in ihrer Umwelt gut zurechtkommen, können in der ungewohnten Umgebung der Notaufnahme große Probleme haben. Wieder ist die Kommunikation von großer Bedeutung und es kann sinnvoll sein, solche Patienten zügig zu behandeln.

1.4
Beleidigende/aggressive Patienten

Es gibt nur wenige Dinge, die schlimmer sind, als in einem vollen Wartezimmer einen oder mehrere Patienten (oder häufiger Angehörige oder Freunde von Patienten) zu haben, die nach ständiger Aufmerksamkeit verlangen. Auch wenn das Grundprinzip sein muss, dass Patienten, die lauter rufen, deswegen nicht eine höhere Priorität bekommen, so sollte das Unbehagen, dass sie den anderen Wartenden verursachen, in die Überlegungen mit einbezogen werden. Nach einem ersten Versuch die Abläufe der Notaufnahme zu erklären, können verschiedene weitere Maßnahmen ergriffen werden.

Der Patient kann zum Warten in ein Einzelzimmer gesetzt werden, um die Störungen im Warteraum zu reduzieren. Alternativ kann der Patient zum Nutzen der anderen zügig angesehen, behandelt und entlassen werden. Wenn alle Mittel versagen, können der Patient (oder die Verwandten des Patienten) aufgefordert werden zu gehen, zur Not unter Begleitung durch die Polizei oder den hauseigenen Sicherheitsdienst.

1.5
Patienten unter Alkoholeinfluss

Diese Patienten sind durch die Auswirkungen des Alkohols auf ihre Kommunikationsfähigkeit und ihr Schmerzempfinden schwierig zu beurteilen. Ihre Einschätzung bedarf häufiger Überprüfung, um eine Verschlechterung oder ein neu zu Tage getretenes Problem nicht zu übersehen, das bei der Ersteinschätzung nicht sofort zu erkennen war.

Störende betrunkene Patienten sollten wie oben unter Punkt 1.4 beschrieben behandelt werden.

1.6 Der Stammgast

Die meisten Notaufnahmen haben mehrere Patienten, die häufiger wiederkommen. Es besteht ohne Zweifel die große Versuchung, sie ohne sorgfältige Einschätzung für «nicht dringend» zu erklären. Davor sollte man sich hüten, selbst häufig wiederkehrende Patienten entwickeln organische Krankheiten, verletzen sich oder haben eine ernsthafte Komplikation ihrer Erkrankung! Diese Patienten (sogar jene mit überwiegend sozialen Problemen) sind in der Tat anfälliger für Erkrankungen oder Verletzungen als die Gesamtbevölkerung. Jede Wiedervorstellung sollte wie ein neuer Besuch behandelt werden und es sollte eine sorgfältige Beurteilung durchgeführt werden. Nur so kann das Unterschätzen möglicher ernsthaften Gründe für den Besuch vermieden werden.

1.7 Wiedervorstellungen

Es gibt verschiedene Gründe, aus denen sich ein Patient erneut in der Notaufnahme vorstellt. Es kann sein, dass die ursprünglichen Beschwerden weiterhin anhalten, es kann sein, dass neue Komplikationen aufgetreten sind. Manchmal hat ein Patient aber auch unrealistische Erwartungen vom natürlichen Verlauf des Heilungsprozesses. Es kann auch sein, dass ein Patient beim vorherigen Mal den Abschluss seiner Behandlung nicht abwarten wollte. Diesen Patienten sollte eine Dringlichkeitsstufe entsprechend ihren gegenwärtig gezeigten Beschwerden zugewiesen werden, nicht aber die Dringlichkeitsstufe ihres vorherigen Besuches. In einigen Notaufnahmen mag es die Vorschrift geben, dass solche Patienten möglichst von einem erfahrenen Assistenten oder Facharzt angesehen werden sollen, wenn ein solcher Arzt im Dienst ist. Sofern das Problem nicht unmittelbar der Behandlung bedarf, kann es bei einigen dieser Patienten auch angebracht sein, ihnen einen regulären Termin in der Sprechstunde der entsprechenden Fachambulanz des Hauses anzubieten, dies wird dann eine ärztliche Entscheidung sein.

1.8 Klinik-Patienten

Die meisten Notaufnahmen sind auch für bestimmte Nachschauambulanzen zuständig. Einige dieser Versorgungsangebote werden in besonderen Bereichen außerhalb der eigentlichen Notaufnahme durchgeführt und, auch wenn dies mit Personal der Notaufnahme geschieht, die Pflegekraft in der Ersteinschätzung wird mit ihnen nichts zu tun haben. Wird diese Versorgung jedoch in der Notaufnahme durchgeführt (z. B. Gipswechsel), so haben diese Patienten gewöhnlich eine andere

Priorität und/oder nehmen einen anderen Weg durch die Abteilung. Daher ist es wichtig, dass im Rahmen der Ersteinschätzung neuen Patienten erklärt wird, dass die anwesenden Klinik-Patienten nach anderen Gesichtspunkten aufgerufen werden.

2. Patienten anderer Bereiche

Einige Notaufnahmen stellen anderen Abteilungen oder Gruppen Räume in der Notaufnahme für die Untersuchung und Behandlung ihrer eigenen Patienten zur Verfügung. Diese Patienten sind normalerweise mit Termin einbestellt oder suchen einen kassenärztlichen Notdienst in der Ambulanz auf. Es handelt sich oft um Patienten, bei denen mit einer stationären Aufnahme zu rechnen ist und viele haben eine hohe Behandlungsdringlichkeit. *Diese Patienten müssen auf dieselbe Art wie die Notfallpatienten ersteingeschätzt werden.* Fällt ein solcher Patient in die höchste Dringlichkeitsstufe, so wird üblicherweise das Personal der Notaufnahme die lebenserhaltenden Maßnahmen übernehmen, wenn das zuständige Behandlungsteam nicht anwesend ist. Die ersteinschätzende Pflegekraft sollte das zuständige Behandlungsteam über das Ergebnis der Ersteinschätzung informieren. Nur so kann sichergestellt werden, dass diese Patienten mit einem ähnlichen Ausmaß an Dringlichkeit behandelt werden, wie die eigentlichen Patienten der Notaufnahme. Bei Bedarf kann die Ersteinschätzungskraft beim klinischen Personal der Abteilung eine Schmerzmittelgabe oder einen beschleunigten Behandlungsbeginn veranlassen, um dem Patienten den Aufenthalt in der Abteilung möglichst angenehm zu gestalten.

Unter Umständen sind einige dieser Patienten von der Polizei (zum Beispiel aufgrund eines Psychiatriegesetzes), dem Sozialdienst oder anderen Diensten gebracht worden. Die einschätzende Pflegekraft sollte sich über die Belastung für diese Mitarbeiter der anderen Dienste im Klaren sein und dieses bei den Überlegungen zum weiteren Vorgehen mit dem Patienten berücksichtigen.

3. Innerbetriebliche Faktoren

Jeder Bereich, der mit Notfällen zu tun hat, kann von Zeit zu Zeit durch den plötzlichen Ansturm von Patienten überwältigt werden. Manchmal reicht schon ein einziger schwerkranker Patient oder ein abwesender Mitarbeiter aus, um alles zum Erliegen zu bringen. Jede Abteilung muss Strategien zum Umgang mit solchen

Situationen entwickeln. Eine gute Ersteinschätzung ist ein unverzichtbarer erster Schritt zur guten Organisation der Abteilung.

Sowohl Arbeitsbelastung wie Schichtbesetzung der Notaufnahme variieren im Laufe des Tages, besonders im Nachtdienst wird in geringerer Personalbesetzung gearbeitet. Dies mag zu verlängerten Wartezeiten und Problemen im Wartezimmer führen, besonders wenn sich dort aggressive oder betrunkene Patienten aufhalten. Es kann sinnvoll sein, wenn das klinische Personal zwischendurch erst einige «schnelle» Fälle behandelt, ehe es wieder längere Zeit mit einem Patienten mit höherer Dringlichkeit beschäftigt ist. In einigen Notaufnahmen sollen Kinder nachts nicht so lange warten und werden daher vorrangig behandelt.

3.1 «Schnelldurchgang», Behandlungsströme und Anpassung der Ressourcen an den Bedarf

Das Bilden von Behandlungsströmen (Streaming) beschreibt die Aufteilung der Patienten in Gruppen unterschiedlichen Behandlungsumfanges, die dann von besonderen Mitarbeitern, die zu diesem Zeitpunkt nur für diesen Behandlungsstrom zuständig sind, angesehen und behandelt werden. Sobald der Patient in seinem Behandlungsstrom ist, wird sein Behandlungsablauf von Engpässen an anderen Stellen des Systems nicht mehr beeinträchtigt. Diese Methode ist ähnlich dem «Schnelldurchgang» (Fast Tracking), bei dem zur Verbesserung des Patientenflusses eine bestimmte Gruppe (normalerweise die Patienten mit relativ kleinen Verletzungen und Erkrankungen) herausgesucht und von einem besonderen Behandlungsteam beschleunigt behandelt und entlassen wird. Der Hauptunterschied zwischen beiden Methoden besteht darin, dass die Bildung von Behandlungsströmen als geplanter Vorgang ausgeführt wird und nicht als reaktiver. Das Manchester-System kann die Bildung von Behandlungsströmen erleichtern, dies wird in Kapitel 8 dargestellt.

3.2 Ruhige Tage

Auch wenn in der Notaufnahme Ruhe eingekehrt ist, ist es wichtig, den Arbeitsschwung aufrecht zu erhalten und so sicherzustellen, dass die Patienten innerhalb des Zeitrahmens ihrer Ersteinschätzungskategorie gesehen werden und unnötige Verzögerungen vermieden werden. Dies ist nur möglich, wenn auch zu ruhigen Zeiten eine konsequente Einschätzung aller neu eintreffenden Patienten durchgeführt wird.

4. Die Rolle der Pflege bei der Ersteinschätzung

Hauptaufgabe der Pflegekraft, die zur Ersteinschätzung eingesetzt ist, ist zu diesem Zeitpunkt die korrekte Eingruppierung der Patienten. Dieses Ziel gilt es im Auge zu behalten. Ziel einer solchen Pflegekraft muss die Erlangung von Perfektion in der zügigen Einschätzung sein, dieses beinhaltet eine schnelle Entscheidungsfindung und die mögliche Delegation von Aufgaben. Lange Gespräche mit Patienten sollten ebenso vermieden werden wie zu ausführliche Anamnesen Klinische Maßnahmen, die über eine für die Einschätzung notwendige Bestimmung von Parametern wie Temperatur, Puls etc. hinausgehen, sollten wegen ihres Zeitaufwandes delegiert und an anderer Stelle durch andere Pflegekräfte durchgeführt werden.

In kleineren Notaufnahmen wird diese eine Pflegekraft alle eintreffenden Patienten sehen. In anderen Notaufnahmen können es unterschiedliche Pflegekräfte sein, die die Ersteinschätzung bei Fußgängern und bei Liegendzuführungen durchführen. Die Art des Eintreffens hat dabei nicht unbedingt etwas mit der Erkrankungsschwere zu tun. So mag sich ein Patient mit Bagatellbeschwerden einen Rettungswagen rufen und ein Patient mit Brustschmerz mit dem eigenen Auto kommen. Aus diesem Grund ist – wenn mehrere Pflegekräfte an getrennten Stellen die Ersteinschätzung durchführen – eine enge Zusammenarbeit im Team nötig, um die Reihenfolge der Patienten korrekt abzustimmen. Die hier vorgestellte Methode der Ersteinschätzung unterstützt dies durch die Standardisierung des Prozesses.

Wenn in kurzer Zeit viele Patienten eintreffen, kann es nötig sein, dass sich die ersteinschätzende Pflegekraft Unterstützung durch andere Kollegen holen muss. Der Prozess der Ersteinschätzung entspricht in grundlegenden Bestandteilen dem klinischen Vorgehen in den meisten Abteilungen, daher ist die Übernahme dieser zusätzlichen Aufgabe durchaus möglich.

4.1 Erste Hilfe und erste Schmerzbekämpfung

Im Rahmen der Ersteinschätzung kann es Aufgabe der Pflegekraft sein, verschiedene Maßnahmen der Ersten Hilfe durchzuführen oder die Durchführung zu veranlassen. Sie sollte die Notwendigkeit zur Verabreichung von Schmerzmitteln erkennen (siehe Kapitel 4 – Schmerzbeurteilung) und für deren Gabe sorgen. Das Anlegen eines Verbandes oder einer Ruhigstellung (z. B. mit Dreiecktuch) wird sofort dazu führen, dass sich der Patient besser fühlt, weitere Schädigungen vermieden werden und die Blutungsneigung sinkt. Ähnliches gilt für die Hochlagerungen verletzter Extremitäten und deren Kühlung.

4.2 Information des Patienten

Die Pflegekraft an der Ersteinschätzung ist der erste Kontakt des Patienten mit klinischem Personal in diesem aktuellen Behandlungsfall. Das Gespräch mit der Pflegekraft über die Erkrankung und die weiteren Maßnahmen in der Notaufnahme kann dazu beitragen, das Unbehagen und die Ängste des Patienten abzubauen. Patienten wissen es sehr zu schätzen, wenn sie über die Wartezeit, die voraussichtliche Verweilzeit in der Notaufnahme, die zu erwartenden Untersuchungen und die mögliche Behandlung informiert werden. Diese Art der Aufklärung erfolgt in den meisten Standardsituationen recht schnell.

4.3 Gesundheitsförderung

Sofern genügend Zeit vorhanden ist, kann die Pflegekraft während der Ersteinschätzung auch Ratschläge zur Gesundheitsförderung im Rahmen des Beschwerdebildes geben. In der vorliegenden Situation des Durchlebens einer negativen Krankheitserfahrung sind Patienten für einen guten Hinweis zur Gesundheitsförderung und Schadensvermeidung durchaus empfänglich. Wenn es zu den Beschwerden passt, können auch kurze Hinweise zu allgemein wichtigen Punkten gegeben werden, wie zu Fahrradhelmen, Kindersitzen, Kindersicherungen, Rauchentwöhnungsprogrammen oder sonstigen anderen Angeboten. Hilfreich ist es, wenn entsprechende Informationsbroschüren vorhanden sind.

4.4 Verteilung der Patienten in der Notaufnahme

Die ersteinschätzende Pflegekraft wird häufig darüber entscheiden müssen, in welchen Behandlungsraum ein Patient gehört. Dabei sind die Gegebenheiten und Richtlinien der jeweiligen Notaufnahme von Bedeutung. Beunruhigte Patienten, Patienten mit Schmerzen, mit Blutungen oder sehr junge oder alte Patienten sollten am besten in Behandlungsräumen abseits des allgemeinen Warteraums untergebracht werden. Patienten, die für ihre Untersuchung liegen müssen (z. B. solche mit Knieverletzungen, Rückenbeschwerden oder abdominellen Schmerzen) sollten dort untergebracht werden, wo sie liegen können. Kranke können durchaus zu Fuß in die Notaufnahme kommen und müssen dann in den passenden Bereich gebracht werden. Um dies gewährleisten zu können, muss die ersteinschätzende Pflegekraft ständig über die Raumbelegung der Notaufnahme und die gegenwärtige Verteilung der Patienten Bescheid wissen.

4.5
Management des Wartezimmers

Bis zum ersten Arztkontakt ist der Hauptansprechpartner der Patienten die ersteinschätzende Pflegekraft. Solange sie warten, werden sie um weitere Ratschläge bitten oder auch Kritik äußern. Die Pflegekraft sollte dafür sorgen, dass alle Wartenden über die voraussichtliche durchschnittliche Wartezeit informiert sind. Um zu erkennen, wenn sich der Zustand eines Patienten verändert, ist eine ständige Beobachtung des Wartezimmers und eine Wiederholung der Einschätzung erforderlich. Die Ersteinschätzung ist ein dynamischer Prozess und die Patienten benötigen meist eine regelmäßige Überprüfung ihrer Dringlichkeitseinschätzung. Dies mag besonders infolge irgendwelcher Maßnahmen nötig sein (z. B. der Gabe von Schmerzmitteln) oder einfach nach Verstreichen eines bestimmten Zeitraums. Aufgrund der Schmerzbekämpfung kann ein Patient vielleicht niedriger eingestuft werden, eine drastische Verschlechterung wird seine Dringlichkeitsstufe erhöhen. Kein Mensch kann alle Probleme vorhersehen, daher ist es kein «Versagen» bei der Ersteinschätzung, wenn die Einstufung aufgrund der weiteren Entwicklung des Zustandes des Patienten oder aufgrund neuer Informationen verändert werden muss. Grundsätzlich sollte auch das Wartezimmer als ein klinischer Bereich verstanden werden.

Kapitel 6 – Auditierung des Ersteinschätzungsprozesses

Einleitung

Als die Manchester Triage Group (MTG) auf ihrem ersten Treffen im November 1994 ihre Ziele formulierte, erkannte sie bereits den Bedarf an einer zuverlässigen Auditierungsmethode für die Ersteinschätzung. Der Grund hierfür war ganz einfach: das MTS wurde entwickelt, um ungerechtfertigte Abweichungen im Ersteinschätzungsprozess zu reduzieren und diese Reduktion konnte nur durch ein Audit gesichert werden. Audit, zumindest in dem vorliegenden Kontext, ist eine Prozedur des Qualitätsmanagements; da Ersteinschätzung ein wichtiger Eckpfeiler des klinischen Risiko-Managements ist, kann ein Scheitern bei der Sicherung der Qualität der Ersteinschätzung ernsthafte Konsequenzen haben.

Glücklicherweise ist die Manchester-Triage-Methode ausgesprochen gut auditierbar. Die Schrittfolge Präsentation – Indikator – Dringlichkeitsstufe (der Prozess), durch die der Anwender zu seiner Schlussfolgerung kommt, ist im Rahmen einer Überprüfung gut dokumentierbar und später durch einen geschulten Prüfer gut auf Genauigkeit prüfbar. Es zeigt sich, dass nicht geschulte Prüfer eine gute Übereinstimmung mit dem Ersteinschätzungsergebnis erzielen, während geschulte sogar eine sehr gute Übereinstimmung erreichen.

In Ergänzung dessen kann die Auditierung noch weitere Zwecke erfüllen, wie zum Beispiel eine Prüfung der Vollständigkeit der Dokumentation und eine Prüfung der Einhaltung der Terminologie (nicht selten «erfindet» eine gestresste Pflegekraft einen neuen Indikator, wenn ihr der gesuchte nicht einfällt).

Das Ziel dieses Kapitels ist die Beschreibung einer zuverlässigen Auditierungsmethode und die Darstellung der Ergebnisse einiger Audits rund um die Welt.

1. Audit-Methode

Da die Genauigkeit des einzelnen Einschätzers die Basis des gesamten Qualitätsanspruchs bildet, wäre das zuverlässigste Auditierungsinstrument eine kontinuierliche Prüfung des Einschätzenden auf seine Genauigkeit (in Verbindung mit Reflektionen des Handelns und – sofern nötig – zusätzlichen Schulungen, um die Qualität zu verbessern). Die im Folgenden dargestellte Audit-Methode stellt eine Prüfung der Einschätzungsaktivitäten jedes einzelnen Einschätzers dar und ist so angelegt, dass sowohl die Genauigkeit in der Einhaltung des MTS-Standards wie auch die Protokollierungs- und Dokumentationsqualität geprüft werden.

- Es werden alle Ersteinschätzer erfasst.
- Es werden alle Ersteinschätzungen erfasst.
- Alle Einschätzungen werden einem erbringenden Einschätzer zugeordnet.
- Nach dem Zufallsprinzip werden 2 Prozent der durchgeführten Einschätzungen je Einschätzer (aber mindestens 10 Einschätzungen) ausgewählt.
- Die Einschätzungen werden von einer besonders erfahrenen Einschätzungskraft überprüft.
- Die Vollständigkeit der Einschätzungen wird prozentual dargestellt.
- Die Genauigkeit der Einschätzungen wird prozentual dargestellt.
- Die Zahl unvollständiger Dokumentationen wird dem jeweiligen Einschätzer mitgeteilt.
- Die eigene Gesamtgenauigkeit wird dem jeweiligen Einschätzer mitgeteilt.
- Alle Gründe für die Ungenauigkeit einer Ersteinschätzung werden dem Einschätzer mitgeteilt.

Um die Folgerichtigkeit des Audits sicherzustellen, werden 10 Prozent aller geprüften Einschätzungen unabhängig davon von einem zweiten erfahrenen Einschätzer gegengeprüft. Unterschiedliche Ergebnisse werden in gemeinsamer Besprechung geklärt. Ein kontinuierliches Audit kann viel Zeit kosten, stellt aber ein ausgezeichnetes Mittel dar, um die Standards der Ersteinschätzung und der Entscheidungsfindung zu prüfen. Wird MTS in einem klinischen Bereich eingeführt, so wird zu der monatlichen Durchführung eines Audits geraten. Selbst in einer sehr großen Notaufnahme mit 100 000 Patienten im Jahr bedeutet dies nur eine Überprüfung von insgesamt 2000 Einschätzungen im Jahr beziehungsweise 160 im Monat. Die Häufigkeit der Audits (nicht die Zahl der auditierten Fälle!) kann später auf eine viertel- beziehungsweise halbjährliche Frequenz gesenkt werden. Das Instrument zur Durchführung des Audits kann wie in **Abbildung 6-1** aussehen.

Die gesamte Vorgehensweise im Rahmen des Audits ist in einem Flussdiagramm (**Abb. 6-2**, Seite 72) dargestellt.

Kriterium	Ja	Nein	Kommentar
Korrekte Benutzung des Präsentationsdiagramms?	☐	☐	
Spezielle Indikatoren korrekt?	☐	☐	Notieren, was in der Ersteinschätzungsaufzeichnung zu sehen ist.
Schmerzeinschätzung dokumentiert?	☐	☐	
Korrekte Prioritätsstufe zugeordnet (auf der Basis der Präsentation des Patienten und der Indikatoren)?	☐	☐	
Dokumentation lesbar und unterschrieben?	☐	☐	
Notwendige Neueinschätzung durchgeführt?	☐	☐	

Abbildung 6-1: Audit-Instrument

Wie der Darstellung zu entnehmen ist, werden die Aufzeichnungen der Ersteinschätzung auf zwei Kriterien geprüft: Vollständigkeit und Genauigkeit. Diese Begriffe werden wie folgt definiert:

1.1 Vollständigkeit

Eine Einschätzungsepisode ist dann vollständig, wenn alle Schritte durchgeführt wurden, die für die Schlussfolgerung notwendig sind. Da die MTS-Methode nach der Ausschlussmethode arbeitet (es wird angenommen, dass jeder Patient erst einmal die Dringlichkeitsstufe 1 hat, von dort ausgehend werden alle Indikatoren im Ausschlussverfahren abgearbeitet), erfordert dies, dass der Anwender alle Indikatoren der höheren Dringlichkeitsstufen ausgeschlossen hat. Das heißt, dass eine Dokumentation dann unvollständig ist, wenn bei dem gewählten Präsentationsdiagramm der Indikator «Sauerstoffsättigung« vorhanden ist, der Patient in eine niedrigere Dringlichkeitsstufe eingeordnet wird, aber der Sättigungswert nicht dokumentiert wird. Der häufigste Fehler ist die unvollständige Dokumentation der Schmerzeinschätzung.

1.2 Genauigkeit

Eine Ersteinschätzungsepisode gilt als genau, wenn sowohl das ausgewählte Präsentationsdiagramm wie der ausgewählte Indikator geeignet sind. Dabei ist es wichtig zu beachten, dass es mehrere geeignete Alternativen geben kann (in der Tat ist das gesamte System ja so aufgebaut, dass diese Möglichkeit besteht). Daher

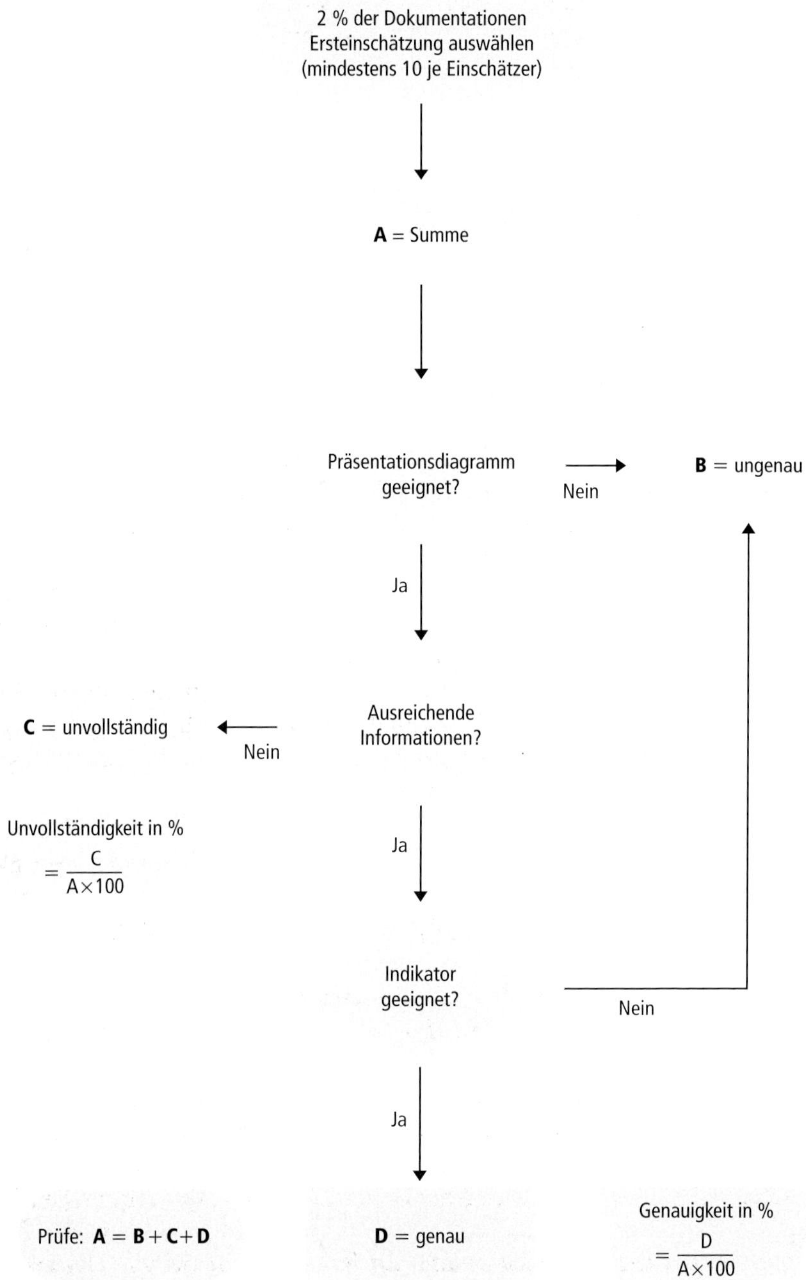

Abbildung 6-2: Auditprozess

sollte das Audit von jemandem durchgeführt werden, der über genügend Erfahrung in Ersteinschätzung verfügt, um diese Alternativen beurteilen zu können.

Zielwerte

- Keine unvollständigen Ersteinschätzungsepisoden
- 95 Prozent Genauigkeit
- 95 Prozent Übereinstimmung zwischen den Prüfern.

2. Auswirkungen auf die Praxis

Ein Audit wird verschiedene zusätzliche Auswirkungen auf den Ersteinschätzungsprozess haben. Es ist nicht möglich, ein Audit ohne eine genaue Dokumentation der Ersteinschätzung durchzuführen, Defizite in der Dokumentationsqualität fallen sofort auf. So bedeutet eine fehlende Dokumentation der Schmerzeinschätzung, dass der Prüfer das Ergebnis der Ersteinschätzung nicht sicher abschätzen kann. Dies wird dazu führen, dass die Episode als unvollständig gekennzeichnet wird, die Durchführung der Schmerzeinschätzung wird gefördert. Genauso werden fehlende Werte wie Peakflow beim «Asthma» oder Temperatur beim «Unwohlsein bei Kindern» zur Unvollständigkeit der Episode führen. Regelmäßige Rückmeldungen werden diese Einschätzungen verbessern. Die Erfahrung zeigt, dass dies ein frühzeitiger «Gewinn» aus dem Audit ist.

3. Beispiel eines regionalen Audit-Prozesses in England

Um die Genauigkeit des Ersteinschätzungsprozesses innerhalb eines Gesundheitsamtbezirkes (health region) in England zu vergleichen, wurden 100 Episoden jedes Zentrums dieser Region von geschulten erfahrenen Ersteinschätzungskräften überprüft. Jede Dokumentation wurde von zwei Anwendern überprüft und zehn Prozent der Dokumentationen wurden einer zusätzlichen nachträglichen Ersteinschätzung durch eine unabhängige Gruppe erfahrener Ersteinschätzungskräfte unterzogen. Es fand sich eine sehr starke Übereinstimmung der Ergebnisse aller Prüfer.

Die Genauigkeit der untersuchten Ersteinschätzungen reichte von 68 Prozent bis 95 Prozent, dies ermöglichte es, differenzierte Aussagen aus den Ergebnissen des Audits zu machen. Die Untersuchung ergab zudem eine auffällige Variation

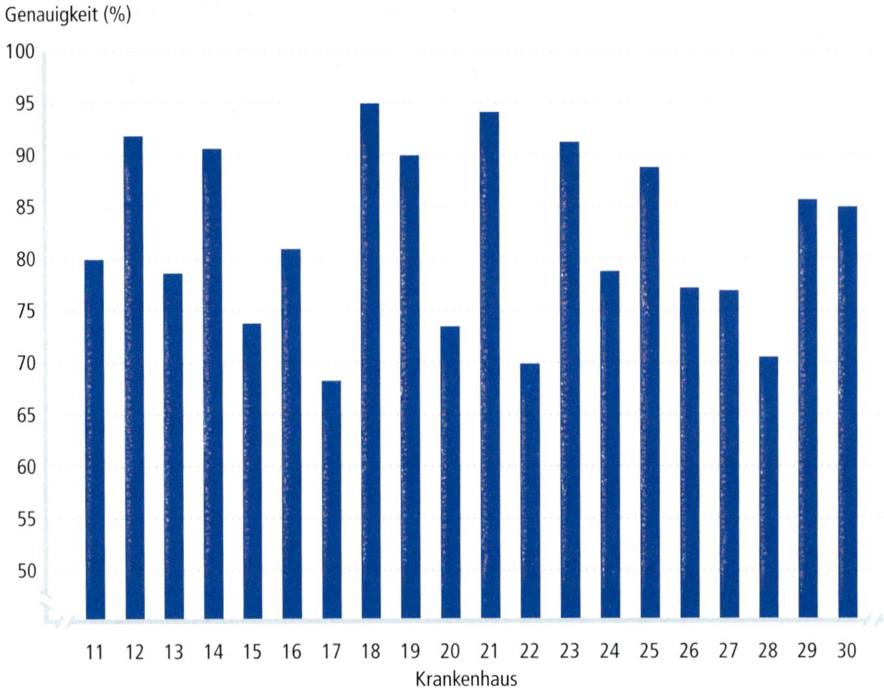

Abbildung 6-3: Audit-Ergebnis aus Großbritannien

im Casemix (Ersteinschätzungsspektrum) innerhalb der Region. Es zeigte sich außerdem eine starke positive Korrelation zwischen der IT-Unterstützung der Ersteinschätzung und der Genauigkeit der Ergebnisse.

4. Nationales Audit der Ersteinschätzung in Portugal

Das Manchester-Triage-System wurde in Portugal im Jahr 2001, nach vorheriger Erprobung in mehreren Krankenhäusern, als nationales System eingeführt. Das System wird von der Portugiesischen Triage Gruppe (GPT) verwaltet, die auf einem Audit über alle Anwendungsbedingungen als integralem Bestandteil der Ersteinschätzung besteht. Alle Krankenhäuser, die das System einführen, sind zu einem kontinuierlichen Audit angehalten und müssen die Ergebnisse im Rahmen eines jährlichen Treffens der GPT berichten. Dieses Audit hat eine hohe allgemeine Übereinstimmung gezeigt.

Interessanterweise hat das Audit außerdem gezeigt, dass der durchschnittliche Zeitaufwand für die Ersteinschätzung zwischen 30 und 60 Sekunden liegt, dies widerlegt die Behauptung, dass MTS die Prozesse der Notaufnahme verlangsame. Es scheint so, als würden Verlangsamungen nur dort auftreten, wo im Rahmen der Ersteinschätzung von der Pflege noch die Durchführung anderer Maßnahmen am Patienten erwartet wird, die nichts mit der Priorisierung zu tun haben.

Kapitel 7 – Ersteinschätzung und telefonische Anfragen

Einleitung

In den Gesundheitssystemen des angloamerikanischen Sprachraums gibt es seit langer Zeit auch eine formalisierte Telefontriage. Der Bedarf besteht insbesondere im US-amerikanischen Raum, aber auch in Australien und Großbritannien. Es gibt verschiedene Gründe, warum es in diesen Ländern zu einer für den deutschsprachigen Raum zum derzeitigen Zeitpunkt so undenkbaren Entwicklung gekommen ist.

In Australien ist einer der Gründe in der Weite des Landes zu sehen. Da hier wenige Menschen verteilt über weite Räume leben, kann nicht allen eine Hilfefrist wie in Europa geboten werden. Es muss also eine Möglichkeit geben, zum einen telefonische Ratschläge zur Selbsthilfe zu erteilen, zum anderen muss die Indikationsstellung für den Einsatz der «Flying Doctors» telefonisch geprüft werden. Dieses telefonische Beurteilungsinstrument findet natürlich nicht nur für den weiträumigen australischen Busch Anwendung, sondern für das gesamte Gesundheitssystem, auch in den städtischen Siedlungsräumen.

In den USA ist der Hauptgrund für diese Entwicklung (trotz der ebenfalls teilweise bestehenden weiten Räume) woanders zu suchen: Große Teile der amerikanischen Bevölkerung haben keinen Krankenversicherungsschutz oder einen, der mit erheblichen Zuzahlungen für sie verbunden ist. Diese Bevölkerungsgruppen versuchen einen Arztbesuch gänzlich zu vermeiden oder aber so lange wie möglich hinauszuschieben. Kleine Krankheitsbilder verschlimmern sich auf diese Weise durch die Behandlungsverschleppung. Wenn die Patienten nun die Notaufnahme aufsuchen, so ist der Zustand wesentlich schlechter, die Behandlung aufwendiger und teurer. Bei Patienten, die überhaupt kein eigenes Einkommen haben, bleibt das Krankenhaus beziehungsweise die Gemeinde auf den Behandlungskosten sitzen. Aus diesem Grund wurde die Telefontriage als ein für die Patienten kostenfreies Auskunftsinstrument eingeführt, welches eine Verschleppung und Verschlimmerung verhindern soll. Gleichzeitig soll dieses «bequeme» Instrument dafür sorgen, dass möglichst wenig unterversicherte Patienten mit Bagatellerkrankungen die Notaufnahme aufsuchen. Das im Ansatz durchaus auch medizinisch sinnvolle Instrument verfolgt also im Hintergrund harte kommerzielle Interessen.

In Großbritannien liegt der Grund des Einsatzes der Telefontriage in der Struktur des staatlichen Gesundheitswesens NHS: Viele Operationen haben sehr lange Wartezeiten. Die Patienten versuchen ihre Behandlung zu beschleunigen, indem sie mit ihren (durch die lange Wartezeit verstärkten) Beschwerden die Notaufnahme aufsuchen. Dieses Schließen einer Versorgungslücke führt dazu, dass die Notaufnahmen überlaufen sind, Wartezeiten von mehr als vier Stunden waren in der Vergangenheit (und sind es manchmal heute noch) keine Seltenheit. Diese Tatsache führte zu der Einrichtung von NHS Direct, der Telefonberatung und Hotline im staatlichen britischen Gesundheitssystem. Dort, wo diese Strategie umgesetzt wurde, stellte sich die Telefontriage als eine sichere und effektive Methode der Priorisierung heraus. Die Erteilung formalisierter Ratschläge per Telefon hat das Potenzial, in vielen Umgebungen ein wertvolles Hilfsmittel zu sein. Die Grenze zwischen telefonischem Ratschlag und telefonischer Triage ist dabei fließend. Es liegt nahe, die Abgrenzung zu vollziehen, indem Telefontriage so beschrieben wird, dass hier ein formalisierter Prozess der Entscheidungsfindung stattfindet, der die Identifizierung einer klinischen Behandlungspriorität erlaubt und die Zuordnung zu vordefinierten Gruppen der Dringlichkeit für medizinische Untersuchung und Versorgung ergibt.

1. Ratschlag am Telefon mit MTS-Unterstützung

Auch wenn der Gedanke einer telefonischen Ersteinschätzung und eines telefonischen Verweises eines Patienten an den Hausarzt am nächsten Tag abwegig erscheint und der Gedanke, ein solches Instrument je zu benutzen, weit abgewiesen wird: der Fragenkatalog der Ersteinschätzung kann doch als ein hilfreiches Instrument angesehen werden, um mit immer wieder vorkommenden telefonischen Anfragen umzugehen. Wie das System zu diesem Zwecke modifiziert eingesetzt werden kann, soll in der Folge dargestellt werden.

Da am Telefon wesentlich weniger Informationen zur Verfügung stehen (der gesamte klinische Blick und die Krankenbeobachtung entfallen), stellen die möglichen Ergebnisse eine Vereinfachung des bekannten fünfstufigen Systems dar.

Die sich daraus ergebenden Entscheidungen könnten wie folgt aussehen:

- Benötigt der Patient sofort und dringend medizinische Versorgung? (Sofortige Versorgung)
- Benötigt er innerhalb der nächsten Stunden eine Versorgung? (Baldige Versorgung)
- Kann die medizinische oder andere Versorgung verzögert erfolgen? (Spätere Versorgung)

Hierdurch kann das Zeitraster, welches dem MTS zugrunde liegt, als Maß dafür gelten, wie schnell sich der Patient mit den geschilderten Beschwerden einem Arzt vorstellen sollte. So kann sich hieraus der Hinweis ergeben, ob der Patient selber die Ambulanz aufsucht oder sich besser einen Rettungs- oder Notarztwagen rufen sollte.

Beschwerden, die eine «Sofortige Versorgung» fordern, sollten den Patienten dazu veranlassen, sich sofort mit Rettungswagen oder Pkw ins Krankenhaus bringen zu lassen. Die Patienten in den beiden anderen Kategorien können ihre Versorgung an unterschiedlichen Orten und durch verschiedene Leistungsanbieter (z. B. in einer Notfallpraxis) erhalten.

2. Die Entscheidungsfindung

Bei Eingang des Telefonanrufs müssen von dem Anrufer verschiedene grundlegende Informationen zu der Art seines Problems gesammelt werden. Dies wird dann festlegen, an welchem Präsentationsdiagramm man sich orientieren kann.

Nach dieser ersten Orientierung werden durch geschickte Fragestellung weitere Informationen zu sammeln sein, um die Dringlichkeit abzuschätzen.

Die Methode arbeitet wieder reduktiv – beginnend mit den ernsten hin zu den weniger ernsten Indikatoren – und der Frager ist gehalten, alle Möglichkeiten durch die auf den Diagrammen enthaltenen Informationen abzudecken.

Der Anwender muss entscheiden, ob die Kriterien für jeden Indikator erfüllt sind oder nicht und welcher der erfüllten Indikatoren zu der höchsten Dringlichkeitsstufe führt. Das Beispiel in **Abbildung 7-1** auf Seite 80 zeigt, wie ein Diagramm für Rückenschmerzen aussehen kann. Der Darstellung ist zu entnehmen, dass die Kategorien «Rot» und «Orange» miteinander verschmolzen sind, während «Gelb» und «Grün» erhalten geblieben sind. Die Kategorie «Blau» wurde durch den «Ratschlag» ersetzt – dies ist sicherlich der am Telefon schwierigste und umstrittenste Aspekt.

Beim Telefongespräch werden dieselben Indikatoren wie bei der Ersteinschätzung benutzt (was die Durchführung erheblich erleichtert). Dabei müssen die

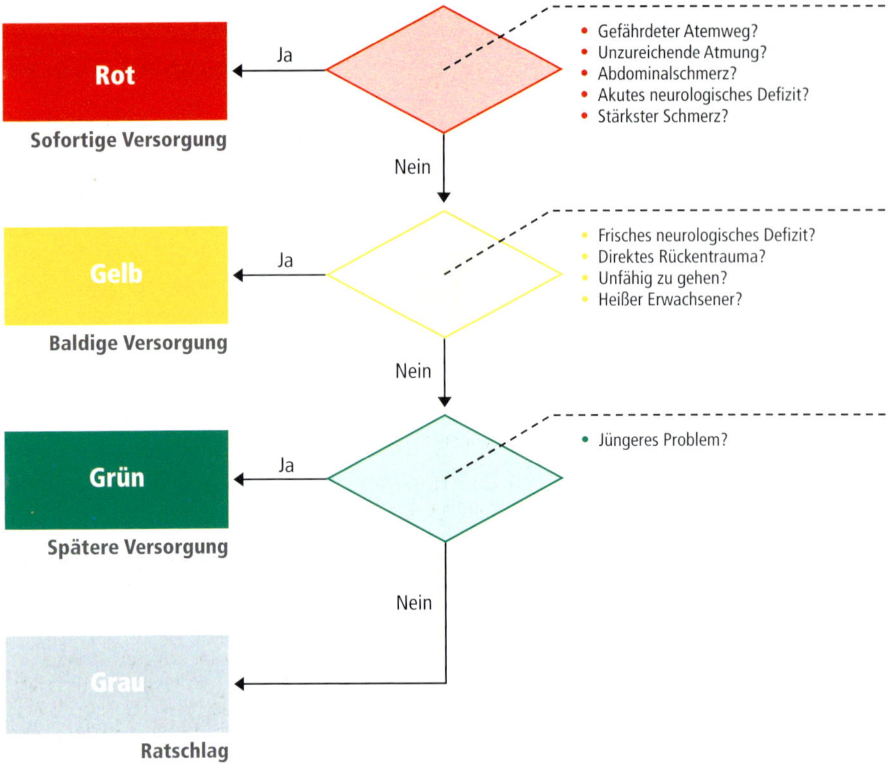

Abbildung 7-1: Telefonische Einschätzung «Rückenschmerz»

normalerweise vom Ersteinschätzer gefragten Fragen etwas verändert werden, um der räumlichen Entfernung des Patienten Rechnung zu tragen oder eventuell vorhandene Sorgen und Ängste zu berücksichtigen. Auch mag es sein, dass der Anrufer nicht der Patient ist, sondern ein Betreuer oder Angehöriger.

Die **Tabelle 7-1** zeigt Beispiele für Fragen mit den dazugehörenden Indikatoren sowie deren Definitionen.

3. Schmerz

Die Schmerzbeurteilung ist ein integraler Bestandteil des Entscheidungsfindungsprozesses im Rahmen der Ersteinschätzung, bereitet aber am Telefon besondere Probleme. Nicht nur, dass die Beobachtung des Patienten entfällt, zusätzlich kann

Tabelle 7-1: Fragestellungen am Telefon

Indikator	Fragen	Definition
Akutes Einsetzen nach Verletzung	Fing es unmittelbar nach Ihrem Sturz/Ihrer Verletzung an? Wann fing es an?	Einsetzen von Symptomen unmittelbar oder kurz nach dem neuen (physischen) traumatischen Ereignis.
Akuter Zahnverlust	Wann haben Sie Ihren Zahn verloren? War es aufgrund einer Verletzung? Ist der Zahn vollständig mit Wurzel?	Ein Zahn ist in den letzten 24 Stunden intakt verloren worden.
Akute Atemnot	Sind Sie plötzlich kurzatmig geworden? Sind Sie kurzatmiger als sonst?	Atemnot, die plötzlich eingesetzt hat oder eine plötzliche Verschlimmerung einer chronischen Atemnot.
Veränderter Bewusstseinszustand	Öffnet Ihr Gegenüber (Kind, Angehöriger, Patient) die Augen oder bewegt er sich, wenn Sie ihn ansprechen oder ihn vorsichtig an den Schultern rütteln?	Nicht voll ansprechbar, aber auch reagierend entweder auf Stimme oder Schmerz oder nicht ansprechbar.
Kardialer Schmerz	Wo sind die Schmerzen? Haben Sie solche Schmerzen schon mal gehabt? Wie sind die Schmerzen? Strahlen Sie in den Arm oder Nacken/Hals aus?	Klassisch beschrieben als starker dumpfer Schmerz in der Mitte des Brustkorbs, Ausstrahlung in den linken Arm, Hals oder Nacken. Kann einhergehen mit Schwitzen oder Übelkeit.
Direktes Nackentrauma	Sind Sie in den Nacken geschlagen/getroffen worden? Was ist genau passiert?	Das Trauma mag ein Belastungstrauma (von oben) sein, zum Beispiel wenn etwas auf den Kopf fällt, Beugungstrauma (nach vorne, hinten oder zur Seite), Drehtrauma oder Zugtrauma wie beim Hängen.
Hohes Risiko der Selbstverletzung	Was haben Sie/hat der Patient vor? Wollen Sie Selbstmord begehen?	Ein erster Eindruck des Risikos der Selbstverletzung kann gewonnen werden durch die Betrachtung des Verhaltens des Patienten. Patienten mit einer auffälligen Vorgeschichte mit Selbstverletzungen können als gefährdet gelten, ebenso Patienten, die Fluchttendenzen mit dem Ziel der anschließenden Selbstverletzung zeigen.
Untröstbar durch die Eltern	Können Sie das Kind überhaupt beruhigen? Beruhigt sich das Kind überhaupt, wenn Sie mit ihm schmusen?	Kinder, deren Schreien oder Verzweiflung durch keinen Versuch der Eltern es zu trösten beeinflussbar ist, erfüllen dieses Kriterium.
Zeichen der Dehydrierung	Haben Sie/der Patient eine trockene Zunge? Sehen Sie/der Patient ausgetrocknet aus? Müssen Sie/der Patient genauso viel Wasser lassen, wie sonst auch?	Dies umfasst trockene Zunge, eingesunkene Augen, reduzierte Hautspannung und (bei kleinen Babys) eine eingesunkene vordere Fontanelle. Normalerweise einhergehend mit geringer Urinausscheidung.
Zeichen für Meningismus	Haben Sie/der Patient einen steifen Nacken? Tut das Licht Ihren/seinen Augen weh?	Klassisch Nackensteifigkeit in Verbindung mit Kopfschmerzen und Photophobie (lichtscheu).

die verfügbare Zeit zur Informationsgewinnung zu den Schmerzen begrenzt sein und der Patient oder Betreuer mag Schwierigkeiten haben zu verstehen, was mit den Fragen zum Schmerz gemeint ist. Daher ist das Schmerzeinschätzungsinstrument für den Einsatz am Telefon zu modifizieren. Starke Schmerzen sollten in allen Fällen als Indikator für eine «Sofortige Versorgung» dienen. Starke Schmerzen rechtfertigen immer eine dringende Untersuchung und Behandlung. Alle anderen Angaben zur Schmerzintensität sollten für die Urteilsfindung im Rahmen eines Telefonanrufs vernachlässigt werden.

4 Zusammenfassung

Wie bei der Ersteinschätzung nach Eintreffen des Patienten, so können die Indikatoren auch bei einem Telefonanruf ein hilfreiches Instrument sein, um die oft bestehende Hilflosigkeit in der Abschätzung der gebotenen Reaktion zu reduzieren. Die vorausgehend dargestellte Modifikation des Diagramms «Rückenschmerz» ist in Großbritannien mittlerweile zu einem kompletten Set von 49 Diagrammen weiterentwickelt worden, die mittlerweile unter der Überschrift «TTA-Charts» (Telephone Treatment and Advice – Telefonische Behandlung und Beratung) firmieren. Dabei ist der Gedanke einer telefonischen Triage auch in Großbritannien nicht unumstritten.

Im deutschsprachigen Raum ist der Gedanke an eine systematische Einführung einer Telefon-Ersteinschätzung zum gegenwärtigen Zeitpunkt fremd, eine Prognose, ob sich dies je ändern wird und gegebenenfalls wann, wäre reine Spekulation. Bei einer weiteren Verknappung der für das Gesundheitssystem zur Verfügung stehenden finanziellen Mittel mag diese Entwicklung irgendwann eintreten. Dies wird gegenüber der heutigen Situation sicherlich keine Verbesserung darstellen. Als Mittel zur Unterstützung bei der Reaktion auf eine telefonische Anfrage aber ist das Ersteinschätzungsinstrument mit seinen Indikatoren und Beurteilungsstrukturen ein geeignetes Hilfsmittel um die Arbeit zu erleichtern und die Qualität zu verbessern.

Kapitel 8 – Mehr als nur Priorisierung

Das Manchester-Triage-System wurde entwickelt, um ein zuverlässiges, überprüfbares Instrument des klinischen Risikomanagements zu haben, mit dessen Hilfe sich die klinische Behandlungspriorität des individuellen Beschwerdebildes eintreffender Patienten bestimmen lässt. Wie bereits früher in diesem Buch ausgedrückt, kann der Prozess selber und das Ergebnis des Prozesses zu mehr als nur der Priorisierung nutzbar sein. Zwei derartige Nutzen sollen hier beschrieben werden.

1. Der Manchester-Monitor

Die Ersteinschätzung ist ein dynamischer Prozess und sollte in regelmäßigen Abständen bei allen im Wartezimmer wartenden Patienten wiederholt werden. Auf diese Art und Weise kann jede Veränderung im Status erkannt werden und, wenn nötig, zu einer Veränderung der Prioritätsstufe führen. Die Notwendigkeit einer Zustandsbeobachtung endet aber nicht mit dem ersten Arztkontakt, es ist wichtig, dass auch jede spätere Verschlechterung so bald wie möglich bemerkt wird, damit die passende Neueinschätzung unternommen werden kann und geeignete Maßnahmen eingeleitet werden. Die Ähnlichkeit zwischen der Überwachung nach der Ersteinschätzung (dynamische Ersteinschätzung) und der kontinuierlichen Überwachung nach Beginn der Behandlung ist offensichtlich.

In einigen Krankenhausbereichen werden für laufende Überwachungsverfahren sehr erfolgreich spezielle, strukturierte Frühwarninstrumente eingesetzt. Der Einsatz solcher besonderer Instrumente würde für das Personal in der Notaufnahme bedeuten, dass ein weiteres (neues) Einschätzungsverfahrens zu erlernen

	Rot	Orange	Gelb
A – Airway (Atemweg)	■ Gefährdeter Atemweg		
B – Breathing (Atmung)	■ Unzureichende Atmung	■ Sehr niedrige Sauerstoffsättigung ■ Akute Atemnot	■ Niedrige Sauerstoff-Sättigung
C – Cirkulation (Kreislauf)	■ Schock ■ Lebensbedrohliche Blutung	■ Abnormer Puls ■ Ausgeprägte Tachykartie ■ Unstillbare größere Blutung	■ Unstillbare kleinere Blutung
D – Disability (Einschränkungen)	■ Nicht ansprechbares Kind ■ Hypoglykämie	■ Veränderter Bewusstseinszustand	

Abbildung 8-1: Der Manchester-Monitor

und einzuüben wäre. Die Indikatoren im MTS, besonders jene, die das ABC der Lebensgefahr abdecken, eigenen sich aber bereits sehr gut für eine solche kontinuierliche Überwachung. Der «Manchester-Monitor» stellt eine Anpassung dieser Indikatoren an die Anforderungen eines solchen Überwachungsinstrumentes dar. Der Monitor kann sehr schnell benutzt werden, setzt er doch für das Erkennen einer eventuell interventionsbedürftigen Verschlechterung (oder Verbesserung) des Zustandes des Patienten Parameter ein, mit denen die klinischen Mitarbeiter der Notaufnahme sehr vertraut sind.

Wie bei allen Überwachungsinstrumenten kommt es eher auf die Veränderung als auf den absoluten Wert an. Daher sollte das neue Auftreten eines roten Indikators zu einer sofortigen ärztlichen Neubeurteilung führen, während das Bemerken eines neuen orangen oder gelben Indikators sich in einer klinischen Handlung innerhalb der nächsten 10 beziehungsweise 30 Minuten niederschlagen kann. Dieses Herangehen hat den Vorteil, dass ein dem Pflegepersonal bereits vertrautes Instrument in einem ebenso gut bekannten Bezugsrahmen eingesetzt wird.

2. Die Präsentations-Prioritäts-Matrix-Darstellung

Als die Idee, der Patient sei unpassend, durch die Erkenntnis der unpassenden Versorgungserbringung ersetzt wurde und die Erkenntnis der Wahlfreiheit des Patienten aufkam, führte dies zu einer Vervielfachung der Eingangspforten zur Notfallversorgung und zu einem wahren Emporschießen von «Ambulanzwäldern». Die klinischen Mitarbeiter mussten mit Instrumenten ausgestattet werden, die es ihnen erlaubten, sicher und effektiv zu entscheiden, wo die Patienten am besten versorgt seien.

Im Zuge der Überarbeitung des Manchester-Triage-Systems wurde erkannt, dass das Ergebnis des Priorisierungsprozesses auch dazu dienen kann, den am besten geeigneten Verbleib des Patienten anzuzeigen. Insbesondere die Kombination aus dem benutzten Präsentationsdiagramm und der zugewiesenen Priorität (der Präsentations-Prioritäts-Komplex) konnte mit bestimmten Versorgungsgruppen innerhalb der Notfallversorgung verbunden werden. So wird ein Patient mit einem Extremitätenproblem und einer Zuweisung in die Dringlichkeitsstufe 4 in einem «Nebenbehandlungsraum», «Kleinen Behandlungsraum» oder «Untersuchungsraum (Minor-Room)» behandelt werden können, während ein Patient mit Thoraxschmerzen und der zugewiesenen Dringlichkeitsstufe 2 am besten im «Schockraum» angesehen wird. Das MTS besteht aus 50 Präsentationsdiagrammen und fünf Dringlichkeitsstufen, dies ergibt zusammen 250 Präsentations-Prioritäts-Kombinationen. In einer besonderen Veranstaltung wurde die geeignete Raumzuordnung für alle Kombinationen bestimmt. Diese die Präsentationen und Prioritäten benutzende Zuordnungsmatrix ist weiter unten zu sehen. Sie ist dabei abhängig von den örtlichen Gegebenheiten: Wenn es keinen Notfallbehandlungsraum für Augen in der Notaufnahme gibt, wird für die Behandlung von Patienten mit Augenproblemen ein anderer Raum zu bestimmen sein. Daraus mag sich auch eine anregende Debatte mit der eigenen Augenabteilung ergeben mit dem Ziel, ein besseres Versorgungsangebot für diese Patienten zu schaffen. Die in der Matrix gezeigten Raumzuordnungen setzen eine komplette Notfallversorgung in allen Fachgebieten in einer Zentralen Notaufnahme voraus. Die im zweiten Teil des Buches bei den Präsentationsdiagrammen gezeigten Vorschläge einer Raumzuordnung gehen von einer Notaufnahme mit den Basisfächern und einer eventuell angegliederten kassenärztlichen Notfallpraxis aus. Die **Abbildung 8-2** zeigt ein Muster einer solchen Raumzuordnung aus den Präsentationsdiagrammen.

In der Darstellung und in der Zuordnungsmatrix werden die in **Tabelle 8-1** aufgelisteten Raumbezeichnungen benutzt.

In **Tabelle 8-2** zeigen mit einem schwarzen Kasten markierte Felder, dass das entsprechende Präsentationsdiagramm keine fünf Stufen hat und damit in diesem Matrixfeld kein Ergebnis vorsieht. Graue Kästen weisen auf mindestens zwei

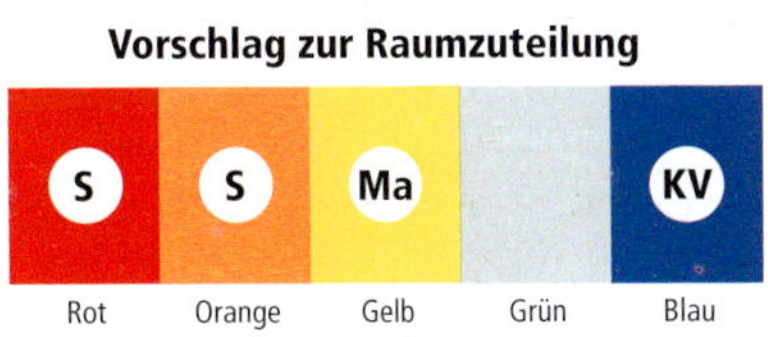

Abbildung 8-2: Muster einer Raumzuweisung

Tabelle 8-1: Benutzte Raumbezeichnungen

Abkürzung	Raumgruppe
A	Augenbehandlungsraum
G	Gynäkologischer Behandlungsraum
H	HNO-Behandlungsraum
KV	Kassenärztliche Notfallpraxis bzw. Kassenarztpraxis im Krankenhaus angegliedert an die Notaufnahme – alternativ kleiner Behandlungsraum
MA	Eingriffraum, großer Behandlungsraum, Major-Behandlungsbereich
MI	Untersuchungsraum, kleiner Behandlungsraum, Minor-Behandlungsbereich
U	Urologischer Behandlungsraum
S	Schockraum
Z	Zahnbehandlungsraum

Tabelle 8-2: Präsentations-Prioritäts-Matrix

	1	2	3	4	5
Abdominelle Schmerzen bei Erwachsenen	S	S	MA	KV	KV
Abdominelle Schmerzen bei Kindern	S	S	MA	KV	KV
Abszesse und lokale Infektionen	S	S	MA	↔	KV
Allergie	S	S	MA	↔	KV
Angriff (Zustand nach)	S	S	MA	MI	MI
Asthma	S	S	MA	↔	KV
Atemnot bei Erwachsenen	S	S	MA	↔	KV
Atemnot bei Kindern	S	S	MA	↔	KV
Auffälliges Verhalten	S	↔	↔	MI	■
Augenprobleme	A	A	A	A	KV
Besorgte Eltern	S	S	MA	MA	KV
Betrunkener Eindruck	S	S	MA	↔	MI
Bisse und Stiche	S	S	MA	↔	KV
Chemikalienkontakt	S	S	MA	↔	KV
Diabetes	S	S	MA	↔	KV
Durchfälle und Erbrechen	S	S	MA	KV	KV
Extremitätenprobleme	S	S	↔	MI	MI
Fremdkörper	S	S	MA	↔	KV
Gastrointestinale Blutung	S	S	MA	↔	KV
Gesichtsprobleme	S	S	MA/H	MI/H	MI/H
Halsschmerzen	S	MA	MA	KV	KV

Hautausschläge	S	S	MA	⇔	KV
Herzklopfen	S	S	MA	⇔	KV
Hinkendes Kind	S	S	MA	⇔	KV
Hodenschmerz	S	S	MA/U	⇔	KV/U
Irritiertes (auffälliges) Kind	S	S	MA	KV	KV
Körperstammverletzung	S	S	MA	MI	MI
Kollabierter Erwachsener	S	S	MA	⇔	KV
Kopfschmerz	S	S	MA	MI	MI
Kopfverletzung	S	S	MA	KV	KV
Krampfanfall	S	S	MA	⇔	KV
Nackenschmerz	S	S	MA	MI	MI
Ohrenprobleme	S	S	MA/H	KV/H	KV/H
Psychiatrische Erkrankung	S	⇔	⇔	⇔	■
Rückenschmerz	S	MA	⇔	KV	KV
Schreiendes Baby	S	S	MA	⇔	KV
Schwangerschaftsproblem	S	S	MA/G	⇔	KV/G
Schweres Trauma	S	S	MA	■	■
Selbstverletzung	S	S	MA	MI	■
Sexuell erworbene Infektion	S	S	G/U	G/U	G/U
Stürze	S	S	MA	MI	MI
Thoraxschmerz	S	S	MA	⇔	KV
Überdosierung und Vergiftung	S	S	MA	⇔	■
Unwohlsein bei Erwachsenen	S	S	MA	KV	KV
Unwohlsein bei Kindern	S	S	MA	⇔	KV
Urologische Probleme	S	MA	MA/U	⇔	KV/U
Vaginale Blutung	S	S	MA/G	⇔	KV/G
Verbrennungen und Verbrühungen	S	S	MA	MI	MI
Wunden	S	MA	⇔	MI	MI
Zahnprobleme	Z	Z	Z	Z	KV

Möglichkeiten der Zuordnung hin, entweder wird der Raum der nächsthöheren oder der nächstniedrigeren Dringlichkeitsstufe gewählt. Hier wird der Ersteinschätzer die Entscheidung treffen müssen, welche Zuordnung die geeignetere ist. Diese Entscheidung wird beeinflusst sein von der Verfügbarkeit, der Auslastung der jeweiligen Bereiche, den Ersteinschätzungsindikatoren und den Vorstellungen des Patienten.

Dabei ist es offensichtlich, dass die Entscheidung für den kassenärztlichen Notdienst oder den Minor-Bereich eher professionell als durch Patientenwunsch gesteuert ist. Es ist möglich, beide Angebote in einem gemeinsamen Teilbereich der Notaufnahme anzubieten – vielleicht einem «Notfallversorgungszentrum» oder «Schnelldurchgangsbereich». Dies entspricht ungefähr den gegenwärtigen «Minor-Bereichen» mancher Notaufnahmen, hat allerdings das erkennbare Potenzial, innerhalb des «Ambulanzwaldes» mit den Notfallpraxen zusammenzuwachsen.

Die Zuordnung zu «A» und «Z» hängt von örtlichen Versorgungsmöglichkeiten ab. Auch die Entscheidung in den grauen Kästen hängt von den örtlichen Behandlungsbereichen und -zeiten der Fachabteilungen ab, dasselbe gilt für die Zuordnung zu «G« und «U«.

Die Erfahrung hat gezeigt, dass die Ersteinschätzung genau sein muss (und im Rahmen eines Audits überprüft), wenn es für diese Art der Zuordnung genutzt werden soll.

3. Weitere Aufgaben bei der Ersteinschätzung

Häufig beinhaltet der Prozess der Ersteinschätzung mehr als nur die Einschätzung und Priorisierung von Patienten. Neben dem Auftrag, die Patienten einzuschätzen und verschiedene Maßnahmen der Ersten Hilfe durchzuführen, werden den Pflegekräften im Rahmen des Empfangs und der Einschätzung der Patienten noch weitere Aufgaben übertragen:

- Schmerzmittel verabreichen
- Patienten in andere Fachambulanzen und Bereiche des Hauses weiterleiten
- Laborentnahmen und Laborbestimmungen durchführen
- EKG ableiten
- Allgemeine Versorgungen bei ambulanten Notfallpatienten durchzuführen
- Versorgungen bei elektiven Patienten (Vorbereitungen ambulante OP) durchführen.

In vielen Fällen erfordert dies ein höheres Ausmaß an Entscheidungsfindung als vorher zu erwarten war. Daher werden zusätzliche Schulungsmaßnahmen erforderlich sein, damit die Pflegekraft die für die Bedürfnisse des Patienten beste Wahl trifft.

Die Vorteile einer solchen «Wertsteigerung» oder erweiterten Ersteinschätzung liegen darin, dass der Patient zum Beispiel schon beim Ankommen ein qualifiziertes Schmerzmanagement bekommt, wenn sich die entgültige Behandlung noch verzögern mag. Ebenfalls ist eine zügigere Behandlung zu erwarten, wenn die Patienten bei ihrer Vorstellung beim behandelnden Arzt bereits über aktuelle Laborwerte oder ein EKG verfügen. Unnötige Verzögerungen für die Patienten mögen ebenfalls vermieden werden, wenn bereits im Rahmen der Ersteinschätzung zu anderen Versorgungsangeboten/Fachgebieten weitergeleitet wird.

Der Nachteil dieses Herangehens ist, dass die Zuordnung zusätzlicher Aufgaben zu der Einschätzung zu einer Verlängerung der erforderlichen Beratungszeit mit dem Patienten führt und damit zu einer signifikanten Verzögerung für neu eintreffende Patienten, einem zusätzlichen Risiko. Um dieses Problem auszugleichen, kann es nötig sein, im entsprechenden Moment mehr als eine Pflegekraft für die Ersteinschätzung einzusetzen, um so sicherzustellen, dass alle Patienten ohne große Verzögerung eingeschätzt werden. Wie bereits früher erwähnt, lässt sich eine sorgfältige Ersteinschätzung in 30 bis 60 Sekunden durchführen. Daher ist es nicht richtig, wenn die Ersteinschätzung an sich für jede Verzögerung verantwortlich gemacht wird, die eigentlich von einer Ausweitung der Aufgaben im Rahmen der Ersteinschätzung herrührt.

4. Zukünftige Verwendungen

Zweifellos ist das Manchester-Triage-System bereits in anderen krankenhausinternen und prähospitalen Prozessen zur Unterstützung eingesetzt worden. Wann immer an andere Verwendungen jenseits der Priorisierung gedacht wird, sollte berücksichtigt werden, dass das System zur Priorisierung von Patienten der Notaufnahme entwickelt wurde. Jede Anpassung an andere Prozesse muss in ihrer Zuverlässigkeit bewiesen und nicht einfach als gegeben angenommen werden. Diskutiert werden derzeit insbesondere zwei Anwendungsbereiche:

4.1 Zuordnung eintreffender Patienten zu den Fachdisziplinen des Hauses

Das Ergebnis der Ersteinschätzung kann sich auch zur Zuordnung von Patienten zu den Disziplinen eignen.

- Zuweisung der Indikatoren zu Fachabteilungen ist eine ärztliche Entscheidung
- Abgleich mit möglichen zugrundeliegenden Diagnosen ist Sache eines Arztes.

4.2 Übernahme des MTS (und ggf. der TTA) in den Rettungsdienst

Diese Überlegung wird derzeit in verschiedenen Regionen Deutschlands angestellt.

- MTS könnte die Kommunikation und damit die Patientenübergabe an den Schnittstellen (zwischen Leitstelle, Rettungsmittel und Notaufnahme) verbessern
- Diese Ausweitung bedarf einer Validierung.

Kapitel 9 – Rechtliche Aspekte

Mit der Einführung in den ersten Kliniken in Hamburg wurde die Ersteinschätzung nach dem Manchester-Triage-System auch unter rechtlichen Aspekten betrachtet. Eine der Prüfinstanzen war die Ärztekammer Hamburg, die das Konzept von allen Abteilungen prüfen ließ. Von der Rechtsabteilung über den Prüfungsausschuss bis zum Vorstand fand der Ansatz des Systems uneingeschränkte Zustimmung.

Die folgenden Ausführungen der das System begleitenden Juristen beschreibt den aktuellen Stand aus rechtlicher Sicht für Deutschland.

Manchester-Triage-System – Die Ersteinschätzung von Patienten in Notaufnahmen

Von Peter Lemke, Jurist und Dozent im Gesundheitswesen

Die Tätigkeit in der Notaufnahme eines Krankenhauses unterliegt vielfältigen rechtlichen Rahmenbedingungen, die von dem Einrichtungsträger, der ärztlichen Leitung und der Pflegedienstleitung im Rahmen der ihnen obliegenden Organisationsverantwortung zu berücksichtigen sind. Ebenso müssen die pflegerische Leitung der Notaufnahme, die dort tätigen Ärzte, Pflegekräfte und jeder sonstige Mitarbeiter bei den ihnen jeweils obliegenden Entscheidungen und Tätigkeiten die rechtlichen Vorgaben beachten. Diese Rahmenbedingungen und die sich daraus ergebenden Folgerungen für die Arbeit einer Notaufnahme sollen in dieser Darstellung aufgezeigt werden.

Die Zusammenarbeit verschiedener Berufsgruppen erfordert klare Strukturen, aus denen die nichtärztlichen Mitarbeiter ersehen können, welche Aufgaben ihnen gerade im Erstkontakt mit erkrankten Menschen in Vorbereitung der nachfolgenden ärztlichen Behandlung obliegen und wie diese Aufgaben fachlich auf hohem Qualitätsniveau auszuführen sind. Die folgenden Ausführungen werden aufzeigen, dass die Ersteinschätzung nach dem Manchester-Triage-System dabei eine solche Struktur darstellt, die den heutigen rechtlichen und fachlichen Erfordernissen entspricht und eine eindeutige Aufgabenzuweisung an das nichtärztliche Personal in einer Notaufnahme beinhaltet.

Im Mittelpunkt der Tätigkeit in einer Notaufnahme steht, den erkrankten Menschen gemäß seines individuellen Krankheitszustandes einer zeitnahen fachgerechten ärztlichen Behandlung zuzuführen, um im Rahmen der Behandlung das Erfordernis seiner stationären Aufnahme festzustellen oder aber ihn nach ambulanter Versorgung zu entlassen. In Anbetracht der Tatsache, dass viele Notaufnahmen vor dem Problem stetig steigender Patientenzahlen stehen (in einigen Krankenhäusern jährliche Steigerungsraten zwischen 10 % und 15 %) und daher nicht jeder neue Patient aufgrund des großen Andrangs unmittelbar nach seinem Erscheinen dem Arzt zur Behandlung zugeführt werden kann, erweist es sich als notwendig, durch qualifizierte nichtärztliche Mitarbeiter die Behandlungsdringlichkeit eines jeden in der Notaufnahme ankommenden neuen Patienten festzustellen, um eine Behandlung nach Dringlichkeit zu gewährleisten.

Die Verfahrensregel zur Feststellung der Behandlungsdringlichkeit muss dabei den rechtlichen Rahmenbedingungen entsprechen, indem festgelegt wird, anhand welcher Kriterien die Behandlungsdringlichkeit festgestellt wird, über welche Qualifikation der diese Tätigkeit übernehmende Mitarbeiter verfügen muss und in welcher Weise die gewonnenen Werte und Erkenntnisse dauerhaft durch ein an den Bedürfnissen der Notaufnahme ausgerichtetes Dokumentationssystem gesichert werden.

1. Ein Blick zurück

Betrachtet man rückblickend die Tätigkeit von Ärzten und Pflegekräften in den Notaufnahmen deutscher Krankenhäuser in den 1990er-Jahren, so stellt man fest, dass die Tätigkeit der Pflegekräfte oftmals ohne klar vorgegebene Strukturen erfolgte und eine Dokumentation pflegerischer Feststellungen und Leistungen nicht oder nur sehr eingeschränkt möglich war. Die Pflegekräfte waren nicht einheitlich geschult, kamen aus verschiedenen Fachgebieten und konnten oftmals eigene Kriterien zugrunde legen, um über die Dringlichkeit der Behandlung eines Patienten zu entscheiden. Das führte zu dem erheblichen Risiko, dass die Dringlichkeit einer Behandlungsbedürftigkeit nicht erkannt wurde oder wichtige Informationen über die Patientensituation aufgrund einer fehlenden Dokumentationsmöglichkeit verloren gingen.

Eine analytische Betrachtung der Ist-Situation in vielen Notaufnahmen in den Jahren ab 2001 hat unter den besonderen Gesichtspunkten der Pflegequalitätssicherungsgesetze zu der Erkenntnis geführt, dass die vorhandenen Strukturen dringend der Veränderung bedurften, um den gesetzlich geforderten Qualitätsansprüchen zu genügen. Vielerorts erkannte man nicht nur die Notwendigkeit baulicher Maßnahmen, sondern auch die Notwendigkeit einer Reorganisation der Notaufnahme einschließlich der Prozessoptimierung von Arbeitsabläufen. Das erforderte auch eine Auseinandersetzung mit der Frage, wie die in der Notaufnahme anfallenden Tätigkeiten zwischen den Ärzten und dem nichtärztlichen Personal so zu verteilen sind, dass unter Beachtung der wirtschaftlichen und rechtlichen Gegebenheiten eine den Qualitätsansprüchen entsprechende Patientenversorgung dauerhaft erreicht wird unter gleichzeitiger Erweiterung der fachlichen Kompetenzen der Mitarbeiter.

Gleichzeitig stellte sich unter Berücksichtigung der Neufassung des Krankenpflegegesetzes 2004 im Hinblick auf die Regelung des § 3 Abs.2 die Frage, wie die im Rahmen der Mitwirkung von Pflegekräften vorzunehmende «eigenständige Durchführung ärztlich veranlasster Maßnahmen» ausgestaltet werden soll.[1]

2. Die Vorgaben aus dem SGB V (GKV)

In das Sozialgesetzbuch V sind mit den §§ 135ff. mehrere Bestimmungen aufgenommen worden, die den Leistungserbringern rechtliche Verpflichtungen auferlegen. Grundlage für die Qualität der zu erbringenden Leistungen ist der **§ 135 a SGB V:**

---

1 § 3 Abs. 2 regelt folgendes:
Die Ausbildung für die Pflege nach Absatz 1 soll insbesondere dazu befähigen

1. die folgenden Aufgaben eigenverantwortlich auszuführen:
   a) Erhebung und Feststellung des Pflegebedarfs, Planung, Organisation, Durchführung und Dokumentation der Pflege,
   b) Evaluation der Pflege, Sicherung und Entwicklung der Qualität der Pflege,
   c) Beratung, Anleitung und Unterstützung von zu pflegenden Menschen und ihrer Bezugspersonen in der individuellen Auseinandersetzung mit Gesundheit und Krankheit,
   d) Einleitung lebenserhaltender Sofortmaßnahmen bis zum Eintreffen der Ärztin oder des Arztes
2. die folgenden Aufgaben im Rahmen der Mitwirkung auszuführen:
   a) eigenständige Durchführung ärztlich veranlasster Maßnahmen,
   b) Maßnahmen der medizinischen Diagnostik, Therapie oder Rehabilitation,
   c) Maßnahmen in Krisen- und Katastrophensituationen,
3. interdisziplinär mit anderen Berufsgruppen zusammenzuarbeiten und dabei multidisziplinäre und berufsübergreifende Lösungen von Gesundheitsproblemen zu entwickeln.

(1) Die Leistungserbringer sind zur Sicherung und Weiterentwicklung der Qualität der von ihnen erbrachten Leistungen verpflichtet. Die Leistungen müssen dem jeweiligen Stand der wissenschaftlichen Erkenntnisse entsprechen und in der fachlich gebotenen Qualität erbracht werden.

(2) Vertragsärzte, medizinische Versorgungszentren, zugelassene Krankenhäuser, Erbringer von Vorsorgeleistungen oder Rehabilitationsmaßnahmen und Einrichtungen, mit denen ein Versorgungsvertrag nach § 111a besteht, sind nach Maßgabe der §§ 136a, 136b, 137 und 137d verpflichtet,

1. sich an einrichtungsübergreifenden Maßnahmen der Qualitätssicherung zu beteiligen, die insbesondere zum Ziel haben, die Ergebnisqualität zu verbessern und

2. einrichtungsintern ein Qualitätsmanagement einzuführen und weiterzuentwickeln.

Damit obliegt es dem Träger eines Krankenhauses, im Rahmen seiner Organisationsverantwortung nicht nur eine den Erfordernissen entsprechende Qualität zu schaffen und zu sichern, sondern sie auch weiterzuentwickeln. Während Klinikträger diese Qualität auf hohem Niveau bereits in vielen Arbeitsbereichen geschaffen bzw. umgesetzt haben, wurde den Notaufnahmen oftmals nicht die notwendige Aufmerksamkeit geschenkt. Ausgehend von dem Grundgedanken, dass ein in der Notaufnahme ankommender erkrankter Mensch alsbald den dort tätigen Ärzten vorgestellt wird, die dann schon das Erforderliche an Diagnose und Therapie erbringen und bei Bedarf eine stationäre Aufnahme veranlassen werden, sah man keinen akuten Handlungsbedarf. Insbesondere auf eine strukturierte Dokumentation der von nichtärztlichen Mitarbeitern erbrachten Leistungen im Rahmen ihres Erstkontakts mit den erkrankten Menschen verzichteten viele Einrichtungsträger. Das führte zu unbefriedigenden Ergebnissen in der Patientenversorgung.

Das Erfordernis einer Reorganisation ergab sich für die Einrichtungsträger aufgrund einer weiteren Überlegung. Nach der Rechtsprechung des Bundesgerichtshofes führen Qualitätsmängel zur zivilrechtlichen Haftung des Klinikträgers wegen Organisationsverschulden. Werden also Patienten in der Notaufnahme nicht rechtzeitig der ärztlichen Versorgung zugeführt, werden sie in der Wartezeit vom Pflegepersonal nicht im erforderlichen Umfang kontrolliert und überwacht, werden die notwendigen Informationen nicht fach- und sachgerecht dokumentiert, so können das Qualitätsmängel allgemeiner Art aber auch Fehlleistungen einzelner Mitarbeiter sein, weil diese nicht erkannt haben, welche Maßnahmen in der konkreten Situation der pflegerischen Sorgfalt entsprachen.

Zu dieser Organisationspflicht gehören auch die Bereitstellung von genügend und hinreichend qualifiziertem Personal[2], die Sicherung hygienisch einwandfreier

2 Sträßner, H., S. 146

Zustände, die Beseitigung baulicher Mängel, die Fort- und Weiterbildung des Personals, die Gestaltung der Arbeitsabläufe zur Sicherstellung einer qualitativ guten Kundenversorgung.

Der Klinikträger schuldet dem Kunden nicht nur Facharztstandard[3] zu jeder Tages-, Nacht- und Wochenendzeit sondern auch eine fachkompetenten Pflegeleistung durch die nichtärztlichen Mitarbeiter. Dabei haben die ärztliche Leitung und die pflegerische Leitung in denen ihnen zugeordneten organisatorischen Bereichen jederzeit sicherzustellen, dass mit den ihnen zur Verfügung stehenden personellen und sachlichen Mitteln in der Zusammenarbeit der Pflege mit dem ärztlichen Dienst Facharztstandard und eine fachkompetente Pflegeleistung gewährleistet werden. Der Facharztstandard ist auch zu gewährleisten, wenn ärztliche Tätigkeiten an das nichtärztliche Personal delegiert werden, da sich durch den Einsatz eines nichtärztlichen Mitarbeiters keine Leistungsverschlechterung ergeben darf.

Indem ein Klinikträger für den Zeitraum vom Eintreffen des Patienten in der Notfallaufnahme bis zur Übernahme durch den Arzt klare und eindeutige Maßnahmen anordnet, indem der gesamte Ablauf strukturiert wird, trifft er verbindliche Qualitätssicherungsmaßnahmen. Genau dieses geschieht mit der Einführung einer **strukturierten Ersteinschätzung nach dem Manchester-Triage-System und einer dazu passenden Dokumentation für den Pflegebereich.** Man spricht hier von einem Handeln im sog. «trägerveranlassten normativen Bereich», indem ein Träger sein arbeitsrechtliches Leistungsbestimmungsrecht im gesetzlichen Rahmen ausübt.

Durch eine verbindliche Vorgabe werden alle Mitarbeiter verpflichtet, auf dem vorgegebenen und damit für alle gleich hohen Niveau ihre Arbeitsleistungen zu erbringen. Gleichzeitig signalisiert der Klinikträger den Mitarbeitern damit, dass bei Einhaltung der Vorgaben dieses Arbeiten den Anforderungen an die pflegerischen Sorgfaltspflichten entspricht. Stellen sich nachträglich im Rahmen eines gerichtlichen Verfahrens verbindliche Vorgaben des Klinikträgers als rechtlich fehlerhaft dar, so trifft den Träger das haftungsrechtliche Risiko unter dem Gesichtspunkt «Organisationsverschulden».

Eine von einem Krankenhausträger verbindlich eingeführte Verfahrensregelung zur Tätigkeit der nichtärztlichen Mitarbeiter in der Notaufnahme, wie sie die Ersteinschätzung nach MTS darstellt, bringt den dort tätigen pflegerischen Mitarbeitern somit ein hohes Maß an Sicherheit in haftungsrechtlicher Hinsicht. Gleichzeitig ermöglicht eine verbindliche Vorgabe die strukturierte Einarbeitung neuer Mitarbeiter, um sie zügig an das vorhandene Leistungsniveau der dort bereits tätigen Mitarbeiter heranzuführen. Für die pflegerische Leitung wird trans-

3 u. a. BGH, Neue Juristische Wochenschrift 1996, 779

parent, ob der einzelne Mitarbeiter das erforderliche Leistungsprofil hat oder ob aktuell ergänzende Schulungen betriebsintern zu erfolgen haben.

Bei allen qualitätsbezogenen Überlegungen dürfen wirtschaftliche Überlegungen nicht unberücksichtigt bleiben. Der § **12 Abs. 1 SGB V** enthält das Wirtschaftlichkeitsgebot:

(1) **Die Leistungen müssen ausreichend, zweckmäßig und wirtschaftlich sein; sie dürfen das Maß des Notwendigen nicht überschreiten. Leistungen, die nicht notwendig oder unwirtschaftlich sind, können Versicherte nicht beanspruchen, dürfen die Leistungserbringer nicht bewirken und die Krankenkassen nicht bewilligen.**

Diese gesetzliche Regelung trifft eine Aussage dazu, welche Leistungen der in der gesetzlichen Krankenkasse Versicherte beanspruchen kann; sie enthält also eine Leistungsbeschränkung. Die Leistungen, die der Leistungserbringer jedoch bewirkt, also das Krankenhaus in der Notaufnahme, müssen fachlich dem erforderlichen Qualitätsniveau entsprechen.

3. Die Vorgaben des Arbeitsrechts

Neben den Vorgaben des Sozialgesetzbuches V muss ein Einrichtungsträger auch seinen rechtlichen Verpflichtungen gegenüber den bei ihm angestellten Mitarbeitern aufgrund der gesetzlichen Bestimmungen des Arbeitsrechts nachkommen. Unter dem Gesichtspunkt der Fürsorgepflicht muss er für die Mitarbeiter angemessene Rahmenbedingungen schaffen, die es diesen ermöglichen, ihre Arbeitsleistungen fachlich einwandfrei zu erbringen. Der Klinikträger muss als Arbeitgeber nicht nur alle Arbeitnehmerschutzbestimmungen wie die Unfallverhütungsvorschriften oder das Arbeitszeitgesetz beachten, sondern im Rahmen seiner Organisationsverantwortung auch

- klare Strukturen schaffen
- festlegen, welcher Mitarbeiter welche Aufgaben und welche Kompetenzen hat
- die erforderlichen verbindlichen Anweisungen für die Mitarbeiter erlassen wie Dienstanweisungen
- die anzuwendenden Standards oder Richtlinien festlegen
- die Zusammenarbeit zwischen ärztlichem und pflegerischem Dienst regeln
- Leitungspositionen mit fachlich und persönlich geeigneten Mitarbeitern besetzen
- eine klar strukturierte Einarbeitung für neue Mitarbeiter schaffen
- seine Mitarbeiter fort- und weiterbilden , auch im Sinne einer Erhaltungsqualifizierung.

Dabei darf ein Mitarbeiter aber nicht verkennen, dass er selbst verpflichtet ist, sich in eigener Verantwortung die neuesten gesicherten Erkenntnisse für seinen Arbeitsbereich anzueignen. Diese Verpflichtung betonen ausdrücklich die im Saarland, in Bremen und in Hamburg bereits bestehenden Berufsordnungen für Pflegekräfte.

Die Rechtsbeziehung zwischen Arbeitgeber und Arbeitnehmer wird in § 106 Gewerbeordnung (Weisungsrecht des Arbeitgebers) wie folgt bestimmt:

> **Der Arbeitgeber kann Inhalt, Ort und Zeit der Arbeitsleistung nach billigem Ermessen näher bestimmen, soweit diese Arbeitsbedingungen nicht durch den Arbeitsvertrag, Bestimmungen einer Betriebsvereinbarung, eines anwendbaren Tarifvertrages oder gesetzliche Vorschriften festgelegt sind. Dies gilt auch hinsichtlich der Ordnung und des Verhaltens der Arbeitnehmer im Betrieb. Bei der Ausübung des Ermessens hat der Arbeitgeber auch auf Behinderungen des Arbeitnehmers Rücksicht zu nehmen.**

Die Hauptpflicht des Arbeitnehmers stellt seine Arbeitspflicht dar, die durch den Arbeitsvertrag, den Tarifvertrag, aber auch durch Stellenbeschreibungen, Dienstanweisungen und Betriebsvereinbarungen konkret ausgestaltet ist. Hieraus ergibt sich das Direktionsrecht des Arbeitgebers, der unter Berücksichtigung der Rahmenbedingungen die übertragenen Tätigkeiten nach Art, Ort und Zeit näher bestimmen kann.

4. Die Tätigkeit der Pflegekräfte in der Notaufnahme

Der Tätigkeitsbereich einer examinierten Pflegekraft wird zunächst durch das Krankenpflegegesetz und die dazu gehörigen Ausbildungsinhalte bestimmt. Der bereits angeführte § 3 Abs. 2 KrPflG bestimmt die eigenverantwortlich auszuführenden pflegerischen Tätigkeiten und Maßnahmen, legt aber auch eine Mitwirkung bei ärztlich veranlassten Maßnahmen fest. Die Begründung, die im Gesetzentwurf für das Krankenpflegegesetz zu dieser speziellen Regelung angegeben ist, lautet: Es sollen mehr ärztliche Tätigkeiten auf qualifizierte examinierte Pflegekräfte übertragen werden können. Mit dem Pflege-Weiterentwicklungsgesetz aus 2008 ist der Gesetzgeber noch einen Schritt weiter gegangen, indem er die «Modellversuche zum Erlernen heilkundlicher Tätigkeiten» für Pflegekräfte in der Gesetzlichen Krankenversicherung und im Krankenpflegegesetz verankert hat, so dass neben einer Delegation ärztlicher Tätigkeiten zukünftig auch die Substitution möglich sein wird.[4]

---

4 siehe Van Aken, H (2009), Der Anästhesist, S. 449f

Das Tätigkeitsfeld einer Pflegekraft wird nicht nur durch die Ausbildung und die dabei erworbenen Kenntnisse bestimmt, sondern ganz entscheidend auch durch die im Rahmen der Berufsausübung erworbenen Fähigkeiten und Qualifikationen, die Fort- und Weiterbildungen, die internen Schulungen, die Qualität der erfolgten Einarbeitung und vieles mehr.

Unter Berücksichtigung aller Aspekte kann man daher folgende Aussage treffen:

- Die qualifizierte examinierte Pflegekraft in einem Krankenhaus zeichnet sich aus durch
- Präsentes Wissen aller für die Berufsausübung wichtigen gesetzlichen Bestimmungen
- Präsentes Wissen aller hausinternen Dienstanweisungen, Vorgaben, Standards etc.
- Erbringen der Arbeitsleistungen auf hohem fachlichen Wissensstand
- Beachtung der im Verkehr erforderlichen Sorgfalt bei der Erbringung der Arbeitsleistungen durch ordnungsgemäße Erfüllung u. a. der
  - Beobachtungspflicht
  - Kontrollpflicht
  - Informationspflicht
  - Aufsichtspflicht
  - Dokumentationspflicht
  - Kommunikationspflicht
  - Verkehrssicherungspflicht
  - und neu: Ersteinschätzungspflicht.

Die Aufgabenstellung einer Pflegekraft in einem Krankenhaus lässt sich unabhängig vom konkreten Arbeitsplatz allgemein wie folgt beschreiben:

> Die konkrete Arbeitssituation erfordert bei Bedarf stets eine Situationsanalyse am Patienten und eine darauf basierende «richtige Entscheidung» bei Erkennen einer Gefährdungssituation, z. B. frühzeitiges Erkennen einer Sturzgefahr, der Verschlechterung des Gesundheitszustandes, einer beginnenden Kreislaufinstabilität, des Verlustes der zeitlichen und örtlichen Orientierung, der Dringlichkeit einer ärztlichen Behandlung.

Dabei hat die Pflegekraft bei präventiv durchzuführenden Maßnahmen angemessen, notwendig und geeignet zu reagieren und einen Mittelweg zwischen Übervorsorge und Nachlässigkeit zu wählen (siehe auch der vom Einrichtungsträger zu beachtende Wirtschaftlichkeitsgrundsatz). Innerhalb eines bestimmten Arbeitsbereiches sollte die Qualität der erbrachten bzw. zu erbringenden Leistungen jeder einzelnen Pflegekraft stets das vorgegebene Qualitätsniveau erreichen. Die Qualität jeder Leistung soll also unabhängig davon sein, welcher Mitarbeiter die Leistung erbringt, zu welchem Zeitpunkt seines Dienstes er sie erbringt und an welchem Patienten sie erfolgt.

Überträgt man diese grundsätzlichen Aussagen auf die Tätigkeit von Pflegekräften in einer Notaufnahme, so führt das zu folgenden wesentlichen Überlegungen, um eine stets gleichbleibende Qualität zu erlangen:

- die von examinierten Pflegekräften zu übernehmenden Tätigkeiten müssen festgelegt werden
- für den Erstkontakt muss bestimmt werden, welche Informationen von jedem Patienten erhoben werden (soweit möglich)
- für den Erstkontakt muss bestimmt werden, welche Werte am Patienten ermittelt werden (soweit möglich)
- die sich daraus ergebende Behandlungsdringlichkeit ist zu definieren, und zwar für den Fall, dass die Ärzte diesen Patienten aufgrund erheblichen Arbeitsanfalls nicht sofort in die ärztliche Behandlung übernehmen können
- die Informationen und ermittelten Werte einschließlich der bestimmten Behandlungsdringlichkeit sind zu dokumentieren
- den Ärzten ist der gesamte Inhalt der Dokumentation, insbesondere die Behandlungsdringlichkeit der wartenden Patienten zugänglich zu machen

Diesem Anforderungsprofil wird die strukturierte Ersteinschätzung nach dem Manchester-Triage-System gerecht. Sie regelt im erforderlichen Umfang den Erstkontakt mit dem Patienten auf der Grundlage einer überschaubaren Anzahl von zu ermittelnden Informationen und Werten, die gleichzeitig ausreichend und auch hinreichend aussagekräftig sind, ohne dass die Pflegekraft Gefahr läuft, eine allein den Ärzten vorbehaltene Diagnosestellung vorzunehmen. Stets muss eine jede Pflegekraft sich aber bewusst sein, dass sie in unklaren Situationen die erforderliche Kommunikation über diesen Patienten mit dem Ärzteteam führt und den Ärzten die letztendliche Entscheidung über den Zeitpunkt der Übernahme des Patienten in die ärztliche Behandlung überlässt.

Durch eine strukturierte Ersteinschätzung wird erreicht, dass die Entscheidung über die Behandlungsdringlichkeit durch eine Pflegekraft nicht «aus dem Bauch heraus anhand ihrer Erfahrungen» erfolgt, sondern jede einzelne Pflegekraft anhand klarer und aussagekräftiger Kriterien jeden Patienten einheitlich in sich stets wiederholender Weise hinsichtlich der Behandlungsdringlichkeit bewertet. Diese Wirkung wird aber nur dann erzielt, wenn ausnahmslos jeder Patient ersteingeschätzt wird, also auch der Patient mit einer nur leichten Schnittverletzung oder der dem aufnehmenden Mitarbeiter bereits bekannte Patient.

5. Die Auswirkungen einer strukturierten Ersteinschätzung auf den ärztlichen Bereich

Für Ärzte und Pflegekräfte gilt, dass sie gegenüber den Patienten eine Garantenstellung inne haben. Dies ist eine rechtliche Handlungspflicht gerade auch für Berufshelfer, wenn sich in einer konkreten Situation eine Pflicht zur Hilfeleistung ergibt. Je nach dem Grad der Hilflosigkeit bzw. der Hilfebedürftigkeit besteht diese Pflicht zur Hilfeleistung.

Gerade in der Notaufnahme kann aufgrund der Vielzahl von Patienten nicht jeder Erkrankte sofort nach seiner Ankunft in die ärztliche Behandlung übernommen werden, obwohl bei jedem Einzelnen dem Grunde nach eine Handlungspflicht besteht. Warten mehr Patienten in der Notaufnahme, als sofort versorgt werden können, besteht eine Pflichtenkollision. Eine Pflichtenkollision liegt vor, wenn eine Person gleichzeitig mehreren Handlungspflichten nachzukommen hat, aber nur eine davon erfüllen kann (z.B. ein Rettungsschwimmer sieht, dass gleichzeitig zwei Nichtschwimmer zu ertrinken drohen; da beide Opfer weit entfernt sind, kann er nur einen der beiden retten). Für derartige Fälle einer Kollision von Pflichten gilt, dass derjenige nicht rechtswidrig handelt, der im Falle einer Pflichtenkollision der höheren oder einer gleichrangigen Pflicht genügt.[5,6]

Dieser Grundsatz ist auf die Situation in einer Notaufnahme übertragbar. Kommen mehrere Patienten in die Notaufnahme, so haben zunächst alle einen Anspruch auf Arztbehandlung. Ist die Parallelversorgung nicht möglich oder beansprucht die fachgerechte Behandlung der sich gerade in der Behandlung befindenden Patienten eine erhebliche Zeit, muss für die wartenden Patienten eine Reihenfolge festgelegt werden – welche Behandlungspflicht ist die höherrangige, welche Pflichten sind gleichrangig und welche nachrangig? Es ist die Behandlungsdringlichkeit anhand aussagekräftiger Kriterien zu bestimmen, da sie allein den in der Notaufnahme tätigen Ärzten die notwendigen Informationen für die Versorgung der noch wartenden Patienten liefert – bis hin zu der Entscheidung der Hinzuziehung weiterer Ärzte, um den Behandlungserfordernissen entsprechen zu können. Die Ersteinschätzung nach dem Manchester-Triage-System liefert genau diese benötigten Informationen.

Kommen mehr Patienten, als gleichzeitig eingeschätzt werden können, sind die Patienten nach Beschwerdelage in die Einschätzung zu nehmen. Können Patienten trotz festgestellter Behandlungsdringlichkeit z.B. «Gelb» nicht im vorgesehenen Zeitfenster in die Behandlung genommen werden, weil alle Ärzte mit dringenderen Notfällen befasst sind, und ist ein Hinzuziehen weiterer Ärzte nicht möglich,

---

5 siehe Sträßner, H., S. 74

6 OLG Düsseldorf, Neue Juristische Wochenschrift 1991, S. 2979

ist die zeitliche Verzögerung in der Behandlung des Erkrankten nicht zu vermeiden. Anhand der vorhandenen Dokumentation ist diese schwierige Situation der Notaufnahme belegbar. Gleichzeitig kann damit deutlich gemacht werden, dass die vorhandenen Ressourcen ausgeschöpft waren. Sollte ein Patient trotz aller Leistungen der Pflegekräfte und Ärzte durch die Nichteinhaltung des sich aus der Festlegung der Behandlungsdringlichkeit ergebenden Zeitfensters einen Schaden erleiden, so kann unter Berücksichtigung der vorhandenen vollständigen Dokumentation der Nachweis erbracht werden, dass keiner der beteiligten Mitarbeiter der Notaufnahme schuldhaft gehandelt hat und für den entstandenen Schaden rechtlich zur Verantwortung gezogen werden kann.

Mit der strukturierten Ersteinschätzung nach dem Manchester-Triage-System wird den gesetzlichen Erfordernissen entsprochen, die mit der rechtfertigenden Pflichtenkollision verbunden sind. Die Entscheidungsgrundlage für die Behandlung eines jeden Patienten ist transparent. Diese kann dem wartenden Patienten dann auch vermittelt werden. Die Dokumentation macht den gesamten Ablauf einschließlich der Behandlungsdringlichkeit bei jedem Patienten ebenso nachweisbar wie die Gründe für zeitliche Verzögerungen.

Damit steht dem Beschwerdemanagement des Einrichtungsträgers ein brauchbares Instrument zur Verfügung, um Beschwerden nachgehen zu können, insbesondere aber auch, um Beschwerden von Patienten z.B. über zu lange Wartezeiten begründet zurückweisen zu können.

6. Dokumentation

Es gibt bei der Versorgung von Patienten in einem Krankenhaus keinen dokumentationsfreien Bereich. Die Dokumentation ist nicht nur eine vertraglich begründete Nebenpflicht aus dem Krankenhausaufnahmevertrag. Im neuen Krankenpflegegesetz ist die Pflicht zur Dokumentation durch das Pflegepersonal ausdrücklich normiert worden. Daher muss ein Einrichtungsträger auch für die Notaufnahme gewährleisten, dass ein den gesetzlichen Anforderungen entsprechendes Dokumentationssystem vorhanden ist, mit dem nicht nur die ärztlichen Leistungen dokumentiert werden können, sondern auch die gesamten pflegerischen Leistungen vom Erstkontakt mit dem Patienten bis zur Übergabe in den ärztlichen Bereich. Insbesondere ist die erfolgte Ersteinschätzung zu dokumentieren einschließlich der daraus resultierenden Handlungen der Pflegekräfte. Bei Beschwerden oder bei langen Wartezeiten für Patienten ist die Dokumentation ein unerlässliches Beweismittel.

In welchem Umfang die Dokumentation im Einzelnen zu erfolgen hat, um den rechtlichen Anforderungen zu genügen, ist der bisherigen Rechtsprechung nicht in allen Einzelheiten zu entnehmen. Die Gerichte befassen sich mit der Dokumentation nur im Rahmen von Haftungsfällen, wobei es die Vorschriften der Zivilprozessordnung nicht gestatten, zu Fragen Stellung zu nehmen, die nicht unmittelbar mit dem zu entscheidenden Einzelfall in Zusammenhang stehen.

Die Dokumentationspflicht des Pflegepersonals ist in der juristischen Literatur und der Rechtsprechung immer nur am Rande gestreift worden, wobei insbesondere hier die «Dekubitus»-Urteile des BGH Wirkung entfaltet haben. Grundsätzlich gilt, dass das Pflegepersonal bei Durchführung von Maßnahmen sowohl der Grund- wie Behandlungspflege auch die damit verbundene Dokumentation vorzunehmen hat. Zur Pflegedokumentation gehören aufgrund des arbeitsorganisatorisch notwendigen Wechsels der Pflegepersonen die Eintragungen, die für eine kontinuierliche, zielgerichtete, gesicherte und nachvollziehbare Pflege des Patienten erforderlich sind.

Die Dokumentation muss in klar gegliederter Form Aufschluss darüber geben, *wer, was, wann, in welcher Form, warum und in welchem Umfang verordnet, durchgeführt hat (Datum, Uhrzeit, Namenszeichen).*[7] Dabei reicht eine Beschreibung mit schlagwortartigen Abkürzungen oder zeichnerischen Darstellungen (z.B. Patientenlagerung auf dem OP-Tisch) aus; Routinemaßnahmen müssen nicht dokumentiert werden, ebenso wenig nebensächliche und unerhebliche Sachverhalte. Dies gilt auch für den Fall, dass gerade kein Befund festgestellt wird. Diesen Vorgaben ist in einem Dokumentationsbogen für die Ersteinschätzung zu entsprechen.

Die Organisation der Pflegedokumentation obliegt der Pflegedienstleitung in enger Abstimmung mit dem ärztlichen Dienst. In der Funktionsabteilung bzw. der Station ist es dann Aufgabe der jeweiligen Leitung, für die Einhaltung der Dokumentationsvorgaben unter rechtlichen Anforderungen Sorge zu tragen. Die Kontrollpflicht der Leitung ist hier von erheblicher Bedeutung. Werden Defizite oder Verstöße festgestellt, so muss die Leitung im Wege der Mitarbeiterbesprechung dieses aktuell erörtern und die Mitarbeiter mit entsprechender Unterweisung auffordern und anhalten, den hausinternen Vorgaben und den gesetzlichen Bestimmungen Rechnung zu tragen. Insbesondere muss es unterbunden werden, wenn in der Dokumentation radiert wird, mit Tipp-Ex gearbeitet wird oder aber Durchstreichungen so vorgenommen werden, dass der dort aufgeführte Text nicht mehr lesbar ist.

Grundsätzlich gilt unter Berücksichtigung der Rechtsprechung, dass das, was dokumentiert wird, auch als so geschehen/gemacht anzusehen ist. Im Umkehrschluss wird gefolgert, dass das, was nicht dokumentiert wurde, aber hätte dokumentiert werden müssen, auch nicht geschehen ist bzw. nicht gemacht wurde.

---

7 Sträßner, H., S. 354ff. mit einer ausführlichen Darstellung

Es liegt daher im eigenen Interesse der Pflege, die Dokumentation mit allergrößter Sorgfalt und Präzision auszuführen. Die Dokumentation muss in jedem Fall sofort erfolgen und in Ausnahmesituationen zeitnah durchgeführt werden. Sie sollte für jeden Patienten erstellt werden, der in der Notaufnahme um eine ärztliche Behandlung nachsucht.

Im Rahmen der Einführung der Datenverarbeitung wird in immer stärkerem Maße die Dokumentation EDV-gestützt oder ausschließlich über EDV durchgeführt. Auch bei dieser Art der Dokumentation sind die geschilderten Grundsätze in entsprechender Weise zu berücksichtigen. Daher ist es notwendig, dass jedem Mitarbeiter ein Passwort zugewiesen wird, das von ihm geheim zu halten ist und unter dem er dann seine Eintragungen in der Dokumentation vornimmt. Eine Dokumentation durch alle Mitarbeiter einer Station unter einem gemeinsamen Passwort würde eine Zuordnung unmöglich machen. Gleichzeitig müssen entsprechende Sicherungskopien gezogen werden, damit ein Datenverlust ausgeschlossen ist. Zusammen mit der EDV-Dokumentation muss der Bereich Datenschutz gewährleistet sein. Die Monitore müssen so aufgestellt werden, dass unbefugte Personen keine Einsicht auf den Bildschirm haben. Dabei muss auch jeweils sichergestellt werden, dass keine Daten auf dem Bildschirm verbleiben, wenn sich der Benutzer von dort entfernt. Der Datenschutz darf nicht unter dem Einsatz neuer Form der Dokumentation leiden.

7. Die Übertragung von Aufgaben

Die Übertragung von Aufgaben kann sowohl innerhalb der Berufsgruppe der Pflegekräfte erfolgen als auch vom Arzt auf eine Pflegekraft. Dabei spielen die Begriffe **Anordnungsverantwortung** und **Durchführungsverantwortung** eine erhebliche Rolle.[8]

Übernimmt der einzelne Mitarbeiter einen ihm erteilten Auftrag, so muss er zunächst überprüfen, ob er den Inhalt des Auftrages verstanden hat und die auszuführende Tätigkeit im gesamten Umfang in Theorie und Praxis sicher beherrscht. Führt der Mitarbeiter einen Auftrag durch, obwohl er sich selbst zur Ausführung nicht in der Lage sieht, ohne dass er dieses aber dem Anordnenden mitteilt, so haftet der Mitarbeiter bei einem von ihm verursachten Schaden aus sog. Übernahmeverschulden. Übernimmt man also eine Tätigkeit, die man noch nicht sicher beherrscht oder die man aus zum fraglichen Zeitpunkt vorhandenen Gründen nicht ausführen kann, so muss man den Anordnenden hiervon unterrichten und die übertragene Tätigkeit an diesen zurückgeben.

8 Sträßner, H., S. 199ff. mit einer ausführlichen Darstellung

Der Anordnende haftet im Rahmen seiner Anordnungsverantwortung. Er muss die Person, die er mit dem Auftrag betrauen will, sorgfältig auswählen. Sodann muss er die Anordnung präzise fassen und zusätzlich den betreffenden Mitarbeiter im Rahmen seiner generellen Überwachungs- und Kontrollpflicht regelmäßig überprüfen. Kommt er seinen Pflichten als Anordnender richtig nach, so haftet er nicht für Fehler des Ausführenden. Delegiert er jedoch Tätigkeiten an Personen, die zur Ausführung dieser Arbeit in keiner Weise geeignet sind oder ist die Anordnung unpräzise und missverständlich und resultieren daraus Fehler, so kann es zur Haftung des Anordnenden kommen.

Der Anordnende muss sich immer wieder im Hinblick auf die von ihm zu verantwortende Organisation der Notaufnahme Gedanken darüber machen, welchen Mitarbeiter er wie einsetzt und mit welchen Aufgaben betraut. Bei stets sorgfältigen und gewissenhaften examinierten Mitarbeitern ist dieses unproblematisch. Weisen jedoch einzelne, auch examinierte Mitarbeiter Mängel auf oder handelt es sich um nicht examiniertes Personal wie Arzthelfer/innen, Rettungssanitäter, Krankenpflegehelfer(innen), Auszubildende, Zivildienstleistende oder Praktikanten, so muss sehr genau überlegt werden, welche Tätigkeiten auf den jeweiligen Mitarbeiter übertragen werden können. Da die einzelnen Ausbildungen in den verschiedenen Fachberufen des Gesundheitswesens doch sehr unterschiedliche Inhalte aufweisen, muss man entscheidend ist die materielle Qualifikation des Mitarbeiters, also sein konkretes Wissen und Können abstellen.

Da in Notaufnahmen immer häufiger neben examinierten Pflegekräften auch andere Berufsgruppen eingesetzt werden, hat der Einrichtungsträger eine Entscheidung darüber zu treffen, in welchem Umfang und für welche Tätigkeiten diese anderen Berufsgruppen eingesetzt. Liegt eine verbindliche Vorgabe nicht vor, so hat die pflegerische Leitung einer Notaufnahme dieses mit der Pflegedienstleitung zu klären.

8. Übernahme ärztlicher Tätigkeiten

Über die pflegerischen Aufgaben hinaus können selbstverständlich an eine kompetente Pflegekraft durch den Arzt in der einzelnen Situation oder durch den Klinikträger für einen bestimmten Tätigkeitsbereich generell Aufgaben aus dem ärztlichen Bereich zur eigenständigen Durchführung übertragen werden, soweit die von der Rechtsprechung entwickelten Voraussetzungen beachtet werden. Das Krankenpflegegesetz 2004 gestattet mit seinem Wortlaut ausdrücklich die Delegation ärztlicher Maßnahmen.

Kernbereiche des ärztlichen Handelns sind die Diagnosestellung, die Ausarbeitung des Therapieplanes und alle komplizierten, den Patienten gefährdende Eingriffe. Dabei geht es nicht um die abstrakte Möglichkeit der Patientenschädigung, sondern um die ganz konkrete Gefährdung. In der Rechtsprechung und in der Rechtsliteratur wird bei der Frage der Delegation ärztlicher Tätigkeiten auf Pflegekräfte zunächst darauf abgestellt, ob die jeweilige Aufgabe grundsätzlich stets von einem Arzt auszuführen ist oder ob ärztliches Handeln nicht notwendig ist. Darüber hinaus werden die Komplikationshäufigkeit und die Komplikationsschwere in die Erwägungen mit einbezogen. Aus diesen beiden Begriffen wird auf die objektive Gefährlichkeit der vom Arzt auszuführenden Maßnahme geschlossen und danach entschieden, ob die Tätigkeit auf entsprechend qualifizierte Pflegekräfte delegiert werden kann. Stets ist dabei auf die aktuellen persönlichen Fähigkeiten des jeweils mit der Durchführung der Tätigkeit beauftragten Mitarbeiters aus dem Pflegebereich abzustellen.[9]

Im Rahmen der Versorgung des Patienten werden sowohl vom ärztlichen als auch vom nichtärztlichen Personal Dienstleistungen erbracht. Dabei sind die Tätigkeitsbereiche nicht klar voneinander abgegrenzt, da es nach den gesetzlichen Bestimmungen keinen arztfreien Bereich gibt. Da sich die Tätigkeit im Krankenhaus durch eine Arbeitsteilung auszeichnet, stellt sich immer wieder die Frage, welche Tätigkeiten aus dem ärztlichen Bereich in zulässiger Weise auf Pflegekräfte delegiert werden dürfen. Nicht jede Tätigkeit aus dem ärztlichen Bereich erfordert zwingend das persönliche Handeln eines Arztes. Viele Tätigkeiten aus dem ärztlichen Bereich erlernen Auszubildende bereits im Rahmen ihrer Ausbildung wie z. B. s.c.- oder i.m.-Injektionen.

Anknüpfend daran kann festgestellt werden, dass die mit der Ersteinschätzung verbundenen Tätigkeiten grundsätzlich an qualifizierte Pflegekräfte delegiert werden können, da es sich entweder um pflegerische Tätigkeiten oder generell delegationsfähige Tätigkeiten handelt. Durch die Anwesenheit von Ärzten in der Notaufnahme kann bei plötzlich auftretenden Problemen die Aufgabe «Ersteinschätzung» von der Pflege an den Arztbereich zurückgegeben werden. Es herrscht also eine besondere Nähe des Arztes, die auch weitergehende Delegationen im Einzelfall aufgrund konkreter Handlungserfordernisse ermöglicht.

Infolge der Änderungen im Krankenpflegegesetz durch das Pflege-Weiterentwicklungsgesetz mit der Zulassung von Modellvorhaben zur «Ausübung heilkundlicher Tätigkeit» hat die Bundesärztekammer[10] mit einer neuen Empfehlung zum Thema «**Persönliche Leistungserbringung**» reagiert, die aus dem August 2008 stammt. Damit werden die Möglichkeiten der Delegation ärztlicher Tätigkeiten nicht nur erweitert, vielmehr wird der rechtliche Ansatz neu definiert. Es wird nicht mehr zwischen 3-jährig examinierten Pflegekräften und anderen nichtärzt-

---

9 Ulsenheimer, K. (2009), Der Anästhesist, S. 453ff mit einer ausführlichen Darstellung.

10 Persönliche Leistungserbringung – Stellungnahme der Bundesärztekammer und der Kassenärztlichen Bundesvereinigung zu Möglichkeiten und Grenzen der Delegation ärztlicher Leistungen [Stand 29.08.2008]

lichen Mitarbeitern unterschieden sondern stattdessen zwischen Mitarbeitern mit einer abgeschlossenen Ausbildung in einem Fachberuf im Gesundheitswesen und Mitarbeitern ohne eine solche Ausbildung. Nach der neuen Empfehlung wird entscheidend auf die materielle Qualifikation des Mitarbeiters abgestellt. Abhängig von der Ausbildung und von der materiellen Qualifikation hat der Arzt bestimmte Eckpunkte zu berücksichtigen, wenn er an nichtärztliche Mitarbeiter delegieren will.[11] Es zeichnet sich in vielen Krankenhäusern bereits ab, dass in erweitertem Umfang ärztliche Tätigkeiten an qualifizierte Mitarbeiter delegiert werden.

9. Abschließende Betrachtung

Die Arbeit der Pflegekräfte in den Notaufnahmen war bisher stark geprägt von der hohen fachlichen Kompetenz des einzelnen Mitarbeiters und seiner gesammelten Berufserfahrung. Es ist jedoch nicht gewährleistet, dass alle Mitarbeiter in gleicher Weise auf hohem Niveau die ankommenden Kunden hinsichtlich der Dringlichkeit der anstehenden Behandlung erkennen und weiterleiten. Kommt noch eine hohe Mitarbeiterfluktuation hinzu oder eine geringe Personalbesetzung bei einem gleichzeitig großen Andrang von zu behandelnden Menschen, ergeben sich schnell erhebliche Leistungsunterschiede in der von einzelnen Mitarbeiter erbrachten Arbeitsleistung. Leicht kann die Dringlichkeit einer Patientenbehandlung übersehen werden.

Es fehlt in vielen Krankenhäusern bisher an verbindlichen Kriterien für die zu erbringende Arbeitsleistung und deren Qualität. Es fehlt eine einheitliche Messlatte, an der sich alle Mitarbeiter ausrichten können in dem Bewusstsein, dass ihre Vorgehensweise bei Einhaltung der Vorgaben den rechtlichen Anforderungen entspricht; es fehlt eine einheitliche Struktur zur Einarbeitung neuer Mitarbeiter. Gleichzeitig mangelt es häufig an der Möglichkeit, die von der Pflege erbrachten Leistungen zu belegen.

Durch die Einführung einer strukturierten Ersteinschätzung nach dem Manchester-Triage-System und damit einer standardisierten «Ersteinschätzung» erhalten alle Notaufnahmen ein einheitliches Instrument auf hohem Qualitätsniveau. Damit wird eine sichere Einschätzung erkrankter Menschen ermöglicht, die in einheitlich hoher Qualität erfolgt und unabhängig davon ist, welcher Mitarbeiter gerade Dienst hat. Der Erkrankte kann nach seinem individuellen Bedarf der ärztlichen Behandlung zugewiesen werden. Werden die Ärzte in verbindlicher Weise in das System eingebunden, ergibt sich zugunsten erkrankter Menschen eine Versorgung auf hohem Niveau.

---

11 Bachstein, E., Rechtliche Aspekte in der Endoskopie, S. 320 mit Beispielen für Mitwirkungsaufgaben

Durch die gleichzeitige Einführung einer für diese Ersteinschätzung passenden Dokumentation können die relevanten Informationen niedergelegt werden, um in Streitfällen die ordnungsgemäße und fachgerechte Versorgung des einzelnen Patienten nachzuweisen. Darüber hinaus werden alle ermittelten Parameter dauerhaft gesichert, so dass Behandlungsfehler aufgrund unvollständiger oder verlorengegangener Informationen weiter reduziert werden können.

Selbstverständlich ist jeder Mitarbeiter gefordert, nicht nur die Ersteinschätzung vorzunehmen, sondern je nach Situation den Erkrankten zu beobachten, ihn zu beaufsichtigen und ihn zu versorgen. Erst damit erfüllt er seine Sorgfaltspflichten in einer von der Rechtsprechung geforderten Weise. Das Instrument «Ersteinschätzung» sichert nicht nur den Kunden. Es bringt auch für alle Mitarbeiter Transparenz und erhöhte Sicherheit vor Haftungsansprüchen der Patienten.

Literatur

Bachstein, E. (2009): Rechtliche Aspekte in der Endoskopie. In: Gottschalk, U., Kern-Waechter, E., Maeting, S. (Hrsg.): Thiemes Endoskopieassistenz. S. 318–324. Stuttgart: Thieme.

Bundesärztekammer (2008): Persönliche Leistungserbringung – Stellungnahme der Bundesärztekammer und der Kassenärztlichen Bundesvereinigung zu Möglichkeiten und Grenzen der Delegation ärztlicher Leistungen. Stand 29.08.2008.

Sträßner, H. (2006): Haftungsrecht für Pflegeberufe. Stuttgart: Kohlhammer.

Ulsenheimer, K. (2009): Delegation ärztlicher Aufgaben auf nichtärztliche Berufsgruppen. In: Der Anästhesist. Seite 453–458.

Van Aken, H. (2009): Ring frei zur zweiten Runde? In: Der Anästhesist. Seite 449–450.

Kapitel 10 – Die Präsentationsdiagramme

Tabelle 10-1: Liste der Präsentationsdiagramme

Seite	Präsentation des Patienten	Seite	Präsentation des Patienten
110	Abdominelle Schmerzen bei Erwachsenen	162	Körperstammverletzung
112	Abdominelle Schmerzen bei Kindern	164	Kollabierter Erwachsener
114	Abszesse und lokale Infektionen	166	Kopfschmerz
116	Allergie	168	Kopfverletzung
118	Angriff (Zustand nach)	170	Krampfanfall
	Asthma	172	Nackenschmerz
122	Atemnot bei Erwachsenen	174	Ohrenprobleme
124	Atemnot bei Kindern	176	Psychiatrische Erkrankung
126	Auffälliges Verhalten	178	Rückenschmerz
128	Augenprobleme	180	Schreiendes Baby
130	Besorgte Eltern	182	Schwangerschaftsproblem
132	Betrunkener Eindruck	184	Schweres Trauma
134	Bisse und Stiche	186	Selbstverletzung
136	Chemikalienkontakt	188	Sexuell erworbene Infektion
138	Diabetes	190	Stürze
140	Durchfälle und Erbrechen	192	Thoraxschmerz
142	Extremitätenprobleme	194	Überdosierung und Vergiftung
144	Fremdkörper	196	Unwohlsein bei Erwachsenen
146	Gastrointestinale Blutung	198	Unwohlsein bei Kindern
148	Gesichtsprobleme	200	Urologische Probleme
150	Halsschmerzen	202	Vaginale Blutung
152	Hautausschläge	204	Verbrennungen und Verbrühungen
154	Herzklopfen	206	Wunden
156	Hinkendes Kind	208	Zahnprobleme
158	Hodenschmerz		
160	Irritiertes (auffälliges) Kind	U3	Generelle Indikatoren

Abdominelle Schmerzen bei Erwachsenen

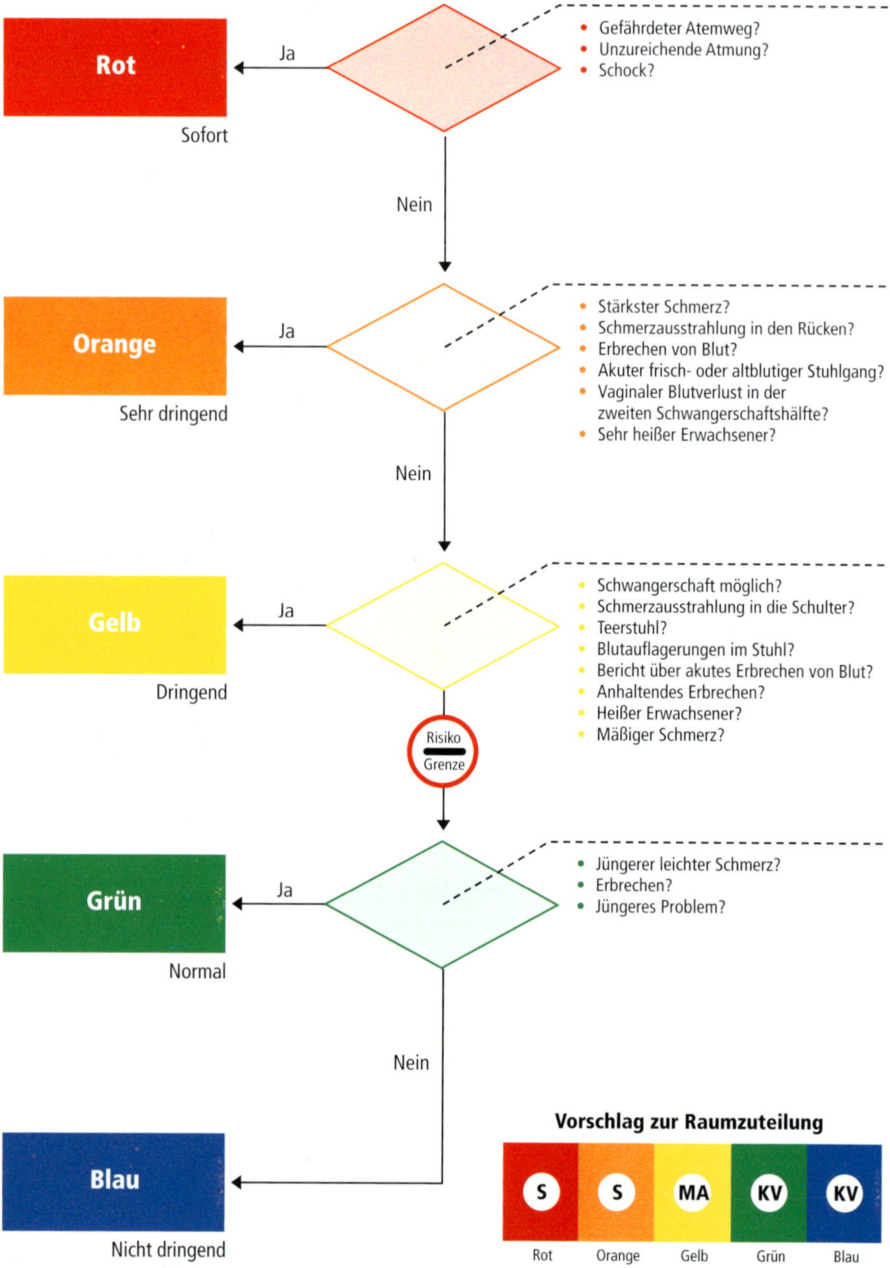

Tabelle 10-2: Anmerkungen zu «Abdominelle Schmerzen bei Erwachsenen»

Hinweise zum Diagramm

Abdominelle Schmerzen sind ein häufiger Grund zur Vorstellung in der Notaufnahme, dieses Diagramm soll die Einschätzung von Patienten mit derartigen Beschwerden erlauben. Neben diversen generellen Indikatoren wie Lebensgefahr und Schmerz sind in den Stufen ORANGE und GELB spezielle Indikatoren eingefügt. Sie sollen bei Patienten mit mäßiger oder starker gastrointestinaler Blutung und solchen mit Zeichen für eine retroperitoneale oder Zwerchfell-Reizung eine ausreichend hohe Priorisierung sicherstellen.

Siehe auch: Gastrointestinale Blutung, Durchfälle und Erbrechen, Schwangerschaft

Spezielle Indikatoren	Erläuterungen
Schmerzausstrahlung in den Rücken	Schmerz, der auch im Rücken empfunden wird, entweder konstant oder intermittierend.
Erbrechen von Blut	Erbrochenes Blut kann frischblutig (hell- oder dunkelrot) oder kaffeesatzartig auftreten.
Akuter frisch- oder altblutiger Stuhlgang	Bei einer aktiven starken gastrointestinalen Blutung wird dunkelroter Stuhlgang abgesetzt werden. Je länger die Passagezeit durch den Darmtrakt andauert, desto dunkler wird das Blut – bis hin zu einer schwarzen Färbung.
Vaginaler Blutverlust in der zweiten Schwangerschaftshälfte	Jeder Blutverlust aus der Vagina bei einer Frau, die die 20. Schwangerschaftswoche überschritten hat.
Schwangerschaft möglich	Jede Frau, deren normale Menstruation ausgeblieben ist, gilt als möglicherweise schwanger. Außerdem sollte jede Frau in gebährfähigem Alter, die ungeschützten Geschlechtsverkehr hat, als potenziell schwanger angesehen werden.
Schmerzausstrahlung in die Schulter	Wenn in der Schulterspitze Schmerzen empfunden werden, ist dies oft ein Zeichen für eine Zwerchfellreizung.
Teerstuhl	Jede Form schwarzen Stuhlganges erfüllt dieses Kriterium.
Blutauflagerungen im Stuhl	Johannisbeerfarbene dunkelrote Blutauflagerungen treten klassisch bei einem Invaginationsileus auf. Auf der anderen Seite schließt das Fehlen der Auflagerung diese Diagnose aber nicht aus
Bericht über akutes Erbrechen von Blut	Erbrechen von Blut, kaffeesatzartiges Erbrechen oder Blutbeimengungen beim Erbrochenen innerhalb der letzten 24 Stunden.
Anhaltendes Erbrechen	Erbrechen, das kontinuierlich oder ohne Ruhepause auftritt.
Erbrechen	Jedes Erbrechen erfüllt dieses Kriterium.

Abdominelle Schmerzen bei Kindern

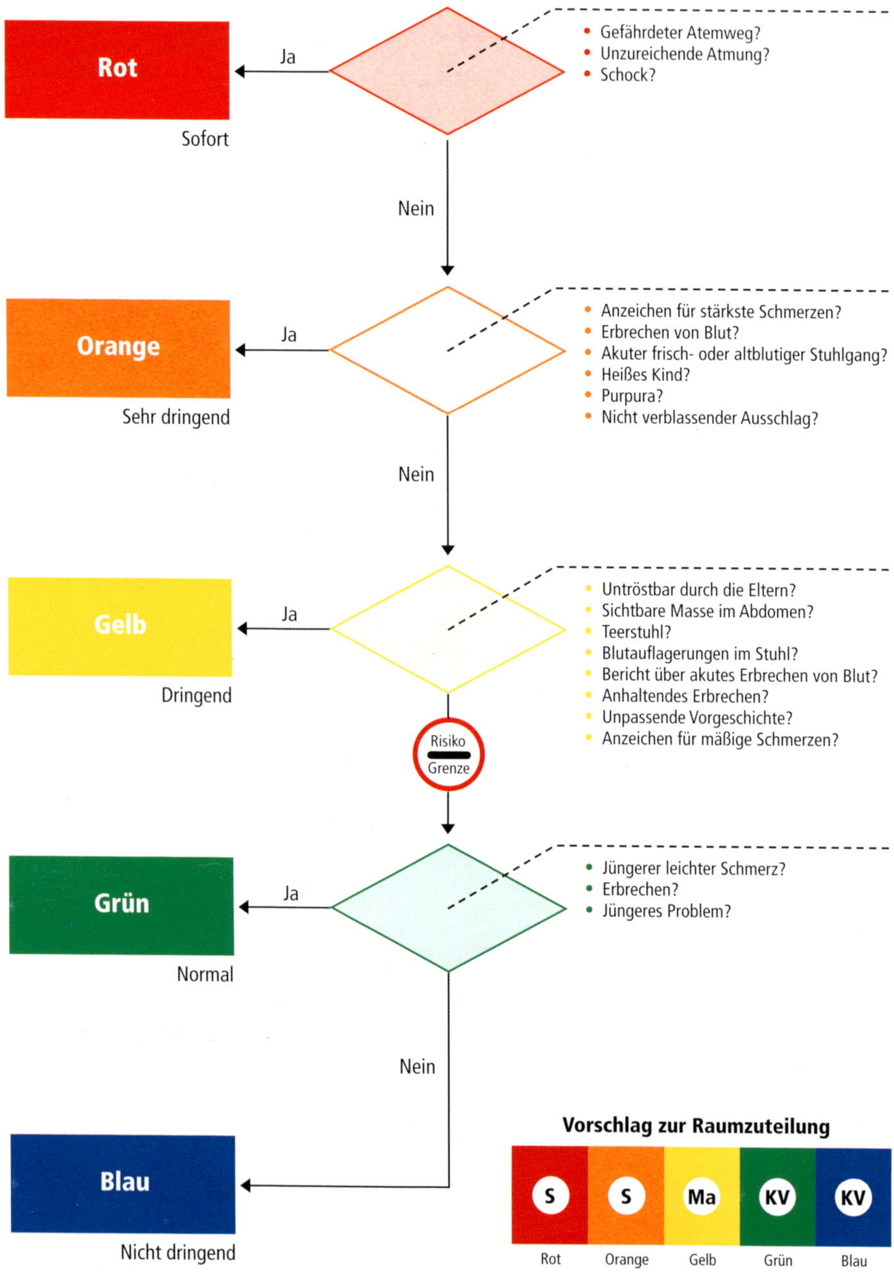

Tabelle 10-3: Anmerkungen zu «Abdominelle Schmerzen bei Kindern»

Hinweise zum Diagramm

Dieses Entscheidungsdiagramm soll die Einschätzung von Kindern erlauben, die sich mit abdominellen Schmerzen in der Notaufnahme vorstellen. Kinder mit abdominellen Schmerzen können an sehr unterschiedlichen Erkrankungen leiden. Daher wurden neben verschiedenen generellen Indikatoren inklusive Lebensgefahr und Schmerz auch spezielle Indikatoren eingefügt, die es ermöglichen sollen, Kinder mit aktiver Blutung und solche mit Zeichen schwererer Erkrankungen wie Invaginationen als dringlich zu identifizieren.

Siehe auch: Durchfälle und Erbrechen

Spezielle Indikatoren	Erläuterungen
Anzeichen für stärkste Schmerzen	Kleinkinder und Babys mit stärksten Schmerzen können sich nicht ausdrücken. Sie werden im Allgemeinen ununterbrochen schreien, untröstbar und tachykard sein. Sie können außerdem Zeichen wie Blässe und Schwitzen zeigen.
Erbrechen von Blut	Erbrochenes Blut kann frischblutig (hell- oder dunkelrot) oder kaffeesatzartig auftreten.
Akuter frisch- oder altblutiger Stuhlgang	Bei einer aktiven starken gastrointestinalen Blutung wird dunkelroter Stuhlgang abgesetzt werden. Je länger die Passagezeit durch den Darmtrakt andauert, desto dunkler wird das Blut – bis hin zu einer schwarzen Färbung.
Purpura	Ein Ausschlag an jedem Körperteil, der durch Mikroblutungen unter die Haut hervorgerufen wird. Ein solcher Ausschlag verblasst bei Druck auf die Stelle nicht.
Nicht verblassener Ausschlag	Ein Ausschlag, der auch bei Ausübung von Druck auf die Stelle nicht verblasst. Zum Testen kann ein Trinkglas auf die Haut gepresst werden, durch den Boden kann eine eventuelle Farbveränderung beobachtet werden.
Untröstbar durch die Eltern	Dieses Kriterium ist erfüllt, wenn das schreiende oder geplagte Kind auf keinen Beruhigungsversuch seiner Eltern reagiert.
Sichtbare Masse im Abdomen	Bei Beobachtung von außen erkennbare Massierung.
Teerstuhl	Jede Form schwarzen Stuhlganges erfüllt dieses Kriterium.
Blutauflagerungen im Stuhl	Johannisbeerfarbene dunkelrote Blutauflagerungen treten klassisch bei einem Invaginationsileus auf. Auf der anderen Seite schließt das Fehlen der Auflagerung diese Diagnose aber nicht aus.
Anhaltendes Erbrechen	Erbrechen, das kontinuierlich oder ohne Ruhepause auftritt.
Unpassende Vorgeschichte	Eine Vorgeschichte ist als unpassend anzusehen, wenn der behauptete Hergang die Verletzungen oder Erkrankungen nicht erklärt. Dies ist ein wichtiger Hinweis bei nicht unfallbedingten Verletzungen von verletzbaren Kindern und Erwachsenen und kann ein Zeichen für Missbrauch sein.
Anzeichen für mäßige Schmerzen	Kleinkinder und Babys mit mäßigen Schmerzen können sich nicht ausdrücken. Sie werden im Allgemeinen zeitweise schreien, oft lassen sie sich für einen Zeitraum trösten.
Erbrechen	Jedes Erbrechen erfüllt dieses Kriterium.

Abszesse und lokale Infektionen

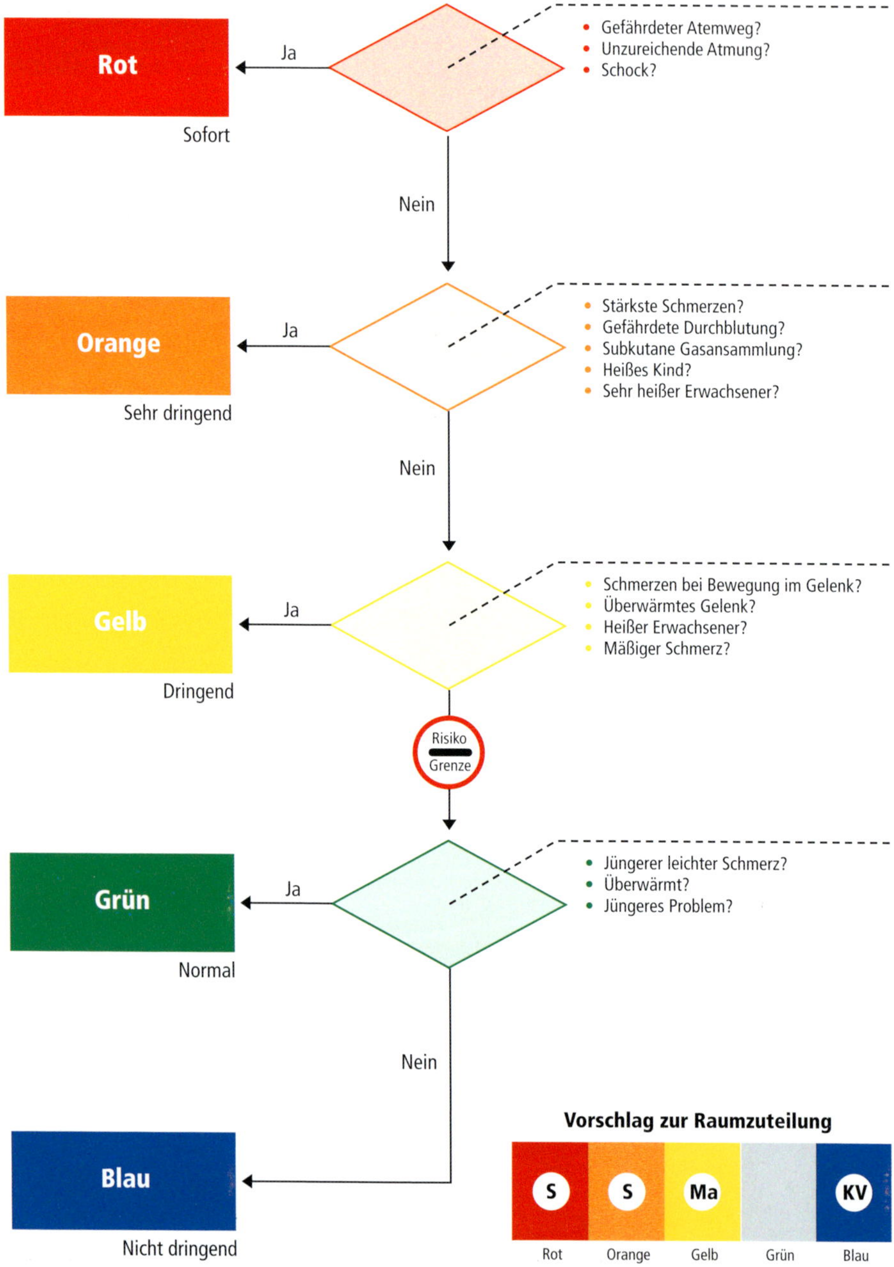

Tabelle 10-4: Anmerkungen zu «Abszesse und lokale Infektionen»

Hinweise zum Diagramm
Dieses Diagramm soll die Priorisierung von Patienten erlauben, die sich mit irgendeiner eindeutigen lokalen Infektion oder einem Abszess vorstellen. Die Erscheinungsbilder können von einer lebensbedrohlichen Orbitalphlegmone bis zu akneähnlichen Stellen reichen. Die generellen Indikatoren beinhalten Lebensgefahr, Schmerz und Temperatur. Die eingefügten speziellen Indikatoren ermöglichen eine Identifizierung der Erkrankungen mit einer höheren Behandlungspriorität wie Gasbrand und septischer Arthritis.

Siehe auch: Bisse und Stiche

Spezielle Indikatoren	Erläuterungen
Gefährdete Durchblutung	Hierbei handelt es sich um eine Kombination aus Blässe, Kälte, veränderter Sensibilität und Schmerzen, bei vorhandenem oder fehlendem Puls distal der Verletzung.
Subkutane Gasansammlung	Eine Gasansammlung unter der Haut äußert sich durch ein «Knistern» bei Berührung. Es können Gasbläschen und eine Abgrenzungslinie zum gesunden Gewebe vorhanden sein.
Schmerzen bei Bewegung im Gelenk	Bewegungsschmerz im Gelenk kann sowohl bei aktiven (Patient) wie bei passiven (Untersucher) Bewegungen auftreten.
Überwärmtes Gelenk	Jede Überwärmung im Bereich des Gelenkes gilt. Geht oft mit einer lokalen Rötung einher.

Allergie

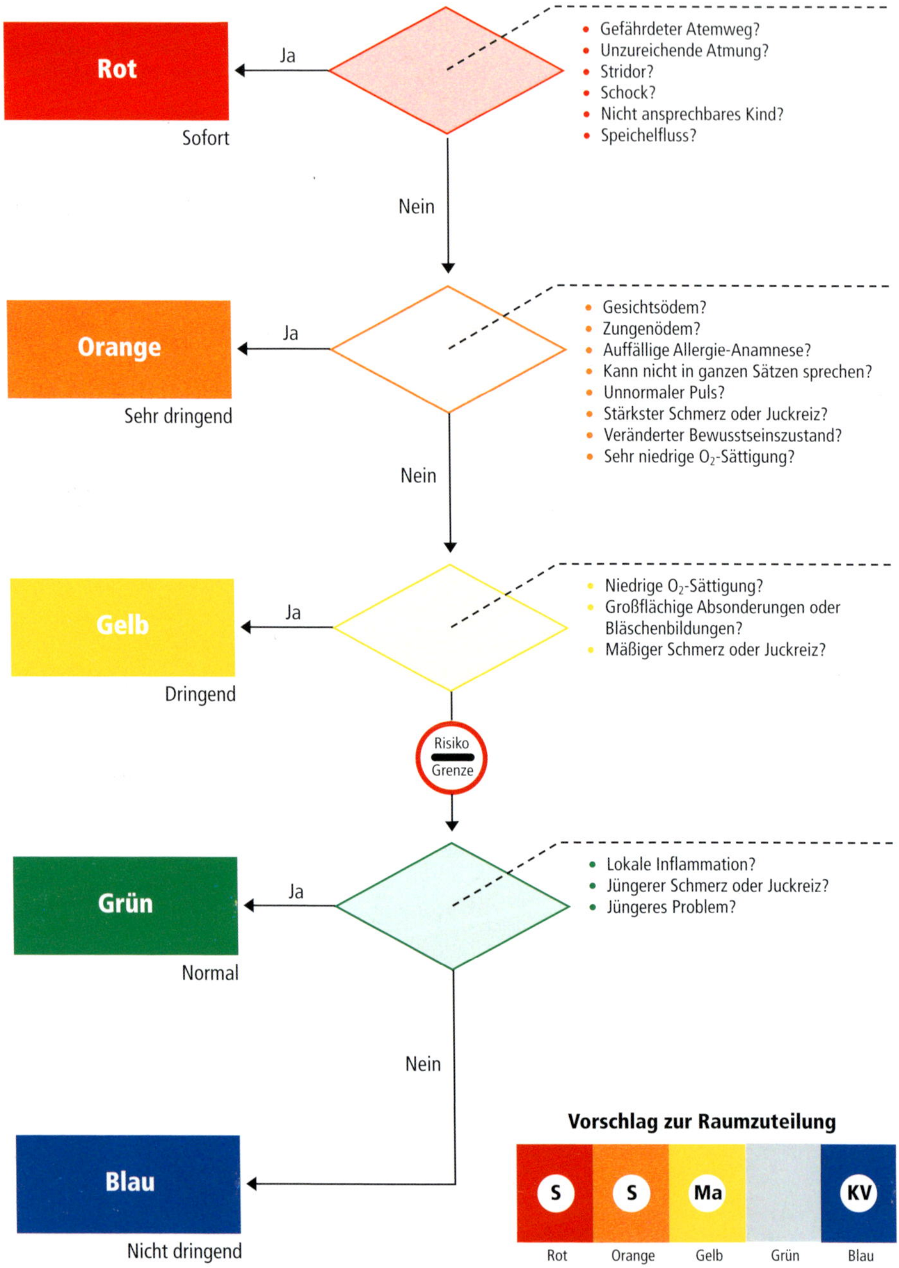
Rot
Sofort
Ja
Nein
• Gefährdeter Atemweg?
• Unzureichende Atmung?
• Stridor?
• Schock?
• Nicht ansprechbares Kind?
• Speichelfluss?
Orange
Sehr dringend
Ja
Nein
• Gesichtsödem?
• Zungenödem?
• Auffällige Allergie-Anamnese?
• Kann nicht in ganzen Sätzen sprechen?
• Unnormaler Puls?
• Stärkster Schmerz oder Juckreiz?
• Veränderter Bewusstseinszustand?
• Sehr niedrige O_2-Sättigung?
Gelb
Dringend
Ja
• Niedrige O_2-Sättigung?
• Großflächige Absonderungen oder Bläschenbildungen?
• Mäßiger Schmerz oder Juckreiz?
Risiko
Grenze
Grün
Normal
Ja
Nein
• Lokale Inflammation?
• Jüngerer Schmerz oder Juckreiz?
• Jüngeres Problem?
Blau
Nicht dringend
Vorschlag zur Raumzuteilung
S
S
Ma
KV
Rot
Orange
Gelb
Grün
Blau

Tabelle 10-5: Anmerkungen zu «Allergie»

Hinweise zum Diagramm

Dieses Diagramm soll die Priorisierung von Patienten erlauben, die sich mit Symptomen und Zeichen vorstellen, die auf eine Allergie hinweisen könnten. Dies ist ein neues Diagramm, welches auf Nachfrage der Anwender in diese Ausgabe aufgenommen wurde. Patienten mit allergischen Reaktionen können alle Bilder zwischen einem lebensbedrohlichen anaphylaktischen Schock und einem juckenden Insektenstich aufweisen. Es sind verschiedene generelle Indikatoren wie Lebensgefahr, Bewusstseinszustand und Schmerz integriert. Die speziellen Indikatoren wurden hinzugefügt, um die Priorisierung der dringlichsten Zustände zu ermöglichen.

Siehe auch: Kollabierter Erwachsener, Unwohlsein beim Erwachsenen, Asthma, Bisse und Stiche

Spezielle Indikatoren	Erläuterungen
Gesichtsödem	Eine diffuse Schwellung des Gesichtes, meist mit Beteiligung der Lippen.
Zungenödem	Eine Schwellung der Zunge jeden Ausmaßes.
Auffällige Allergie-Anamnese	Eine bekannte Sensibilität mit schweren allergischen Reaktionen (z. B. gegen Nüsse oder Bienenstiche) ist auffällig.
Kann nicht in ganzen Sätzen sprechen	Dies trifft auf Patienten zu, die so kurzatmig sind, dass sie auch verhältnismäßig kurze Sätze nicht ohne einen Atemzug dazwischen aussprechen können.
Unnormaler Puls	Eine Bradykardie (< 60/min beim Erwachsenen), eine Tachykardie (>120/min beim Erwachsenen) oder ein unregelmäßiger Rhythmus. Zur Benutzung bei Kindern sollten die Werte für Bradykardie und Tachykardie dem Alter entsprechend angepasst werden.
Sehr niedrige O_2-Sättigung	Sättigung < 95 % unter laufender O_2-Gabe oder < 90 % unter Raumluft.
Niedrige O_2-Sättigung	Hierbei handelt es sich um eine Sättigung von < 95 % unter Raumluft.
Großflächige Absonderungen oder Bläschenbildungen	Jede Absonderung oder Bläschenbildung, die mehr als 10 % der Körperoberfläche betrifft.
Lokale Inflammation	Die lokale Inflammation schließt Schmerz, Schwellung und Rötung eines bestimmten Gebietes oder einer bestimmten Stelle ein.

Angriff (Zustand nach)

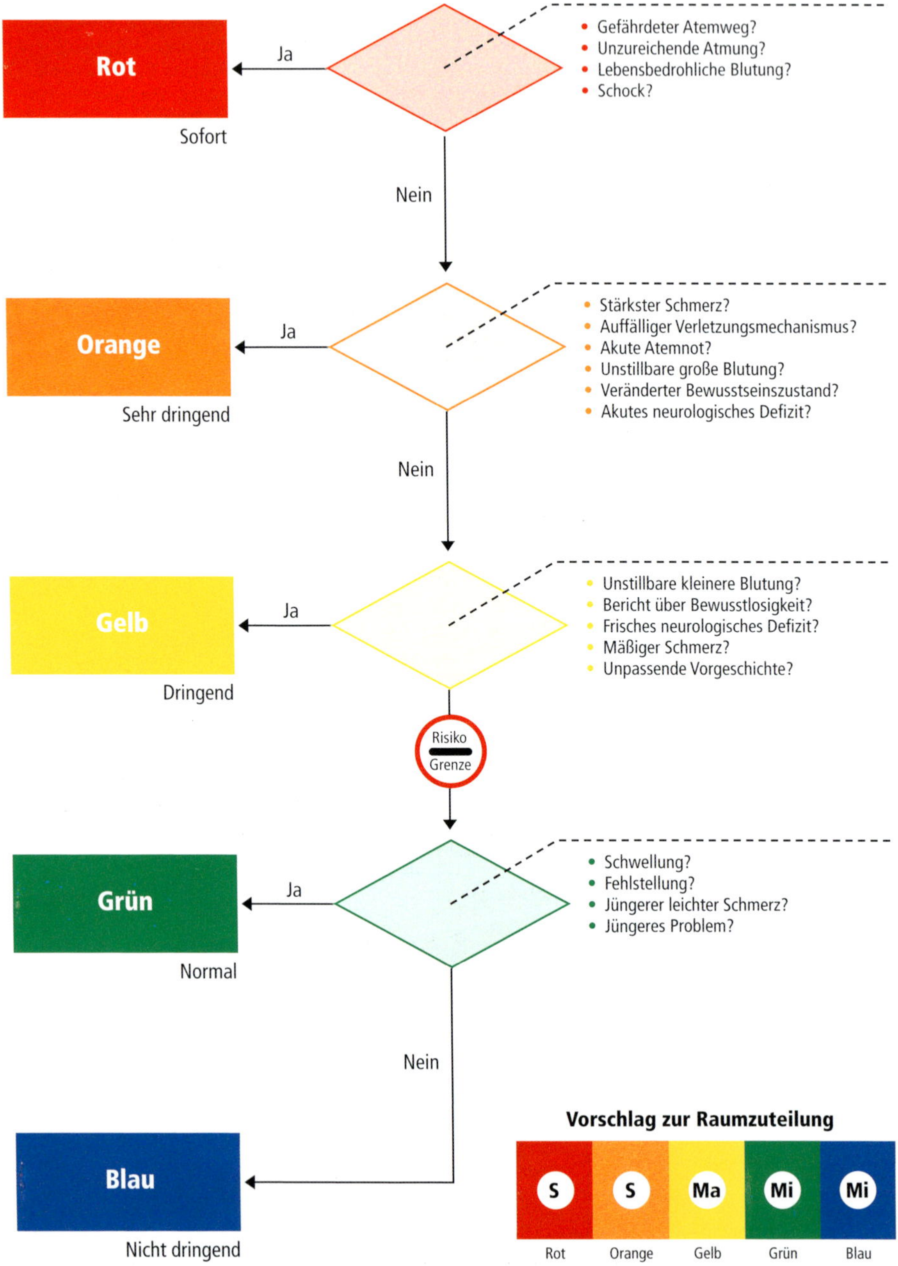

Tabelle 10-6: Anmerkungen zu «Angriff (Zustand nach)»

Hinweise zum Diagramm

Dieses Einschätzungsdiagramm bezieht sich auf die Angaben zum Geschehen, welches zum Kommen des Patienten geführt hat. Körperliche Gewaltanwendungen und Angriffe kommen häufig vor, alle Patienten mit unspezifischen Beschwerdebildern können mit diesem Diagramm beurteilt werden. Wenn ein Patient spezifische Verletzungen aufweist, so sollte das entsprechende Präsentationsdiagramm zur Beurteilung benutzt werden. Die generellen Indikatoren decken Lebensgefahr, Blutverlust und Schmerz ab. Die speziellen Indikatoren weisen auf Patienten hin, die aufgrund eines auffälligen Unfallgeschehens eine unter Umständen höhere Behandlungsdringlichkeit haben.

Siehe auch: Kopfverletzung, Körperstammverletzung, Wunden

Spezielle Indikatoren	Erläuterungen
Auffälliger Verletzungsmechanismus	Penetrierende Verletzungen (Stich- oder Schussverletzungen) und Verletzungen mit hoher Energiezuführung wie Stürze aus großer Höhe und Verkehrsunfälle mit hoher Geschwindigkeit (über 65 km/h) gelten als auffällig, dasselbe gilt beim Herausschleudern aus dem Fahrzeug, dem Tod anderer Unfallbeteiligten oder auffälligen Verformungen des Fahrzeugs.
Akute Atemnot	Plötzlich einsetzende Atemnot oder die plötzliche Verschlechterung einer chronischen Atemnot.
Akutes neurologisches Defizit	Jeder Verlust neurologischer Funktionen, der innerhalb der letzten 24 Stunden aufgetreten ist. Dies kann Veränderung oder Verlust der Sensibilität, Extremitätenschwäche (entweder vorübergehend oder permanent), sowie Veränderungen in der Fähigkeit, Urin- oder Stuhlabgang zu kontrollieren, beinhalten.
Bericht über Bewusstlosigkeit	Unter Umständen gibt es Zeugen, die Aussagen zu einer eventuellen Bewusstlosigkeit (und ihrer Länge) machen können. Sollte dies nicht der Fall sein, so sollte bei Patienten, die sich nicht an das Vorgefallene erinnern können, von einem Zustand nach Bewusstlosigkeit ausgegangen werden.
Frisches neurologisches Defizit	Dies beinhaltet alle Veränderung oder Verlust der Sensibilität, Extremitätenschwäche (entweder vorübergehend oder permanent), sowie Veränderungen in der Fähigkeit, Urin- oder Stuhlabgang zu kontrollieren.
Unpassende Vorgeschichte	Eine Vorgeschichte ist als unpassend anzusehen, wenn der behauptete Hergang die Verletzungen oder Erkrankungen nicht erklärt. Dies ist ein wichtiger Hinweis bei nicht unfallbedingten Verletzungen von verletzbaren Kindern und Erwachsenen und kann ein Zeichen für Missbrauch sein.
Schwellung	Unnormale Größenzunahme.
Fehlstellung	Hierbei handelt es sich um einen subjektiven Eindruck. Gemeint sind unnormale Winkel oder Rotationen.

Asthma

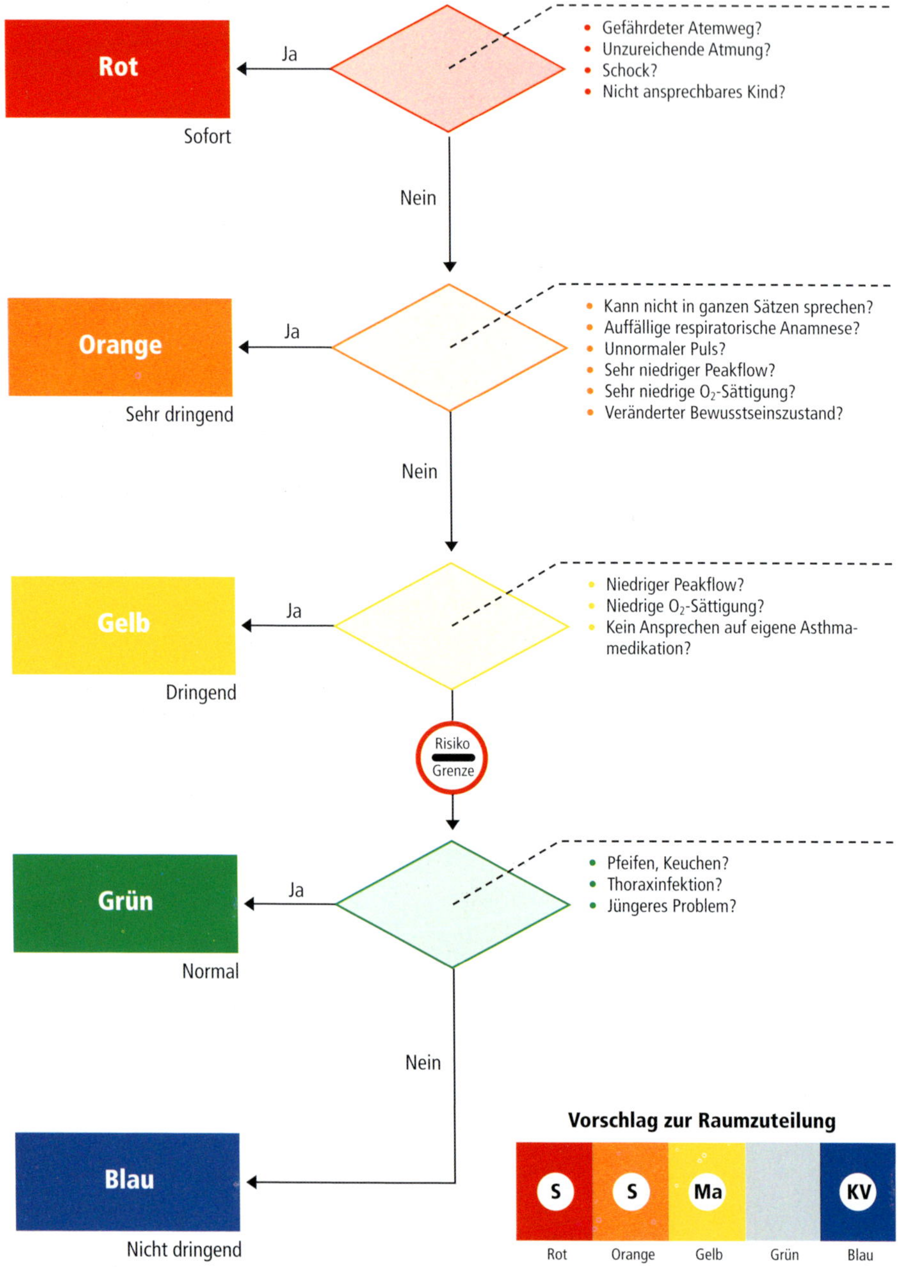

Rot
Sofort
Ja
Nein
Gefährdeter Atemweg?
Unzureichende Atmung?
Schock?
Nicht ansprechbares Kind?
Orange
Sehr dringend
Ja
Nein
Kann nicht in ganzen Sätzen sprechen?
Auffällige respiratorische Anamnese?
Unnormaler Puls?
Sehr niedriger Peakflow?
Sehr niedrige O_2-Sättigung?
Veränderter Bewusstseinszustand?
Gelb
Dringend
Ja
Niedriger Peakflow?
Niedrige O_2-Sättigung?
Kein Ansprechen auf eigene Asthma-medikation?
Risiko
Grenze
Grün
Normal
Ja
Nein
Pfeifen, Keuchen?
Thoraxinfektion?
Jüngeres Problem?
Blau
Nicht dringend
Vorschlag zur Raumzuteilung
S
S
Ma
KV
Rot
Orange
Gelb
Grün
Blau

Tabelle 10-7: Anmerkungen zu «Asthma»

Hinweise zum Diagramm

Dieses Präsentationsdiagramm ist für die Benutzung bei Patienten gedacht, die bei ihrem Eintreffen Symptome und Zeichen ihres bekannten Asthmaleidens aufweisen. Dabei reicht der Schweregrad beim Eintreffen von lebensbedrohlichen Situationen bis zum benötigten Folgerezept für das Asthmaspray. Es werden mehrere generelle Indikatoren inklusive Lebensgefahr, Bewusstseinszustand (bei Erwachsenen und Kindern) und Sauerstoffsättigung benutzt. Enthalten sind spezielle Indikatoren, die die Identifikation eines schweren oder lebensbedrohlichen Asthmaanfalls ermöglichen sollen.

Siehe auch: Atemnot bei Erwachsenen, Atemnot bei Kindern, Allergie

Spezielle Indikatoren	Erläuterungen
Kann nicht in ganzen Sätzen sprechen	Dies trifft auf Patienten zu, die so kurzatmig sind, dass sie auch verhältnismäßig kurze Sätze nicht ohne einen Atemzug dazwischen aussprechen können.
Auffällige respiratorische Anamnese	Eine Anamnese mit vorangegangenen lebensbedrohlichen Episoden im Zusammenhang mit der Atmung (z. B. COPD) gehören hierzu, wie auch ein Brittle-Asthma.
Unnormaler Puls	Eine Bradykardie (< 60/min beim Erwachsenen), eine Tachykardie (> 120/min beim Erwachsenen) oder ein unregelmäßiger Rhythmus. Zur Benutzung bei Kindern sollten die Werte für Bradykardie und Tachykardie dem Alter entsprechend angepasst werden.
Sehr niedriger Peakflow	Peakflow von 33 % oder weniger des bestmöglichen bzw. zu erwartenden Wertes.
Sehr niedrige O_2-Sättigung	Sättigung < 95 % unter laufender O_2-Gabe oder < 90 % unter Raumluft.
Niedriger Peakflow	Peakflow von 50 % oder weniger des bestmöglichen bzw. zu erwartenden Wertes.
Niedrige O_2-Sättigung	Hierbei handelt es sich um eine Sättigung von < 95 % unter Raumluft.
Kein Ansprechen auf die eigene Asthmamedikation	Diese Informationen sollten vom Patienten zu erhalten sein. Das Ausbleiben einer Besserung nach Therapie mit Bronchodilatoren durch den Hausarzt oder den Rettungsdienst hat dieselbe Bedeutung.
Pfeifen, Keuchen	Dabei kann es sich um hör- oder fühlbares Pfeifen oder Keuchen handeln. Sehr schwerwiegende Atemwegverschlüsse sind still (es findet keine Luftbewegung statt).
Thoraxinfektion	Eine Infektion im Thorax führt normalerweise zu einem Husten und der Produktion von Sputum. Dieses ist normalerweise eitrig (gelb oder grün).

Atemnot bei Erwachsenen

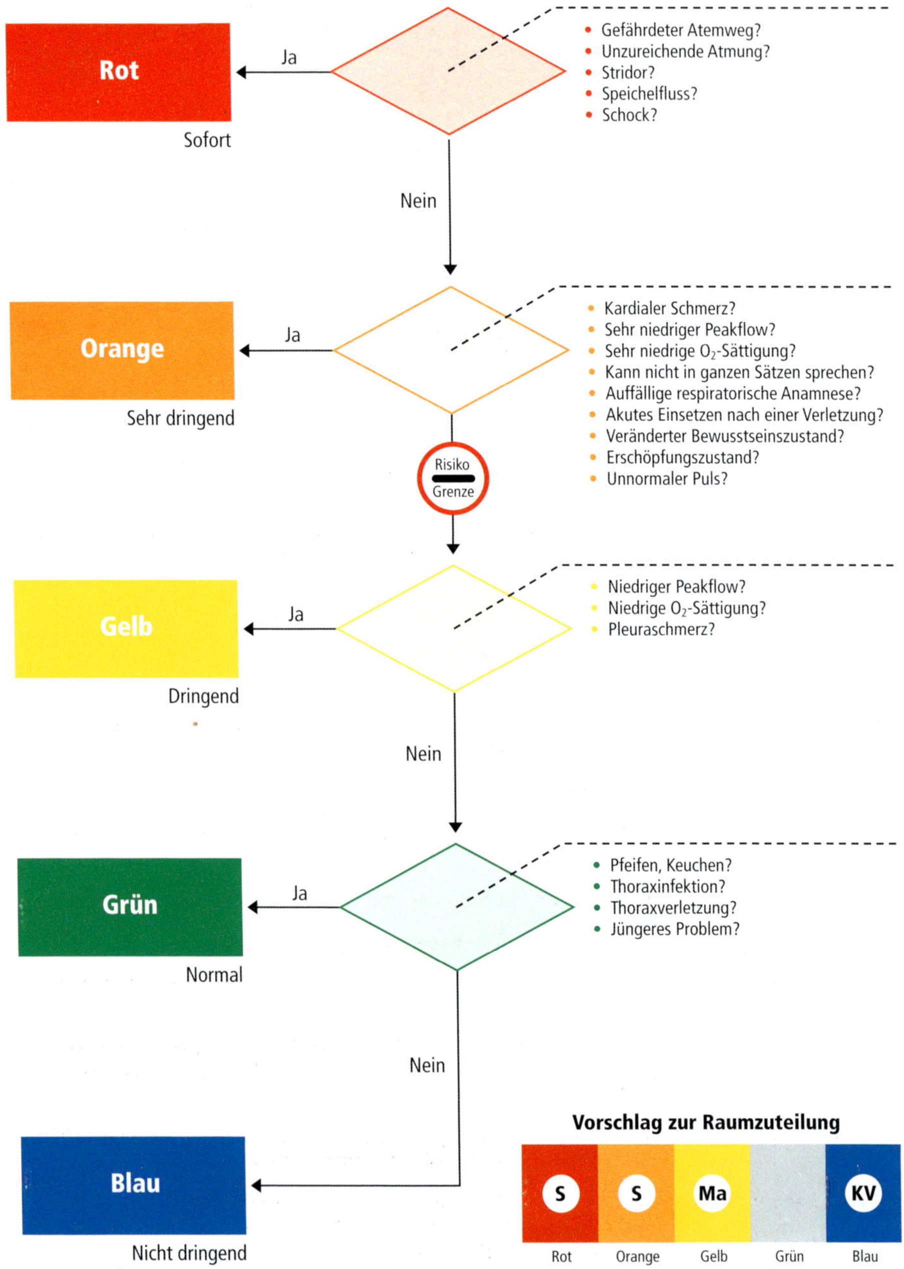

Tabelle 10-8: Anmerkungen zu «Atemnot bei Erwachsenen»

Hinweise zum Diagramm

Dies ist ein durch die Präsentation des Patienten definiertes Diagramm. Atemnot kann Leitsymptom bei verschiedenen kardiovaskulären und respiratorischen Problemen sein. Die benutzten generellen Indikatoren umfassen Lebensgefahr und Sauerstoffsättigung. Unter den speziellen Indikatoren sind auch solche enthalten, die bei schweren Asthmaanfällen, chronisch obstruktiven pulmonalen Erkrankungen und ischämischen Herzerkrankungen auftreten.

Siehe auch: Asthma, Atemnot bei Kindern, Unwohlsein bei Erwachsenen

Spezielle Indikatoren	Erläuterungen
Stridor	Hierbei kann es sich um ein inspiratorisches und/oder ein expiratorisches Geräusch handeln. Am Besten zu hören ist er, wenn durch den offenen Mund geatmet wird.
Speichelfluss	Speichelfluss aus dem Mund, weil ein Schlucken nicht möglich ist.
Kardialer Schmerz	Wird klassisch als intensives dumpfes Engegefühl oder heftigster Schmerz retrosternal mit Ausstrahlung in den linken Arm oder den Hals beschrieben. Kann mit Schweißausbrüchen oder Erbrechen einhergehen.
Sehr niedriger Peakflow	Peakflow von 33 % oder weniger des bestmöglichen bzw. zu erwartenden Wertes.
Sehr niedrige O_2-Sättigung	Sättigung < 95 % unter laufender O_2-Gabe oder < 90 % unter Raumluft.
Kann nicht in ganzen Sätzen sprechen	Dies trifft auf Patienten zu, die so kurzatmig sind, dass sie auch verhältnismäßig kurze Sätze nicht ohne einen Atemzug dazwischen aussprechen können.
Auffällige respiratorische Anamnese	Eine Anamnese mit vorangegangenen lebensbedrohlichen Episoden im Zusammenhang mit der Atmung (z.B. COPD) gehören hierzu, wie auch ein Brittle-Asthma.
Akutes Einsetzen nach einer Verletzung	Einsetzen der Symptome innerhalb von 24 Stunden nach einem physikalischen Trauma.
Erschöpfungszustand	Ein erschöpfter Patient scheint seine Atemanstrengungen trotz anhaltender respiratorischer Insuffizienz zu reduzieren. Dies ist präterminal.
Unnormaler Puls	Eine Bradykardie (< 60/min beim Erwachsenen), eine Tachykardie (> 120/min beim Erwachsenen) oder ein unregelmäßiger Rhythmus. Zur Benutzung bei Kindern sollten die Werte für Bradykardie und Tachykardie dem Alter entsprechend angepasst werden.
Niedriger Peakflow	Peakflow von 50 % oder weniger des bestmöglichen bzw. zu erwartenden Wertes.
Niedrige O_2-Sättigung	Hierbei handelt es sich um eine Sättigung von < 95 % unter Raumluft.
Pleuraschmerz	Ein scharfer, örtlich begrenzter Schmerz im Thorax, der sich durch Atmen, Husten oder Niesen verschlimmert.
Pfeifen, Keuchen	Dabei kann es sich um hör- oder fühlbares Pfeifen oder Keuchen handeln. Sehr schwerwiegende Atemwegverschlüsse sind still (es findet keine Luftbewegung statt).
Thoraxinfektion	Eine Infektion im Thorax führt normalerweise zu einem Husten und der Produktion von Sputum. Dieses ist normalerweise eitrig (gelb oder grün).
Thoraxverletzung	Jede Verletzung des Bereiches zwischen den Schlüsselbeinen und den untersten Rippen. Eine Verletzung des unteren Thoraxbereiches kann Ursache für die Verletzung abdominaler Organe sein.

Atemnot bei Kindern

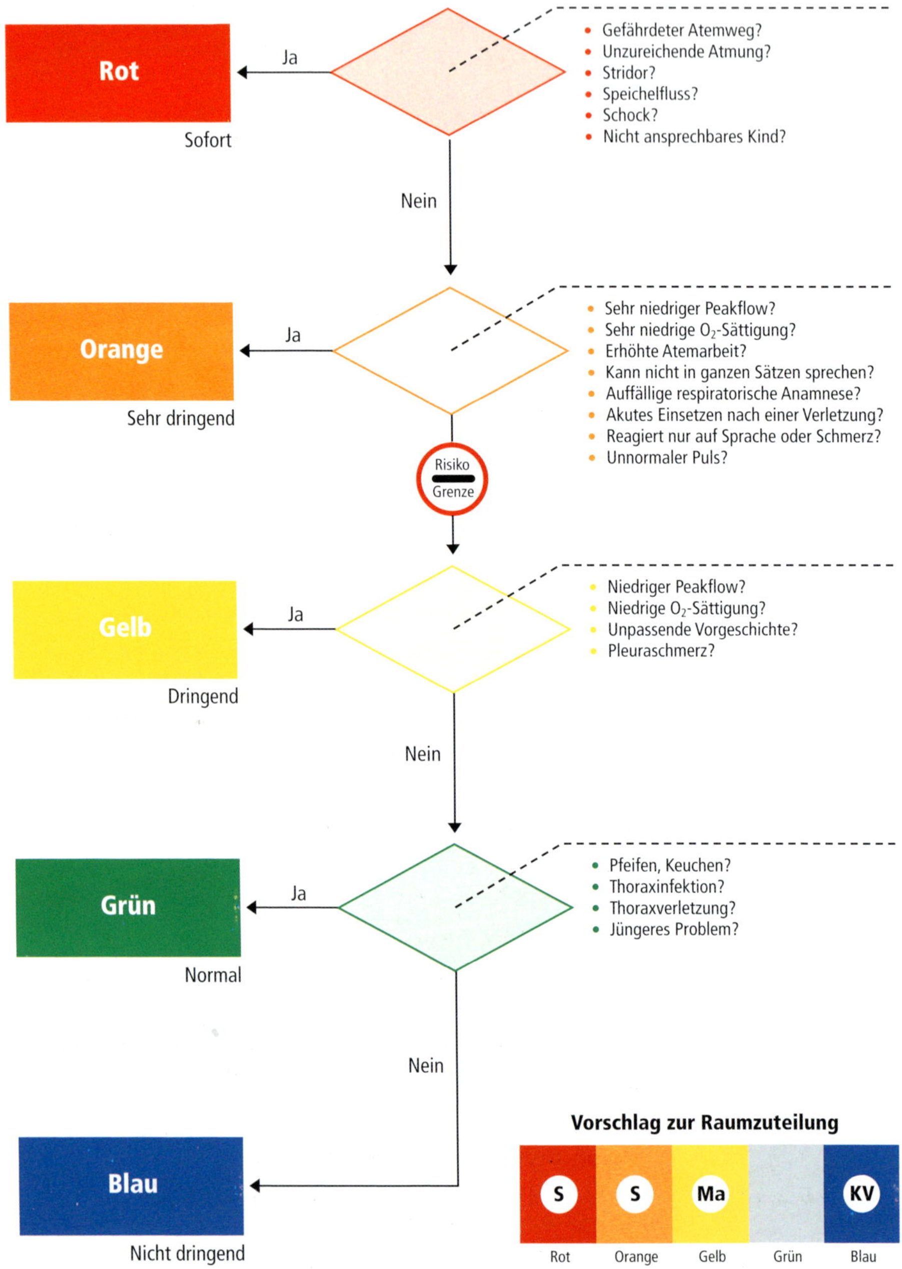

Tabelle 10-9: Anmerkungen zu «Atemnot bei Kindern»

Hinweise zum Diagramm
Dies ist ein durch die Präsentation des Patienten definiertes Diagramm, welches für Kinder bis zu 14 Jahren gilt. Es werden mehrere generelle Indikatoren wie Lebensgefahr und Sauerstoffsättigung benutzt. Die spezielle Indikatoren erlauben es, die Kinder zu erkennen, die an schwerwiegenden Auswirkungen von Asthma oder an anderen ernsten Erkrankungen leiden. Wenn aufgrund des Alters eines Kindes die Bestimmung eines Peakflows nicht möglich ist, kann auf diesen Indikator verzichtet werden. Wenn aber eine Messung erfolgt, so sollte der Wert immer in Bezug auf das Alter und Geschlecht des Kindes gesehen werden. Die Risikogrenze liegt zwischen ORANGE und GELB, dies stellt sicher, dass kein Kind in die Kategorien GELB, GRÜN oder BLAU eingeordnet werden kann, ehe nicht die Indikatoren aus ROT und ORANGE explizit ausgeschlossen sind. Dieses Vorgehen kann mehr Zeit kosten, als für eine normale Ersteinschätzung zur Verfügung steht.

Siehe auch: Asthma, Unwohlsein bei Kindern

Spezielle Indikatoren	Erläuterungen
Stridor	Hierbei kann es sich um ein inspiratorisches und/oder ein expiratorisches Geräusch handeln. Am Besten zu hören ist er, wenn durch den offenen Mund geatmet wird.
Speichelfluss	Speichelfluss aus dem Mund, weil ein Schlucken nicht möglich ist.
Sehr niedriger Peakflow	Peakflow von 33 % oder weniger des bestmöglichen bzw. zu erwartenden Wertes.
Sehr niedrige O_2-Sättigung	Sättigung < 95 % unter laufender O_2-Gabe oder < 90 % unter Raumluft.
Erhöhte Atemarbeit	Eine erhöhte Atemarbeit zeigt sich in einer gesteigerten Atemfrequenz, dem Einsatz der Atemhilfsmuskulatur und einem Stöhnen.
Kann nicht in ganzen Sätzen sprechen	Dies trifft auf Patienten zu, die so kurzatmig sind, dass sie auch verhältnismäßig kurze Sätze nicht ohne einen Atemzug dazwischen aussprechen können.
Auffällige respiratorische Anamnese	Eine Anamnese mit vorangegangenen lebensbedrohlichen Episoden im Zusammenhang mit der Atmung (z.B. COPD) gehören hierzu, wie auch ein Brittle-Asthma.
Akutes Einsetzen nach einer Verletzung	Einsetzen der Symptome innerhalb von 24 Stunden nach einem physikalischen Trauma.
Niedriger Peakflow	Peakflow von 50 % oder weniger des bestmöglichen bzw. zu erwartenden Wertes.
Niedrige O_2-Sättigung	Hierbei handelt es sich um eine Sättigung von < 95 % unter Raumluft.
Unpassende Vorgeschichte	Eine Vorgeschichte ist als unpassend anzusehen, wenn der behauptete Hergang die Verletzungen oder Erkrankungen nicht erklärt. Dies ist ein wichtiger Hinweis bei nicht unfallbedingten Verletzungen von verletzbaren Kindern und Erwachsenen und kann ein Zeichen für Missbrauch sein.
Pleuraschmerz	Ein scharfer, örtlich begrenzter Schmerz im Thorax, der sich durch Atmen, Husten oder Niesen verschlimmert.
Pfeifen, Keuchen	Dabei kann es sich um hör- oder fühlbares Pfeifen oder Keuchen handeln. Sehr schwerwiegende Atemwegverschlüsse sind still (es findet keine Luftbewegung statt).
Thoraxinfektion	Eine Infektion im Thorax führt normalerweise zu einem Husten und der Produktion von Sputum. Dieses ist normalerweise eitrig (gelb oder grün).
Thoraxverletzung	Jede Verletzung des Bereiches zwischen den Schlüsselbeinen und den untersten Rippen. Eine Verletzung des unteren Thoraxbereiches kann Ursache für die Verletzung abdominaler Organe sein.

Auffälliges Verhalten

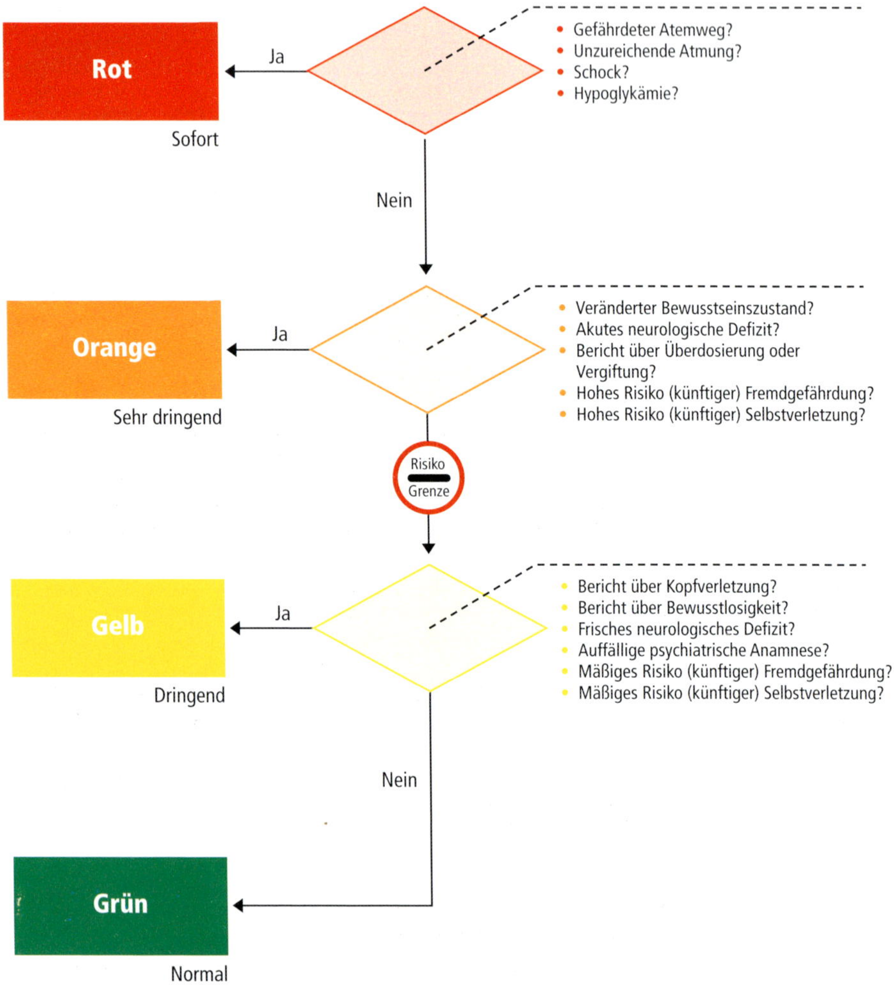

Vorschlag zur Raumzuteilung

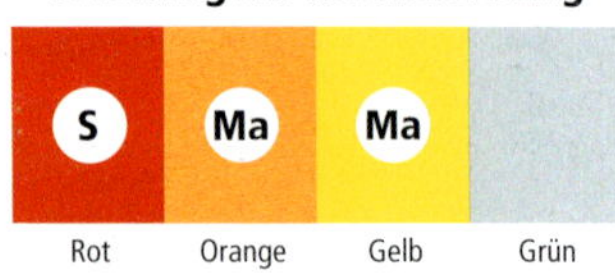

Tabelle 10-10: Anmerkungen zu «Auffälliges Verhalten»

Hinweise zum Diagramm	
Dieses Diagramm bezieht sich auf die Präsentation des Patienten beim Eintreffen. Für das auffällige Verhalten eines Patienten beim Eintreffen mag es entweder einen psychischen oder einen physischen Grund geben. Dieses Diagramm soll die zutreffende Priorisierung beider Patientengruppen erlauben. Die generellen Indikatoren decken Lebensgefahr und Bewusstseinzustand ab, die speziellen Indikatoren dienen insbesondere zur Beurteilung des Risikos zur Fremd- oder Eigengefährdung.	
Siehe auch: Betrunkener Eindruck, Psychiatrische Erkrankung	
Spezielle Indikatoren	**Erläuterungen**
Hypoglykämie	Ein Blutzuckerspiegel unter 3 mmol/l (= 54 mg/dl).
Akutes neurologisches Defizit	Jeder Verlust neurologischer Funktionen, der innerhalb der letzten 24 Stunden aufgetreten ist. Dies kann Veränderung oder Verlust der Sensibilität, Extremitätenschwäche (entweder vorübergehend oder permanent), sowie Veränderungen in der Fähigkeit, Urin- oder Stuhlabgang zu kontrollieren, beinhalten.
Bericht über Überdosierung oder Vergiftung	Diese Information kann von Dritten gegeben oder aber aus fehlenden Medikamenten hergeleitet werden.
Hohes Risiko (künftiger) Fremdgefährdung	Das Vorhandensein eines potenziellen Risikos, Andere zu schädigen, kann durch eine Betrachtung der Körperhaltung (Anspannung und Verkrampfung), des verbalen Verhaltens (lautes und bedrohendes Reden) und des motorischen Verhaltens (unruhig, auf und ab laufen) beurteilt werden. Ein hohes Risiko sollte angenommen werden, wenn Waffen und mögliche Opfer vorhanden sind oder die Selbstkontrolle verloren gegangen ist.
Hohes Risiko (künftiger) Selbstverletzung	Eine erste Beurteilung des Risikos der Selbstverletzung kann durch eine Betrachtung des Verhaltens des Patienten erfolgen. Patienten mit einer auffälligen Vorgeschichte mit Selbstverletzungen oder solche, die versuchen, sich zu verletzen oder die Notaufnahme verlassen wollen, um sich zu verletzen, haben ein solches hohes Risiko.
Bericht über Kopfverletzung	Jüngeres traumatisches Ereignis unter Beteiligung des Kopfes. Normalerweise wird dies durch den Patienten berichtet; war dieser bewusstlos, sollte diese Vorgeschichte von einem verlässlichen Zeugen erhoben werden.
Bericht über Bewusstlosigkeit	Unter Umständen gibt es Zeugen, die Aussagen zu einer eventuellen Bewusstlosigkeit (und ihrer Länge) machen können. Ist dies nicht der Fall, so sollte bei Patienten, die sich nicht an das Vorgefallene erinnern können, von einem Zustand nach Bewusstlosigkeit ausgegangen werden.
Frisches neurologisches Defizit	Dies beinhaltet alle Veränderung oder Verlust der Sensibilität, Extremitätenschwäche (entweder vorübergehend oder permanent), sowie Veränderungen in der Fähigkeit, Urin- oder Stuhlabgang zu kontrollieren.
Auffällige psychiatrische Anamnese	Eine in der Vorgeschichte durchgemachte große psychiatrische Erkrankung oder ein entsprechendes Ereignis.
Mäßiges Risiko (künftiger) Fremdgefährdung	Das Vorhandensein eines potenziellen Risikos, Andere zu schädigen, kann durch eine Betrachtung der Körperhaltung (Anspannung und Verkrampfung), des verbalen Verhaltens (lautes und bedrohendes Reden) und des motorischen Verhaltens (unruhig, auf und ab laufen) beurteilt werden. Ein mäßiges Risiko sollte angenommen werden, wenn es Hinweise auf ein potenzielles Risiko der Fremdgefährdung gibt.
Mäßiges Risiko (künftiger) Selbstverletzung	Eine erste Beurteilung des Risikos der Selbstverletzung kann durch eine Betrachtung des Verhaltens des Patienten erfolgen. Patienten ohne auffällige Vorgeschichte mit Selbstverletzungen und ohne aktive Versuche, sich zu verletzen oder die Notaufnahme zu verlassen, um sich zu verletzen, aber mit Bekundungen des Wunsches nach Selbstverletzung, haben ein mäßiges Risiko.

Augenprobleme

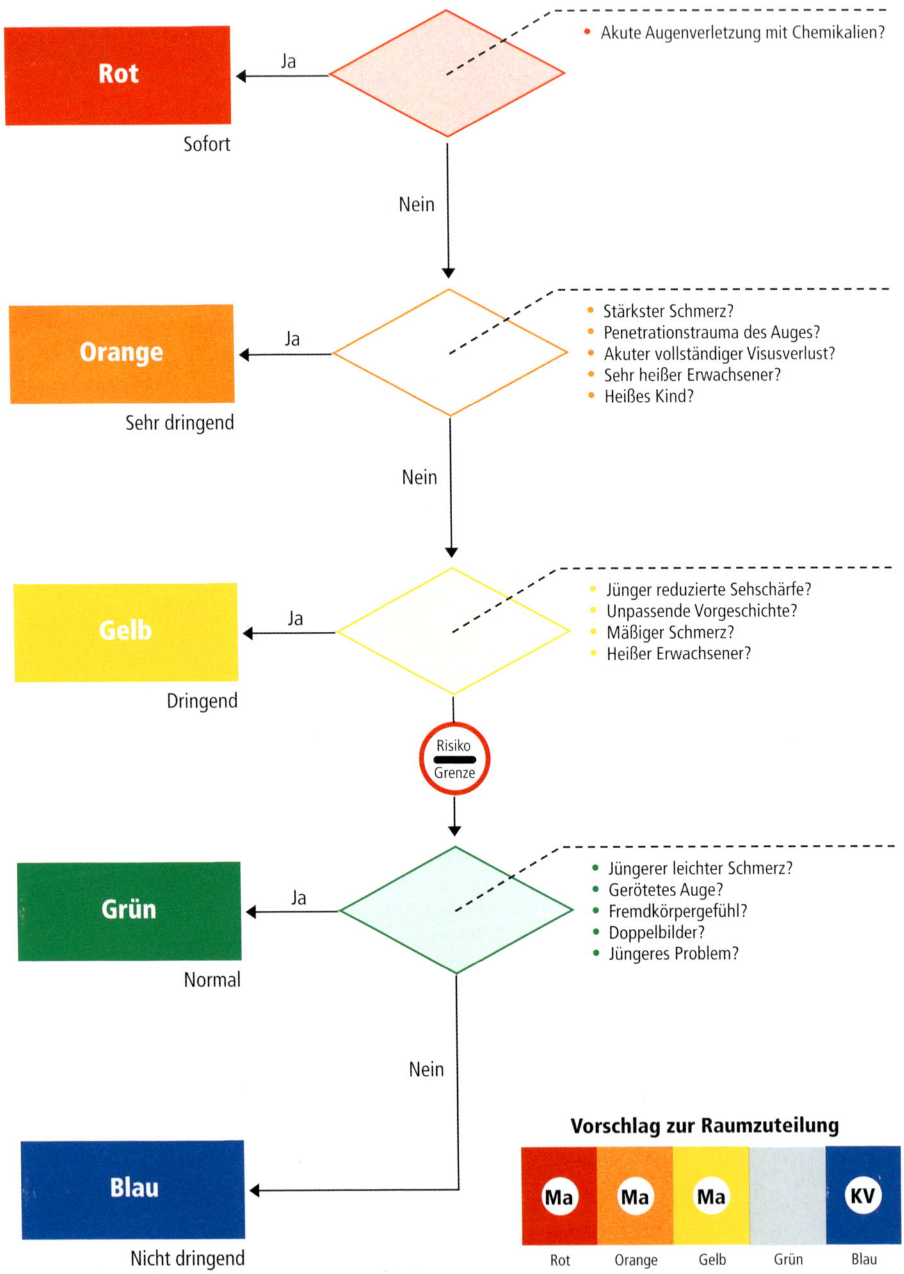

Tabelle 10-11: Anmerkungen zu «Augenprobleme»

Hinweise zum Diagramm
Dieses Diagramm soll die zutreffende Priorisierung aller Patienten erlauben, die aufgrund irgendwelcher Augenprobleme die Notaufnahme aufsuchen. Von den generellen Indikatoren ist der Schmerz vertreten. Die speziellen Diskriminatoren beinhalten die akute Verletzung mit Chemikalien, die zu einer sofortigen Behandlung führt, das Penetrationstrauma, der plötzliche oder akute vollständige Visusverlust und eine Beurteilung der Sehschärfe.

Siehe auch: Gesichtsprobleme

Spezielle Indikatoren	Erläuterungen
Akute Augenverletzung mit Chemikalien	Bei jeder innerhalb der letzten 24 Stunden in das Auge gespritzten oder anders gelangten Substanz, die ein Stechen, Brennen oder eine Verschlechterung des Sehvermögens hervorruft, sollte von einer chemischen Verletzung des Auges ausgegangen werden.
Penetrationstrauma des Auges	Ein jüngeres (physikalisches) traumatisches Ereignis, bei dem der Bulbus penetriert wurde.
Akuter vollständiger Visusverlust	Visusverlust eines oder beider Augen der vorangegangenen 24 Stunden ohne spätere Wiederherstellung des normalen Sehvermögens.
Jünger reduzierte Sehschärfe	Jede Abnahme der (korrigierten) Sehschärfe innerhalb der letzten sieben Tage.
Unpassende Vorgeschichte	Eine Vorgeschichte ist als unpassend anzusehen, wenn der behauptete Hergang die Verletzungen oder Erkrankungen nicht erklärt. Dies ist ein wichtiger Hinweis bei nicht unfallbedingten Verletzungen von verletzbaren Kindern und Erwachsenen und kann ein Zeichen für Missbrauch sein.
Gerötetes Auge	Jede Rötung des Auges. Ein gerötetes Auge kann schmerzhaft oder schmerzfrei sein, die Rötung kann sich über das ganze Auge oder nur einen Teil erstrecken.
Fremdkörpergefühl	Das Gefühl etwas im Auge zu haben, oft beschrieben als Kratzen oder Jucken.
Doppelbilder	Sehen doppelter Bilder, das beim Schließen eines Auges aufhört.

Besorgte Eltern

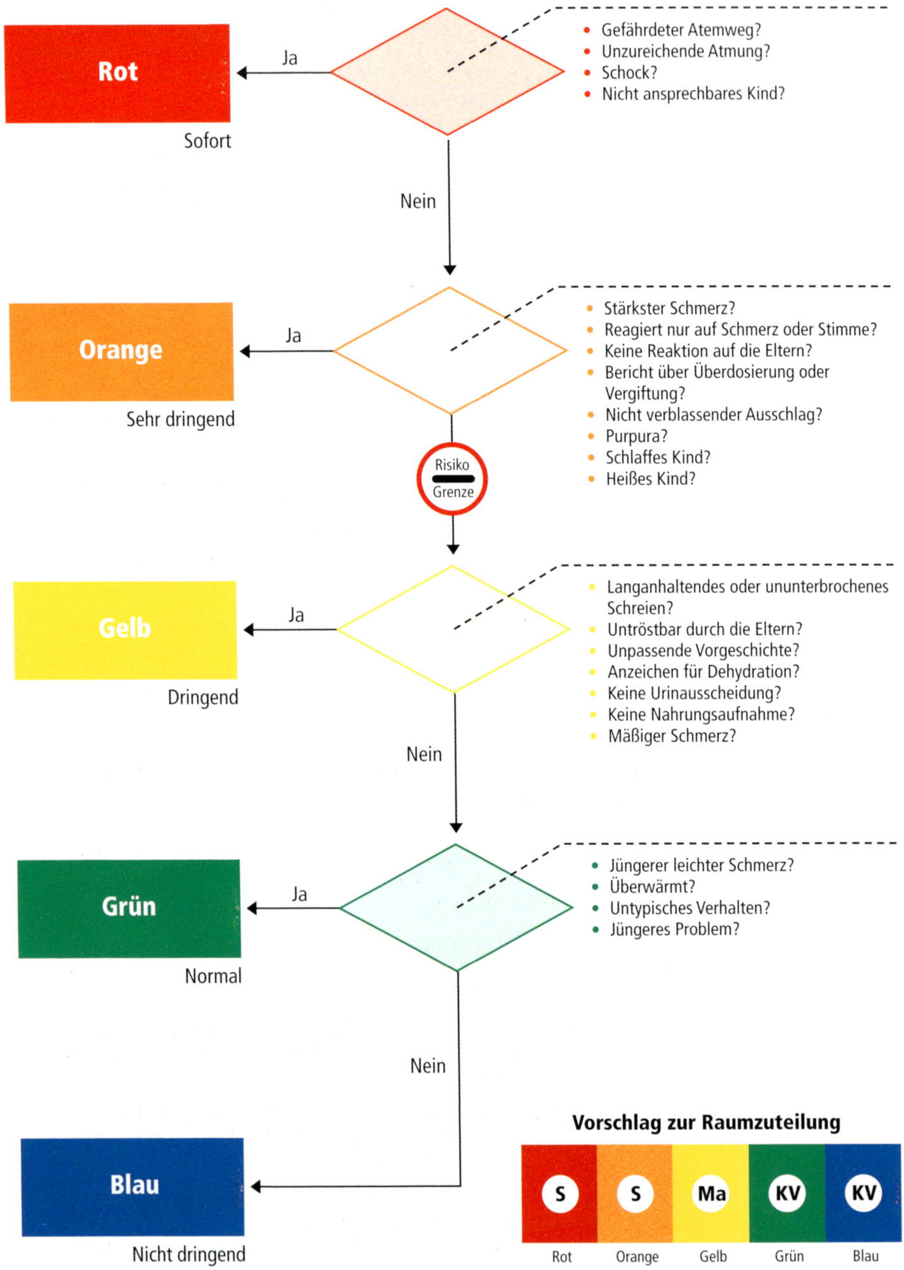

Tabelle 10-12: Anmerkungen zu «Besorgte Eltern»

Hinweise zum Diagramm

Dieses Präsentationsdiagramm wurde entwickelt, um die zutreffende Priorisierung von Kindern zu erlauben, die von ihren besorgten Eltern in die Notaufnahme gebracht werden. Eltern kennen ihre Kinder besser als jeder andere Mensch und auch wenn viele der vorgestellten Kinder nicht ernsthaft erkrankt sein mögen, ist es doch wichtig, die Präsentation ernst zu nehmen. Es werden die generellen Indikatoren Lebensgefahr, Bewusstseinzustand, Schmerz und Temperatur benutzt. Hinzugefügt wurden spezielle Indikatoren, die es ermöglichen sollen, Kinder mit offensichtlich oder möglicherweise vorhandenen ernsthaften Erkrankungen zu identifizieren.

Die in Kapitel 3 erwähnte Risikogrenze liegt zwischen ORANGE und GELB, daher kann kein Kind in die Stufen GELB, GRÜN oder BLAU eingruppiert werden, ehe alle potenziell bedrohlichen generellen und speziellen Indikatoren der Stufen ROT und ORANGE explizit ausgeschlossen worden sind. Dieses Vorgehen kann mehr Zeit kosten, als für eine normale Ersteinschätzung zur Verfügung steht.

Siehe auch: Schreiendes Baby, Irritiertes Kind, Unwohlsein bei Kindern

Spezielle Indikatoren	Erläuterungen
Keine Reaktion auf die Eltern	Gemeint ist jedes Fehlen einer Reaktion auf Gesicht oder Stimme der Eltern. Abnorme Reaktionen oder scheinbares Nichterkennen sind ebenfalls alarmierende Zeichen.
Bericht über Überdosierung oder Vergiftung	Diese Information kann von Dritten gegeben oder aber aus fehlenden Medikamenten hergeleitet werden.
Nicht verblassener Ausschlag	Ein Ausschlag, der auch bei Ausübung von Druck auf die Stelle nicht verblasst. Zum Testen kann ein Trinkglas auf die Haut gepresst werden, durch den Boden kann eine eventuelle Farbveränderung beobachtet werden.
Purpura	Ein Ausschlag an jedem Körperteil, der durch Mikroblutungen unter die Haut hervorgerufen wird. Ein solcher Ausschlag verblasst bei Druck auf die Stelle nicht.
Schlaffes Kind	Unter Umständen beschreiben die Eltern ihr Kind als schlaff. Der Muskeltonus ist allgemein reduziert – am besten zu erkennen an einem schlaff hängenden Kopf.
Langanhaltendes oder ununterbrochenes Schreien	Ein Kind, welches seit zwei Stunden oder mehr ununterbrochen geschrieen hat, erfüllt dieses Kriterium.
Untröstbar durch die Eltern	Dieses Kriterium ist erfüllt, wenn das schreiende oder geplagte Kind auf keinen Beruhigungsversuch seiner Eltern reagiert.
Unpassende Vorgeschichte	Eine Vorgeschichte ist als unpassend anzusehen, wenn der behauptete Hergang die Verletzungen oder Erkrankungen nicht erklärt. Dies ist ein wichtiger Hinweis bei nicht unfallbedingten Verletzungen von verletzbaren Kindern und Erwachsenen und kann ein Zeichen für Missbrauch sein.
Anzeichen für Dehydration	Die Zeichen umfassen trockene Zunge, eingesunkene Augen, reduzierte Hautspannung und (bei kleinen Babys) eine eingesunkene vordere Fontanelle. Normalerweise einhergehend mit geringer Urinausscheidung.
Keine Urinausscheidung	Unvermögen zur Produktion und Ausscheidung von Urin. Diese Beurteilung kann bei Kindern (und Senioren) schwierig sein, die Zahl der verbrauchten Windeln oder Vorlagen kann einen Anhalt geben.
Keine Nahrungsaufnahme	Das Kind nimmt keine feste oder flüssige (je nach Alter) Nahrung zu sich. Wenn ein Kind zwar Nahrung zu sich nimmt, aber regelmäßig sofort wieder erbricht, kann es dieses Kriterium auch erfüllen.
Untypisches Verhalten	Ein Kind, das sich auf eine Weise benimmt, die in der gegebenen Situation bei ihm nicht üblich ist. Diese Angabe wird oft von Betreuungspersonen gemacht. Solche Kinder werden oft als aufsässig oder «aus der Art geschlagen» bezeichnet.

Betrunkener Eindruck

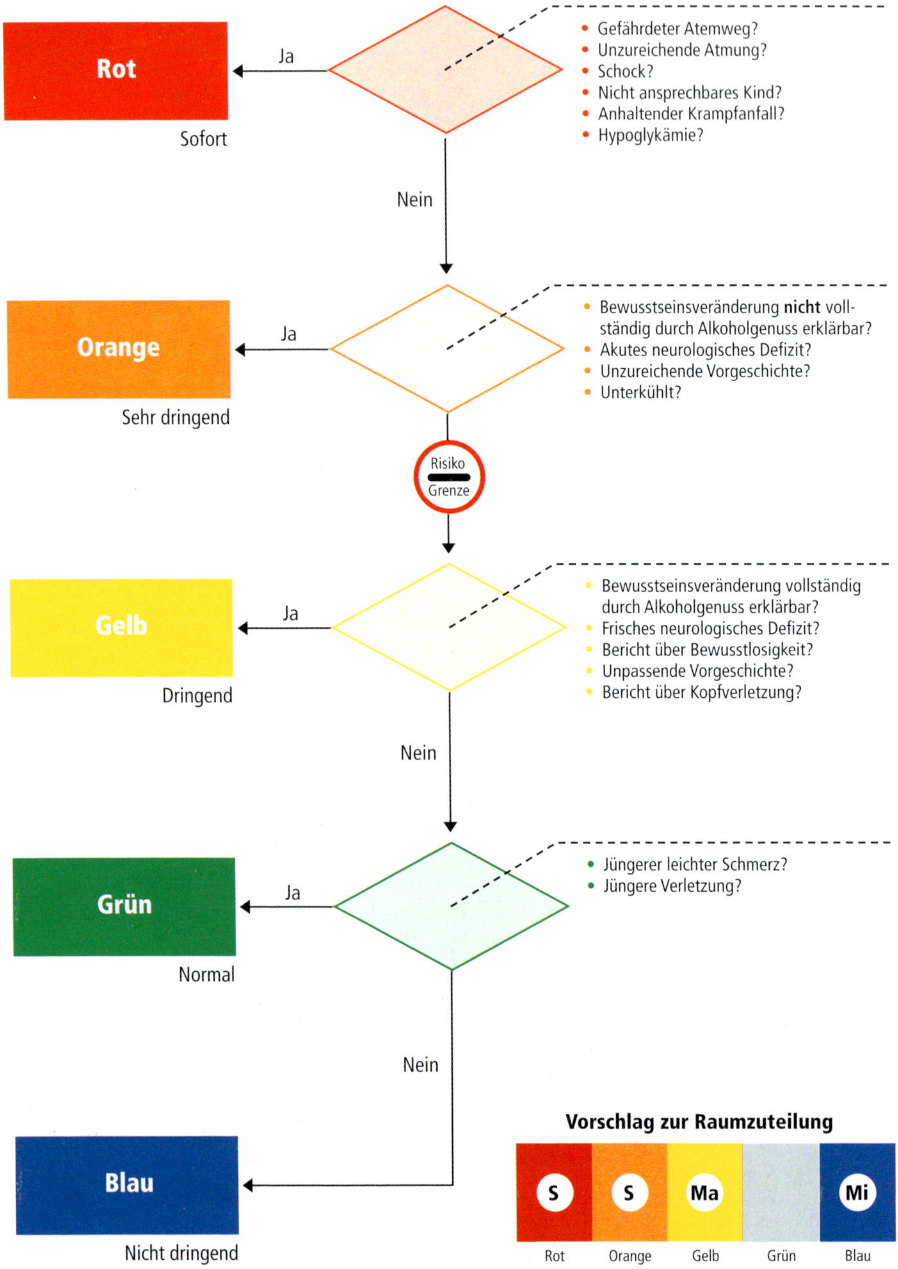

Tabelle 10-13: Anmerkungen zu «Betrunkener Eindruck»

Hinweise zum Diagramm

Viele Patienten einer Notaufnahme machen einen betrunkenen Eindruck, diese Präsentation definiert das Diagramm. Es berücksichtigt, dass nicht alle Patienten dieser Gruppe wirklich betrunken sind. Es soll die Patienten identifizieren und priorisieren, deren Problem sie nur als betrunken erscheinen lässt oder deren tatsächlich gegebene Trunkenheit ihr Leben bedroht. Es werden die generellen Indikatoren Lebensgefahr und Bewusstseinzustand des Kindes eingesetzt, außerdem wird der Blutzuckerspiegel berücksichtigt.

Beim Indikator Bewusstseinszustand des Erwachsenen wurde eine Differenzierung vorgenommen, um sicherzustellen, dass nur der wirklich nicht ansprechbare Erwachsene in ORANGE eingruppiert wird. Außerdem wird durch einen speziellen Indikator sichergestellt, dass Patienten mit einer unzureichenden Vorgeschichte des Alkoholkonsums schnell gesehen und behandelt werden. Im Zweifelsfall sollte ein Patient als sehr dringend angesehen werden.

Siehe auch: Auffälliges Verhalten, Kopfverletzung, Kollabierter Erwachsener

Spezielle Indikatoren	Erläuterungen
Bewusstseinsveränderung nicht vollständig durch Alkoholgenuss erklärbar	Ein nicht voll ansprechbarer Patient mit einer eindeutigen Vorgeschichte der Alkoholaufnahme, bei dem auch andere Gründe, die zu einem veränderten Bewusstseinszustand führen können, vorliegen können, erfüllt dieses Kriterium.
Akutes neurologisches Defizit	Jeder Verlust neurologischer Funktionen, der innerhalb der letzten 24 Stunden aufgetreten ist. Dies kann Veränderung oder Verlust der Sensibilität, Extremitätenschwäche (entweder vorübergehend oder permanent), sowie Veränderungen in der Fähigkeit, Urin- oder Stuhlabgang zu kontrollieren, beinhalten.
Unzureichende Vorgeschichte	Wenn es keine klare und unzweideutige Vorgeschichte eines akuten Alkoholkonsums gibt, wenn Kopfverletzungen, Drogenkonsum, eine zugrundeliegende Erkrankung etc. nicht definitiv ausgeschlossen werden können, ist die Vorgeschichte als unzureichend anzusehen.
Bewusstseinsveränderung vollständig durch Alkoholgenuss erklärbar	Ein nicht voll ansprechbarer Patient mit einer eindeutigen Vorgeschichte der Alkoholaufnahme, bei dem alle anderen Gründe, die zu einem veränderten Bewusstseinszustand führen können, zweifelsfrei ausgeschlossen sind, erfüllt dieses Kriterium.
Frisches neurologisches Defizit	Dies beinhaltet alle Veränderung oder Verlust der Sensibilität, Extremitätenschwäche (entweder vorübergehend oder permanent), sowie Veränderungen in der Fähigkeit, Urin- oder Stuhlabgang zu kontrollieren.
Bericht über Bewusstlosigkeit	Unter Umständen gibt es Zeugen, die Aussagen zu einer eventuellen Bewusstlosigkeit (und ihrer Länge) machen können. Sollte dies nicht der Fall sein, sollte bei Patienten, die sich nicht an das Vorgefallene erinnern können, von einem Zustand nach Bewusstlosigkeit ausgegangen werden.
Unpassende Vorgeschichte	Eine Vorgeschichte ist als unpassend anzusehen, wenn der behauptete Hergang die Verletzungen oder Erkrankungen nicht erklärt. Dies ist ein wichtiger Hinweis bei nicht unfallbedingten Verletzungen von verletzbaren Kindern und Erwachsenen und kann ein Zeichen für Missbrauch sein.
Bericht über Kopfverletzung	Jüngeres traumatisches Ereignis unter Beteiligung des Kopfes. Normalerweise wird dies durch den Patienten berichtet werden, sollte dieser bewusstlos gewesen sein, so sollte diese Vorgeschichte von einem verlässlichen Zeugen erhoben werden.

Bisse und Stiche

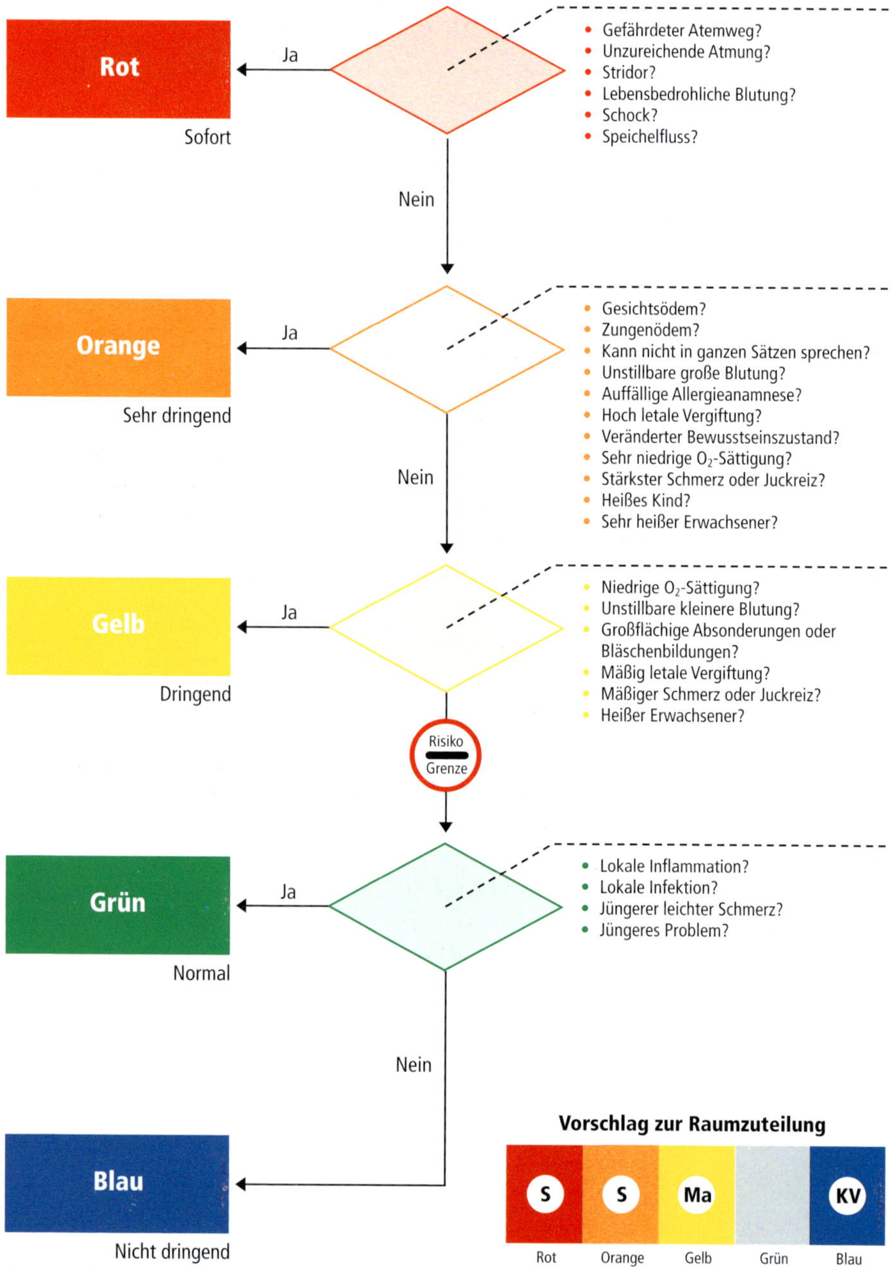

Tabelle 10-14: Anmerkungen zu «Bisse und Stiche»

Hinweise zum Diagramm
Dieses Präsentationsdiagramm soll die zutreffende Priorisierung von Patienten erlauben, die sich wegen einer tierischen Biss- oder Stichverletzung vorstellen. Bisse können sowohl von einem Insekt wie von einem größeren Tier herrühren, daher deckt dieses Präsentationsdiagramm die gesamte Bandbreite der Dringlichkeiten ab. Es werden mehrere generelle Indikatoren inklusive Lebensgefahr, Blutverlust und Schmerz benutzt. Enthalten sind spezielle Indikatoren, um die Identifizierung von Patienten mit einer schwereren Verletzung oder einer allergischen Reaktion zu ermöglichen.

Siehe auch: Allergie, Abszesse und lokale Infektionen

Spezielle Indikatoren	Erläuterungen
Gesichtsödem	Eine diffuse Schwellung des Gesicht, meist mit Beteiligung der Lippen.
Zungenödem	Eine Schwellung der Zunge jeden Ausmaßes.
Kann nicht in ganzen Sätzen sprechen	Dies trifft auf Patienten zu, die so kurzatmig sind, dass sie auch verhältnismäßig kurze Sätze nicht ohne einen Atemzug dazwischen aussprechen können.
Auffällige Allergie-Anamnese	Eine bekannte Sensibilität mit schweren allergischen Reaktionen (z. B. gegen Nüsse oder Bienenstiche) ist auffällig.
Hoch letale Vergiftung	Letalität ist das Potenzial der Vergiftung, Schaden zu verursachen. Örtliches Wissen mag die Identifizierung des giftigen Tieres ermöglichen, trotzdem kann weiterer Ratschlag erforderlich sein. Im Zweifelsfall sollte von einem hohen Risiko ausgegangen werden.
Sehr niedrige O_2-Sättigung	Sättigung < 95 % unter laufender O_2-Gabe oder < 90 % unter Raumluft.
Niedrige O_2-Sättigung	Hierbei handelt es sich um eine Sättigung von < 95 % unter Raumluft.
Großflächige Absonderungen oder Bläschenbildungen	Jede Absonderung oder Bläschenbildung, die mehr als 10 % der Körperoberfläche betrifft.
Mäßig letale Vergiftung	Letalität ist das Potenzial der Vergiftung, Schaden zu verursachen. Örtliches Wissen mag die Identifizierung des giftigen Tieres ermöglichen, trotzdem kann weiterer Ratschlag erforderlich sein.
Lokale Inflammation	Die lokale Inflammation schließt Schmerz, Schwellung und Rötung eines bestimmten Gebietes oder einer bestimmten Stelle ein.
Lokale Infektion	Eine lokale Infektion manifestiert sich üblicherweise als Inflammation (Schmerz, Schwellung und Rötung), die auf ein bestimmtes Gebiet oder Stelle beschränkt ist, mit oder ohne Ansammlung von Eiter.

Chemikalienkontakt

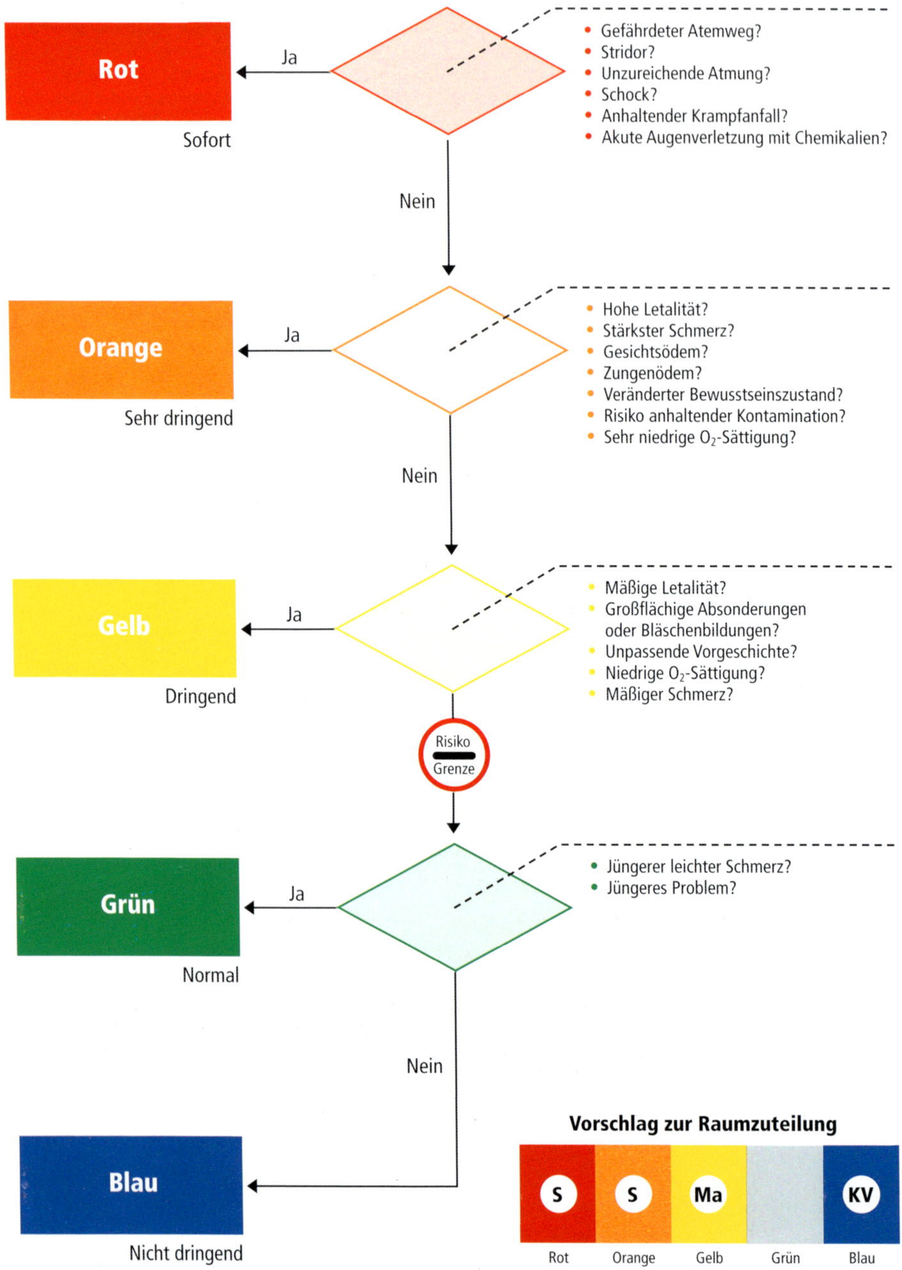

Tabelle 10-15: Anmerkungen zu «Chemikalienkontakt»

Hinweise zum Diagramm

Präsentationen mit diffusen Beschwerdebildern nach einem Chemikalienkontakt sind relativ selten. Dieses seltene Auftreten macht das Präsentationsdiagramm besonders wichtig, handelt es sich bei dem Chemikalienkontakt doch oft um das Hauptproblem des Patienten. Die Zeichen und Symptome passen zum Teil schlecht in andere Präsentationsdiagramme. Die generellen Indikatoren bilden Lebensgefahr, Bewusstsein, Schmerz und Sauerstoffsättigung ab. Bei den entsprechenden Kategorien sind spezielle Indikatoren wie zum Beispiel Atemnot eingefügt. Die akute Augenverletzung mit Chemikalien ordnet den Patienten der Kategorie ROT zu und das Risiko anhaltender Kontamination der Kategorie ORANGE.

Siehe auch: Atemnot bei Erwachsenen, Atemnot bei Kindern, Überdosierung und Vergiftung

Spezielle Indikatoren	Erläuterungen
Stridor	Hierbei kann es sich um ein inspiratorisches und/oder ein expiratorisches Geräusch handeln. Am Besten zu hören ist er, wenn durch den offenen Mund geatmet wird.
Akute Augenverletzung mit Chemikalien	Bei jeder innerhalb der letzten 24 Stunden in das Auge gespritzten oder anders gelangten Substanz, die ein Stechen, Brennen oder eine Verschlechterung des Sehvermögens hervorruft, sollte von einer chemischen Verletzung des Auges ausgegangen werden.
Hohe Letalität	Letalität ist das Potenzial einer eingenommenen Substanz, Schaden zu verursachen. Zur Beurteilung des Risikos ernsthafter Erkrankung oder des Todes kann es erforderlich sein, Kontakt zu einer Giftnotrufzentrale aufzunehmen. Im Zweifelsfall sollte von einem hohen Risiko ausgegangen werden.
Gesichtsödem	Eine diffuse Schwellung des Gesicht, meist mit Beteiligung der Lippen.
Zungenödem	Eine Schwellung der Zunge jeden Ausmaßes.
Risiko anhaltender Kontamination	Wenn der Patient weiterhin einer Chemikalie ausgesetzt ist (normalerweise durch das Fehlen einer angemessenen Dekontamination), dann ist dieser Indikator anzuwenden. Wenn diese Situation vorkommt, dürfen die Risiken für die Krankenhausmitarbeiter nicht vergessen werden.
Sehr niedrige O_2-Sättigung	Sättigung < 95 % unter laufender O_2-Gabe oder < 90 % unter Raumluft.
Mäßige Letalität	Letalität ist das Potenzial einer eingenommenen Substanz, Krankheit oder Tod zu verursachen. Zur Beurteilung kann es erforderlich sein, Kontakt zu einer Giftnotrufzentrale aufzunehmen.
Großflächige Absonderungen oder Bläschenbildungen	Jede Absonderung oder Bläschenbildung, die mehr als 10 % der Körperoberfläche betrifft.
Unpassende Vorgeschichte	Eine Vorgeschichte ist als unpassend anzusehen, wenn der behauptete Hergang die Verletzungen oder Erkrankungen nicht erklärt. Dies ist ein wichtiger Hinweis bei nicht unfallbedingten Verletzungen von verletzbaren Kindern und Erwachsenen und kann ein Zeichen für Missbrauch sein.
Niedrige O_2-Sättigung	Hierbei handelt es sich um eine Sättigung von < 95 % unter Raumluft.

Diabetes

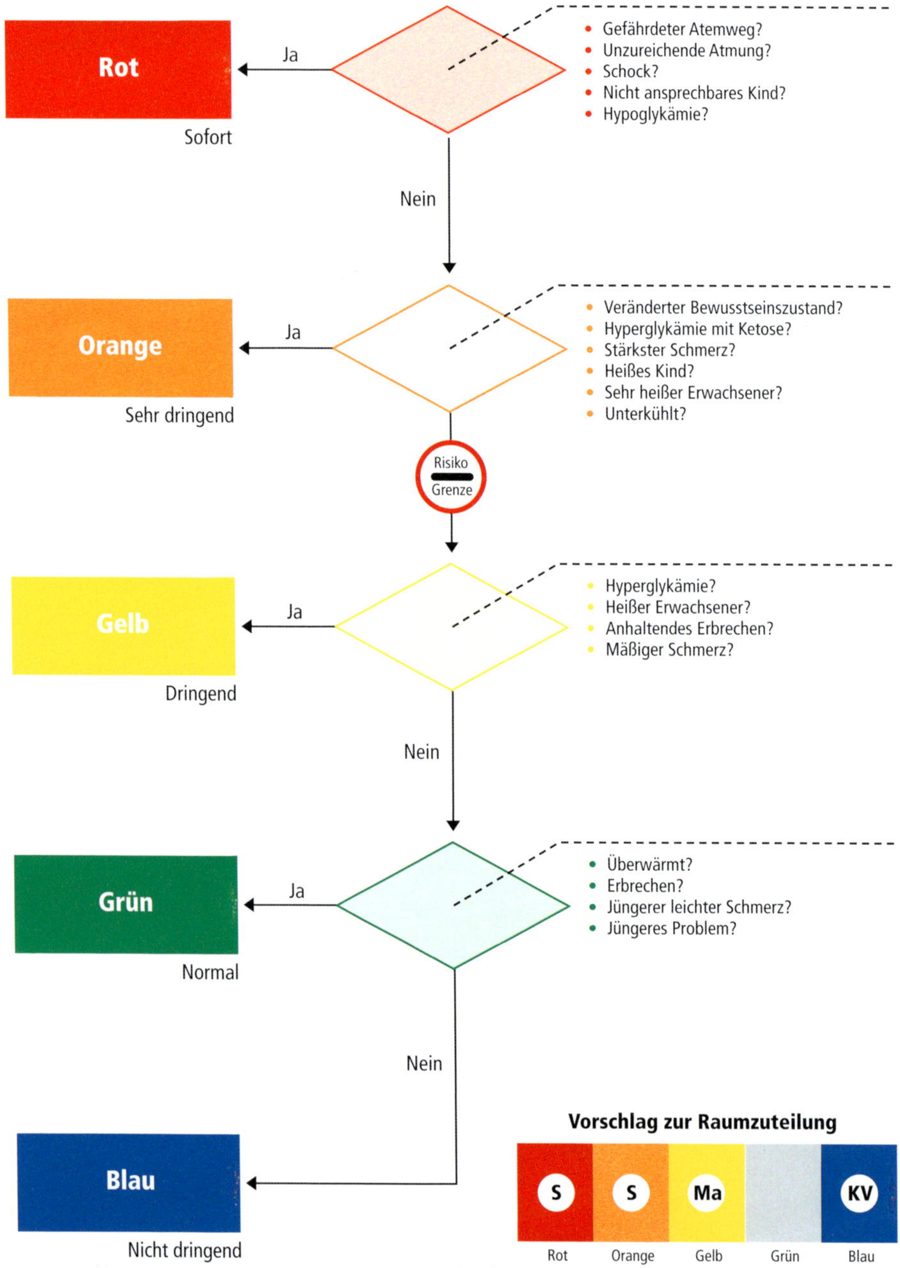

Rot
Sofort
Ja
Nein
Gefährdeter Atemweg?
Unzureichende Atmung?
Schock?
Nicht ansprechbares Kind?
Hypoglykämie?
Orange
Sehr dringend
Ja
Veränderter Bewusstseinszustand?
Hyperglykämie mit Ketose?
Stärkster Schmerz?
Heißes Kind?
Sehr heißer Erwachsener?
Unterkühlt?
Risiko
Grenze
Gelb
Dringend
Ja
Nein
Hyperglykämie?
Heißer Erwachsener?
Anhaltendes Erbrechen?
Mäßiger Schmerz?
Grün
Normal
Ja
Nein
Überwärmt?
Erbrechen?
Jüngerer leichter Schmerz?
Jüngeres Problem?
Blau
Nicht dringend
Vorschlag zur Raumzuteilung
S
S
Ma
KV
Rot
Orange
Gelb
Grün
Blau

Tabelle 10-16: Anmerkungen zu «Diabetes»

Hinweise zum Diagramm
Dieses Präsentationsdiagramm soll die Priorisierung von Patienten erlauben, die sich mit einem bekanntem Diabetes vorstellen. Es werden mehrere generelle Indikatoren inklusive Lebensgefahr, Bewusstsein (bei Erwachsenen und Kindern), Blutzuckerspiegel und Temperatur benutzt.

Siehe auch: –

Spezielle Indikatoren	Erläuterungen
Hypoglykämie	Ein Blutzuckerspiegel unter 3 mmol/l (= 54 mg/dl).
Hyperglykämie mit Ketose	Ein Blutzuckerspiegel über 11 mmol/l (= 198 mg/dl) mit Ketonurie oder Azidosezeichen (tiefe beschleunigte Atmung, etc.).
Hyperglykämie	Ein Blutzuckerspiegel über 17 mmol/l (=306 mg/dl).
Anhaltendes Erbrechen	Erbrechen, das kontinuierlich oder ohne Ruhepause auftritt.

Durchfälle und Erbrechen

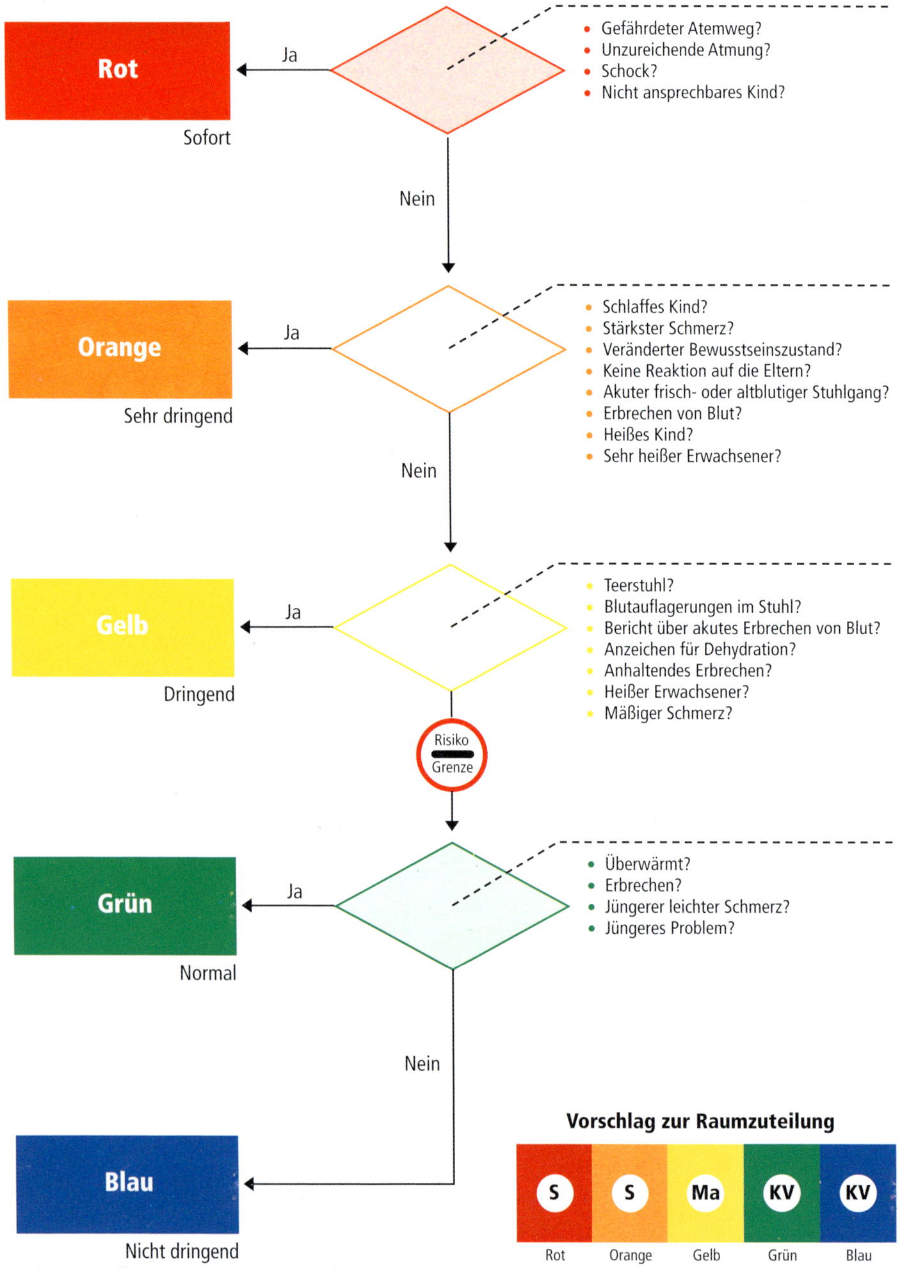

Tabelle 10-17: Anmerkungen zu «Durchfälle und Erbrechen»

Hinweise zum Diagramm

Dieses neue Präsentationsdiagramm fasst die alten Diagramme «Erbrechen» und «Diarrhöen» zusammen. Die meisten Patienten, die sich mit Erbrechen oder Durchfällen vorstellen, haben keine hohe Behandlungspriorität. Bei einigen wenigen liegt allerdings doch eine ernsthafte Erkrankung zugrunde. Es werden verschiedene generelle Indikatoren benutzt inklusive Lebensgefahr und Schmerz. Die speziellen Indikatoren sollen sicherstellen, dass Patienten mit einer gastrointestinalen Blutung und solche mit Dehydrierung und anderen schwerwiegenden Folgen von Durchfällen und Erbrechen in die richtige Dringlichkeitsstufe eingeordnet werden.

Siehe auch: Gastrointestinale Blutung, Abdominelle Schmerzen bei Erwachsenen, Abdominelle Schmerzen bei Kindern

Spezielle Indikatoren	Erläuterungen
Schlaffes Kind	Unter Umständen beschreiben die Eltern ihr Kind als schlaff. Der Muskeltonus ist allgemein reduziert – am besten zu erkennen an einem schlaff hängenden Kopf.
Keine Reaktion auf die Eltern	Gemeint ist jedes Fehlen einer Reaktion auf Gesicht oder Stimme der Eltern. Abnorme Reaktionen oder scheinbares Nichterkennen sind ebenfalls alarmierende Zeichen.
Akuter frisch- oder altblutiger Stuhlgang	Bei einer aktiven starken gastrointestinalen Blutung wird dunkelroter Stuhlgang abgesetzt werden. Je länger die Passagezeit durch den Darmtrakt andauert, desto dunkler wird das Blut – bis hin zu einer schwarzen Färbung.
Erbrechen von Blut	Erbrochenes Blut kann frischblutig (hell- oder dunkelrot) oder kaffeesatzartig auftreten.
Teerstuhl	Jede Form schwarzen Stuhlganges erfüllt dieses Kriterium.
Blutauflagerungen im Stuhl	Johannisbeerfarbene dunkelrote Blutauflagerungen treten klassisch bei einem Invaginationsileus auf. Auf der anderen Seite schließt das Fehlen der Auflagerung diese Diagnose aber nicht aus.
Bericht über akutes Erbrechen von Blut	Erbrechen von Blut, kaffeesatzartiges Erbrechen oder Blutbeimengungen beim Erbrochenen innerhalb der letzten 24 Stunden.
Anzeichen für Dehydration	Die Zeichen umfassen trockene Zunge, eingesunkene Augen, reduzierte Hautspannung und (bei kleinen Babys) eine eingesunkene vordere Fontanelle. Normalerweise einhergehend mit geringer Urinausscheidung.
Anhaltendes Erbrechen	Erbrechen, das kontinuierlich oder ohne Ruhepause auftritt.

Extremitätenprobleme

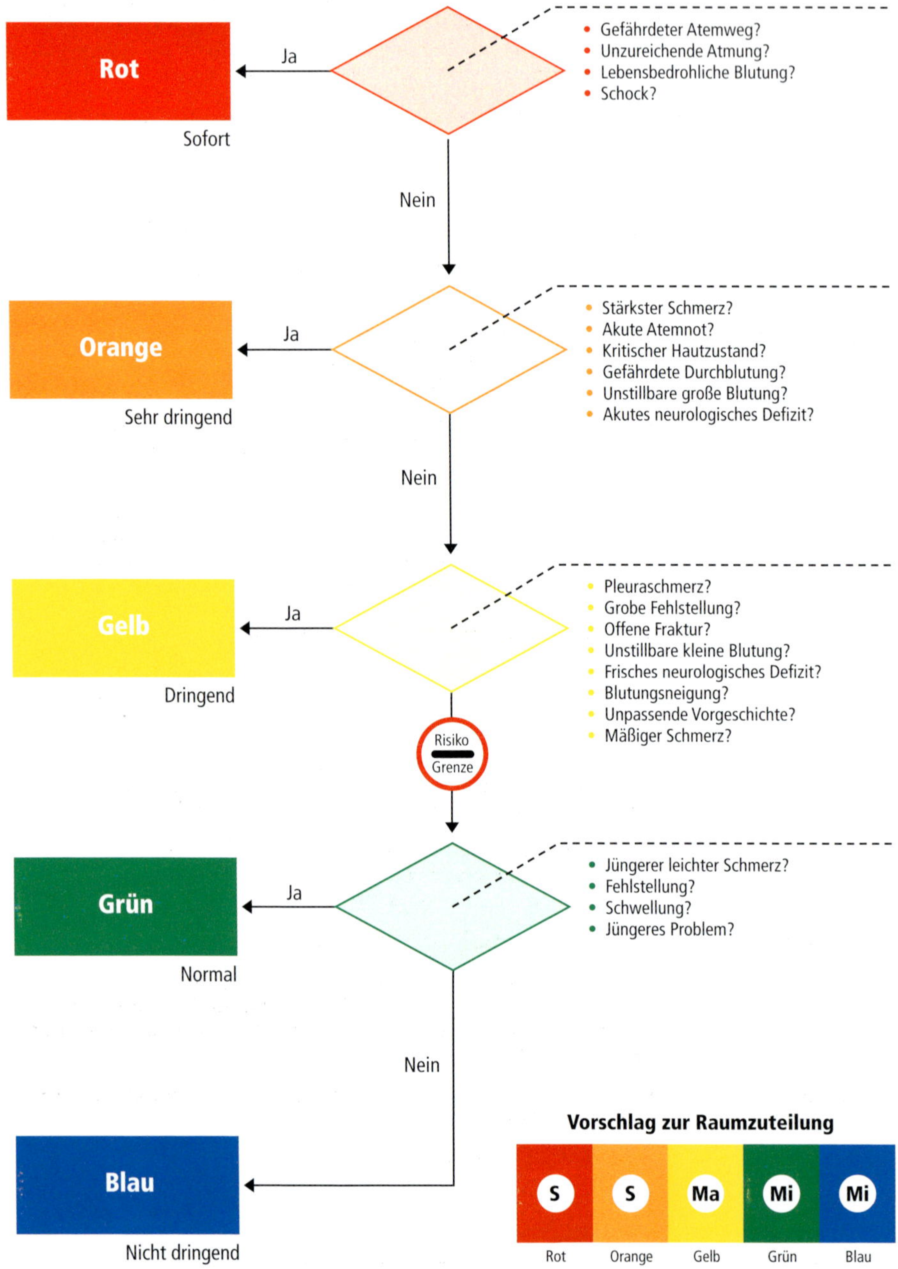

Tabelle 10-18: Anmerkungen zu «Extremitätenprobleme»

Hinweise zum Diagramm

Dieses Entscheidungsdiagramm erlaubt die Einschätzung von Patienten, die sich mit einer Verletzung an den oberen oder unteren Extremitäten in der Notaufnahme vorstellen. Dieses Bild tritt häufig auf, auch wenn solche Verletzungen selten lebensbedrohlich sind, so können sie doch eine beträchtliche Krankheitsschwere erreichen. Es sind mehrere generelle Indikatoren enthalten, so Lebensgefahr, Blutverlust und Schmerz. Die speziellen Indikatoren sollen sicherstellen, dass Extremitäten bedrohende Verletzungen zügig angesehen und behandelt werden. Andere Indikatoren sollen den Einschätzenden daran erinnern, an die Zeichen und Symptome thromboembolischer Erkrankungen und ihre Folgen zu denken.

Siehe auch: Hinkendes Kind

Spezielle Indikatoren	Erläuterungen
Akute Atemnot	Plötzlich einsetzende Atemnot oder die plötzliche Verschlechterung einer chronischen Atemnot.
Kritischer Hautzustand	Durch eine Fraktur oder Luxation können Fragmente oder Knochenteile so stark gegen die Haut drücken, dass die Unversehrtheit der Haut gefährdet ist. Sie erscheint weiß und unter Spannung.
Gefährdete Durchblutung	Hierbei handelt es sich um eine Kombination aus Blässe, Kälte, veränderter Sensibilität und Schmerzen, bei vorhandenem oder fehlendem Puls distal der Verletzung.
Akutes neurologisches Defizit	Jeder Verlust neurologischer Funktionen, der innerhalb der vorangegangenen 24 Stunden aufgetreten ist. Dies kann Veränderung oder Verlust der Sensibilität, Extremitätenschwäche (entweder vorübergehend oder permanent) sowie Veränderung in der Fähigkeit, Urin- oder Stuhlabgang zu kontrollieren, beinhalten.
Pleuraschmerz	Ein scharfer, örtlich begrenzter Schmerz im Thorax, der sich durch Atmen, Husten oder Niesen verschlimmert.
Grobe Fehlstellung	Hierbei handelt es sich um einen subjektiven Eindruck. Gemeint sind grobe und abnorme Winkel oder Rotationen.
Offene Fraktur	Alle Wunden in der Nähe einer Fraktur sollten zu diesem Verdacht führen. Wenn es eine Möglichkeit der Verbindung zwischen der Wunde und der Fraktur gibt, dann sollte von einer offenen Fraktur ausgegangen werden.
Frisches neurologisches Defizit	Dies beinhaltet alle Veränderung oder Verlust der Sensibilität, Extremitätenschwäche (entweder vorübergehend oder permanent), sowie Veränderungen in der Fähigkeit, Urin- oder Stuhlabgang zu kontrollieren.
Blutungsneigung	Angeborene oder erworbene Blutungsneigung.
Unpassende Vorgeschichte	Eine Vorgeschichte ist als unpassend anzusehen, wenn der behauptete Hergang die Verletzungen oder Erkrankungen nicht erklärt. Dies ist ein wichtiger Hinweis bei nicht unfallbedingten Verletzungen von verletzbaren Kindern und Erwachsenen und kann ein Zeichen für Missbrauch sein.
Fehlstellung	Hierbei handelt es sich um einen subjektiven Eindruck. Gemeint sind unnormale Winkel oder Rotationen.
Schwellung	Unnormale Größenzunahme.

Fremdkörper

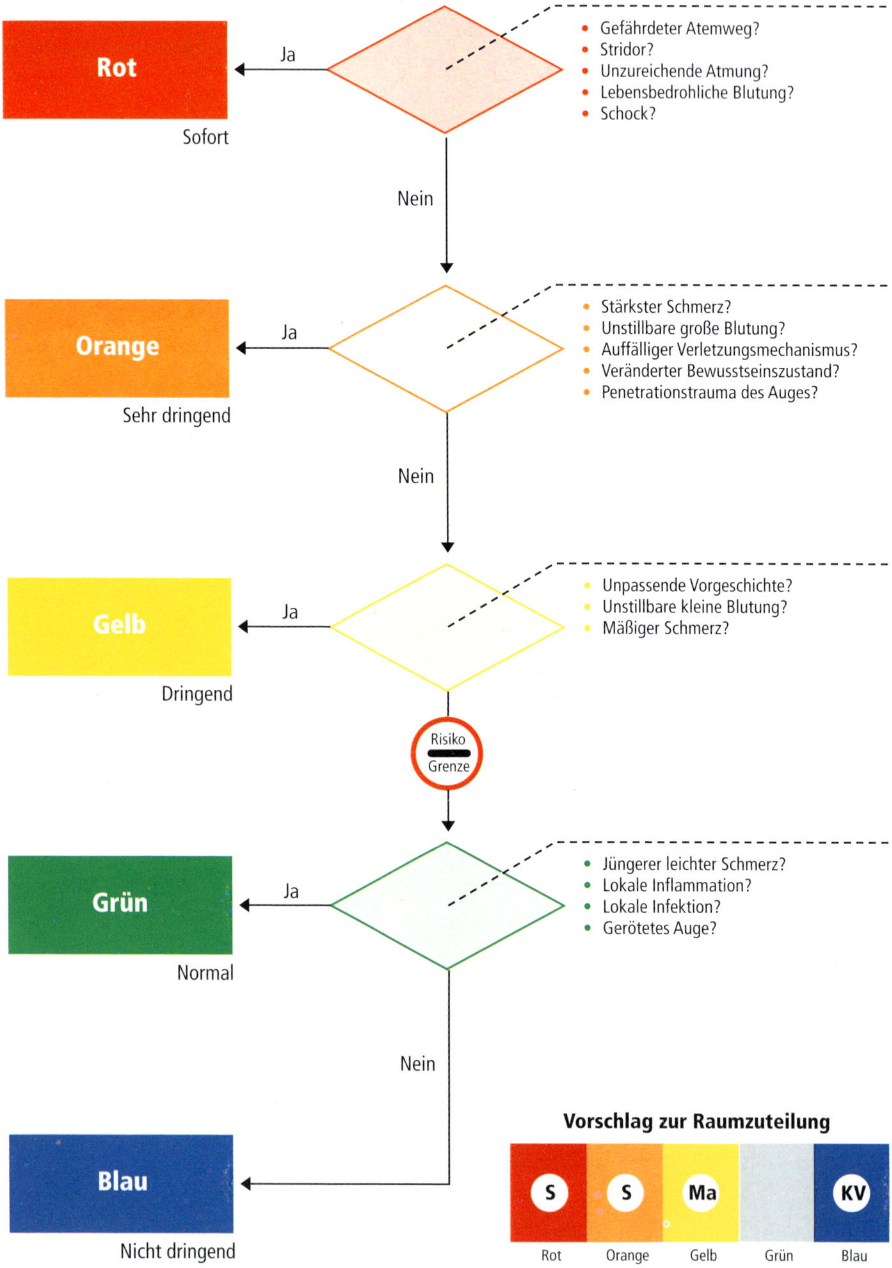

Tabelle 10-19: Anmerkungen zu «Fremdkörper»

Hinweise zum Diagramm

Dieses Diagramm soll die zutreffende Priorisierung von Patienten erlauben, die sich mit einem Fremdkörper in einem beliebigen Körperteil vorstellen. Die Schwere solcher Fälle kann von Unbehagen bis Lebensgefahr reichen, dieses Diagramm soll die Differenzierung ermöglichen. Es werden mehrere generelle Indikatoren wie Lebensgefahr, Blutverlust und Schmerz benutzt. Der einzige spezielle Indikator, der einen Bezug auf eine bestimmte anatomische Lage des Fremdkörpers nimmt, ist das Penetrationstrauma des Auges.

Siehe auch: Wunden, Körperstammverletzung

Spezielle Indikatoren	Erläuterungen
Stridor	Hierbei kann es sich um ein inspiratorisches und/oder ein expiratorisches Geräusch handeln. Am Besten zu hören ist er, wenn durch den offenen Mund geatmet wird.
Auffälliger Verletzungsmechanismus	Penetrierende Verletzungen (Stich- oder Schussverletzungen) und Verletzungen mit hoher Energiezuführung wie Stürze aus großer Höhe und Verkehrsunfälle mit hoher Geschwindigkeit (über 65 km/h) gelten als auffällig, dasselbe gilt beim Herausschleudern aus dem Fahrzeug, dem Tod anderer Unfallbeteiligten oder auffälligen Verformungen des Fahrzeugs.
Penetrationstrauma des Auges	Ein jüngeres (physikalisches) traumatisches Ereignis, bei dem der Bulbus penetriert wurde.
Unpassende Vorgeschichte	Eine Vorgeschichte ist als unpassend anzusehen, wenn der behauptete Hergang die Verletzungen oder Erkrankungen nicht erklärt. Dies ist ein wichtiger Hinweis bei nicht unfallbedingten Verletzungen von verletzbaren Kindern und Erwachsenen und kann ein Zeichen für Missbrauch sein.
Lokale Inflammation	Die lokale Inflammation schließt Schmerz, Schwellung und Rötung eines bestimmten Gebietes oder einer bestimmten Stelle ein.
Lokale Infektion	Eine lokale Infektion manifestiert sich üblicherweise als Inflammation (Schmerz, Schwellung und Rötung), die auf ein bestimmtes Gebiet oder Stelle beschränkt ist, mit oder ohne Ansammlung von Eiter.
Gerötetes Auge	Jede Rötung des Auges. Ein gerötetes Auge kann schmerzhaft oder schmerzfrei sein, die Rötung kann sich über das ganze Auge oder nur einen Teil erstrecken.

Gastrointestinale Blutung

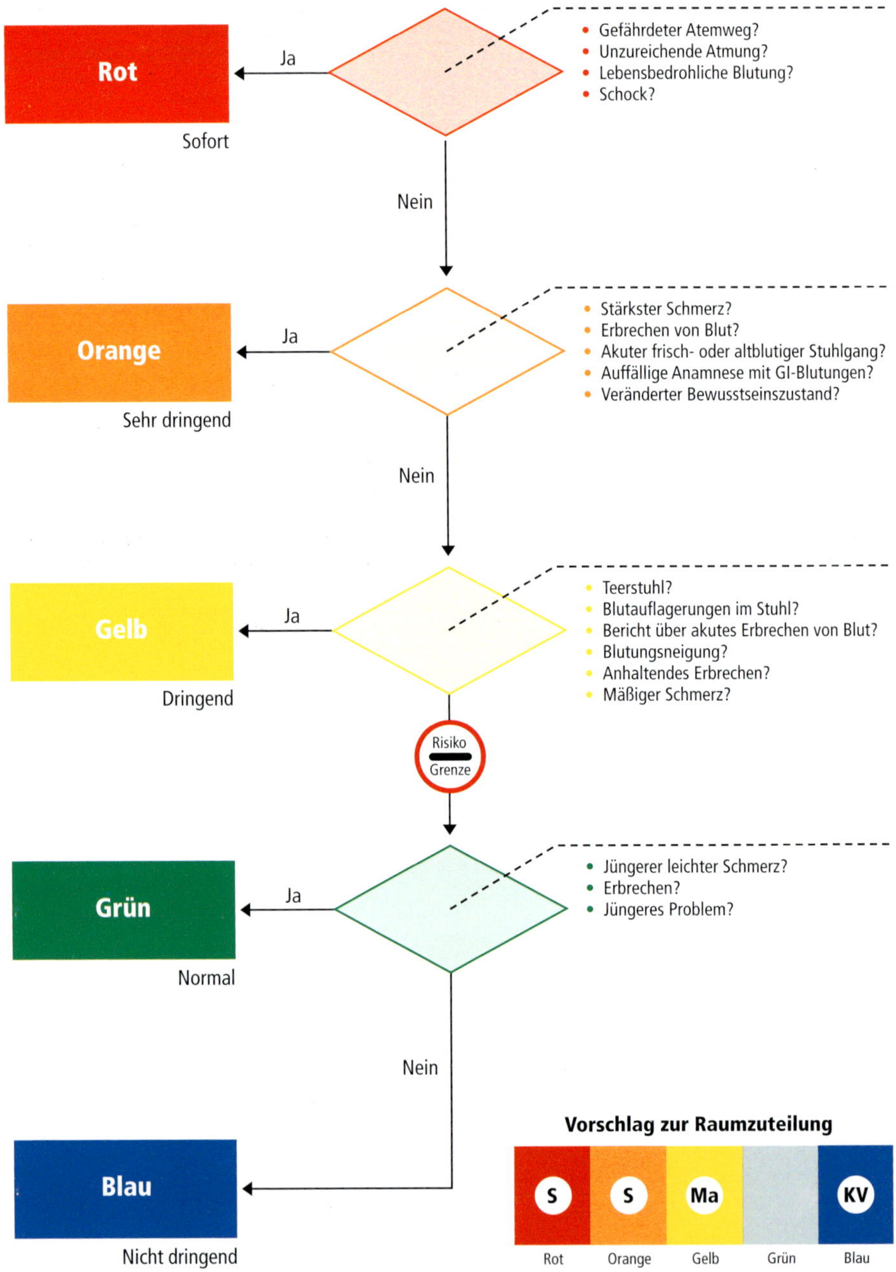

Tabelle 10-20: Anmerkungen zu «Gastrointestinale Blutung»

Hinweise zum Diagramm

Dieses Diagramm ist durch die Präsentation des Patienten definiert. Patienten mit einer gastrointestinalen Blutung können bei ihrem Eintreffen entweder frisch- oder altblutiges Erbrechen oder blutige Stuhlgänge aufweisen. Es werden mehrere generelle Indikatoren inklusive Lebensgefahr und Schmerz benutzt. Die speziellen Indikatoren wurden ausgewählt, um die gegenwärtige Schwere der gastrointestinalen Blutung abzubilden. So haben Patienten, die akut blutig erbrechen oder frisch- oder altblutigen Stuhlgang haben, eine höhere Dringlichkeit, als solche, die über ein stattgefundenes Erbrechen berichten.

Siehe auch: Durchfälle und Erbrechen, Abdominelle Schmerzen bei Erwachsenen, Abdominelle Schmerzen bei Kindern

Spezielle Indikatoren	Erläuterungen
Erbrechen von Blut	Erbrochenes Blut kann frischblutig (hell- oder dunkelrot) oder kaffeesatzartig auftreten.
Akuter frisch- oder altblutiger Stuhlgang	Bei einer aktiven starken gastrointestinalen Blutung wird dunkelroter Stuhlgang abgesetzt werden. Je länger die Passagezeit durch den Darmtrakt andauert, desto dunkler wird das Blut – bis hin zu einer schwarzen Färbung.
Auffällige Anamnese mit GI-Blutungen	Jede Anamnese mit massiven gastrointestinalen Blutungen oder alle gastrointestinalen Blutungen in Verbindung mit bekannten Ösophagusvarizen.
Teerstuhl	Jede Form schwarzen Stuhlganges erfüllt dieses Kriterium.
Blutauflagerungen im Stuhl	Johannisbeerfarbene dunkelrote Blutauflagerungen treten klassisch bei einem Invaginationsileus auf. Auf der anderen Seite schließt das Fehlen der Auflagerung diese Diagnose aber nicht aus.
Bericht über akutes Erbrechen von Blut	Erbrechen von Blut, kaffeesatzartiges Erbrechen oder Blutbeimengungen beim Erbrochenen innerhalb der letzten 24 Stunden.
Blutungsneigung	Angeborene oder erworbene Blutungsneigung.
Anhaltendes Erbrechen	Erbrechen, das kontinuierlich oder ohne Ruhepause auftritt.

Gesichtsprobleme

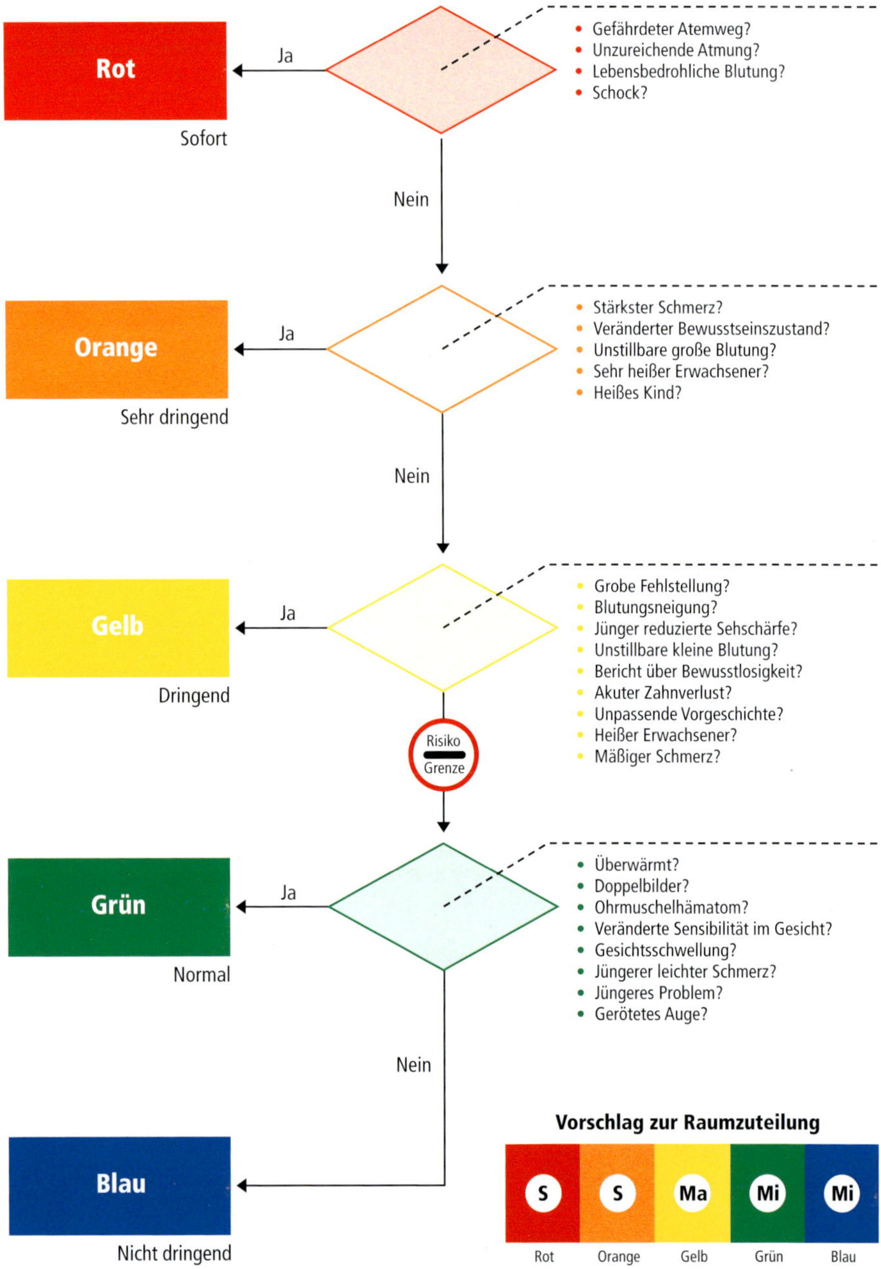

Tabelle 10-21: Anmerkungen zu «Gesichtsprobleme»

Hinweise zum Diagramm	
Dieses neue Präsentationsdiagramm hat das frühere Diagramm Nasenprobleme abgelöst. Es soll die zutreffende Priorisierung von Patienten erlauben, die sich mit Problemen im Gesichtsbereich vorstellen. Es sind verschiedene generelle Indikatoren einbezogen, so Lebensgefahr, Blutverlust und Schmerz.	
Siehe auch: Zahnprobleme, Ohrenprobleme, Augenprobleme, Kopfverletzung	

Spezielle Indikatoren	Erläuterungen
Grobe Fehlstellung	Hierbei handelt es sich um einen subjektiven Eindruck. Gemeint sind grobe und abnorme Winkel oder Rotationen.
Blutungsneigung	Angeborene oder erworbene Blutungsneigung.
Jünger reduzierte Sehschärfe	Jede Abnahme der (korrigierten) Sehschärfe innerhalb der letzten sieben Tage.
Bericht über Bewusstlosigkeit	Unter Umständen gibt es Zeugen, die Aussagen zu einer eventuellen Bewusstlosigkeit (und ihrer Länge) machen können. Sollte dies nicht der Fall sein, so sollte bei Patienten, die sich nicht an das Vorgefallene erinnern können, von einem Zustand nach Bewusstlosigkeit ausgegangen werden.
Akuter Zahnverlust	Innerhalb der letzten 24 Stunden ist ein Zahn komplett luxiert.
Unpassende Vorgeschichte	Eine Vorgeschichte ist als unpassend anzusehen, wenn der behauptete Hergang die Verletzungen oder Erkrankungen nicht erklärt. Dies ist ein wichtiger Hinweis bei nicht unfallbedingten Verletzungen von verletzbaren Kindern und Erwachsenen und kann ein Zeichen für Missbrauch sein.
Doppelbilder	Sehen doppelter Bilder, das beim Schließen eines Auges aufhört.
Ohrmuschelhämatom	Ein pralles Hämatom (normalerweise nach einem Trauma) im/am äußeren Ohr.
Veränderte Sensibilität im Gesicht	Jede Veränderung des Empfindens im Gesichtsbereich.
Gesichtsschwellung	Schwellung des Gesichtes, begrenzt oder diffus.
Gerötetes Auge	Jede Rötung des Auges. Ein gerötetes Auge kann schmerzhaft oder schmerzfrei sein, die Rötung kann sich über das ganze Auge oder nur einen Teil erstrecken.

Halsschmerzen

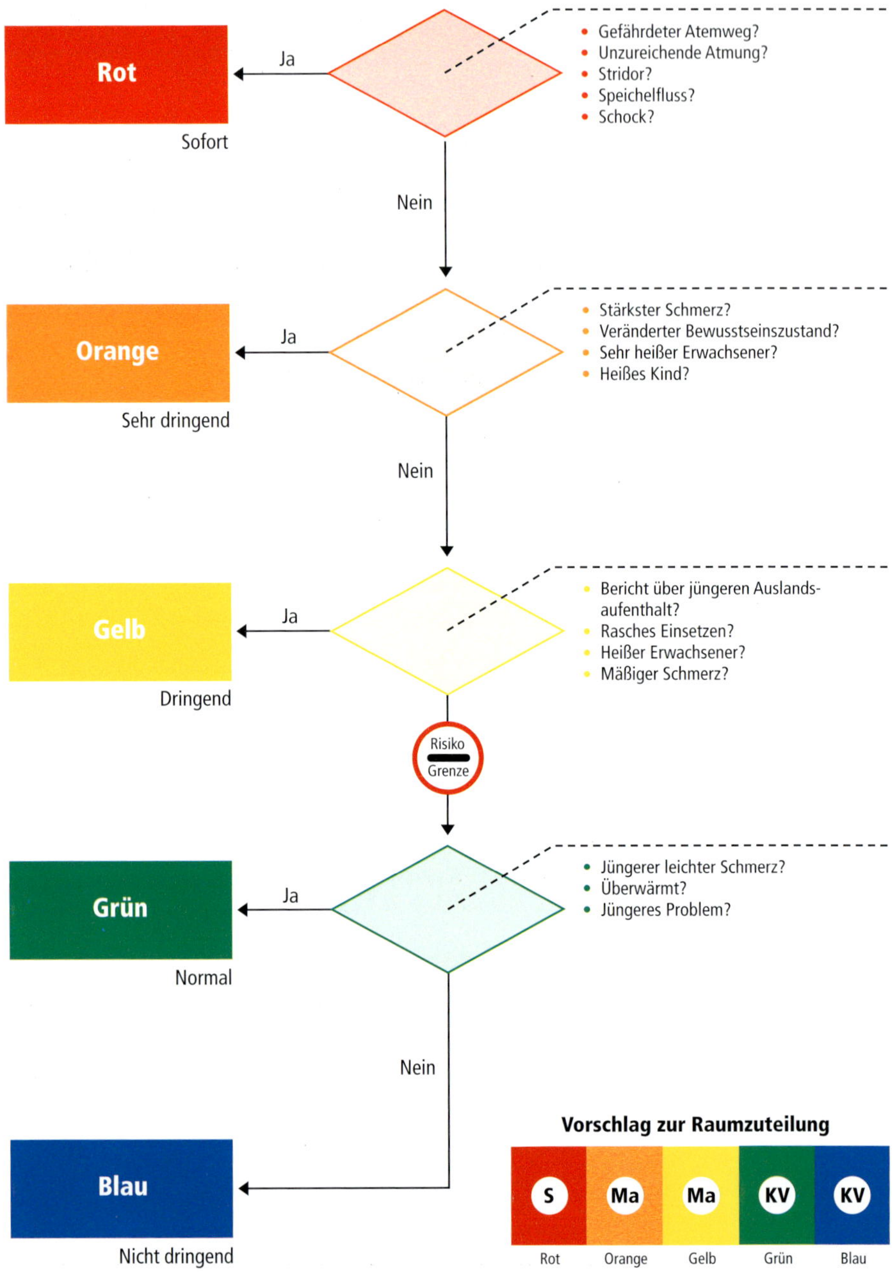

Tabelle 10-22: Anmerkungen zu «Halsschmerzen»

Hinweise zum Diagramm

Dieses Präsentationsdiagramm soll die Priorisierung von Patienten erlauben, die sich mit Halsschmerzen vorstellen. Da Probleme mit dem Hals Auswirkungen auf die Atemwege haben können, gibt es mehrere Gelegenheiten, bei denen dieses Leitsymptom zu einer hohen Dringlichkeitseinstufung führen kann. Die eingesetzten generellen Indikatoren decken Lebensgefahr, Schmerz und Temperatur ab. Die speziellen Indikatoren weisen auf das hohe Risiko ernsthafterer Erkrankungen hin.

Siehe auch: Unwohlsein bei Erwachsenen, Unwohlsein bei Kindern, Atemnot bei Erwachsenen, Atemnot bei Kindern

Spezielle Indikatoren	Erläuterungen
Stridor	Hierbei kann es sich um ein inspiratorisches und/oder ein expiratorisches Geräusch handeln. Am Besten zu hören ist er, wenn durch den offenen Mund geatmet wird.
Speichelfluss	Speichelfluss aus dem Mund, weil ein Schlucken nicht möglich ist.
Bericht über jüngeren Auslandsaufenthalt	Auslandsreise in jüngerer Zeit (innerhalb zwei Wochen!).
Rasches Einsetzen	Einsetzen innerhalb der letzten 12 Stunden.

Hautausschläge

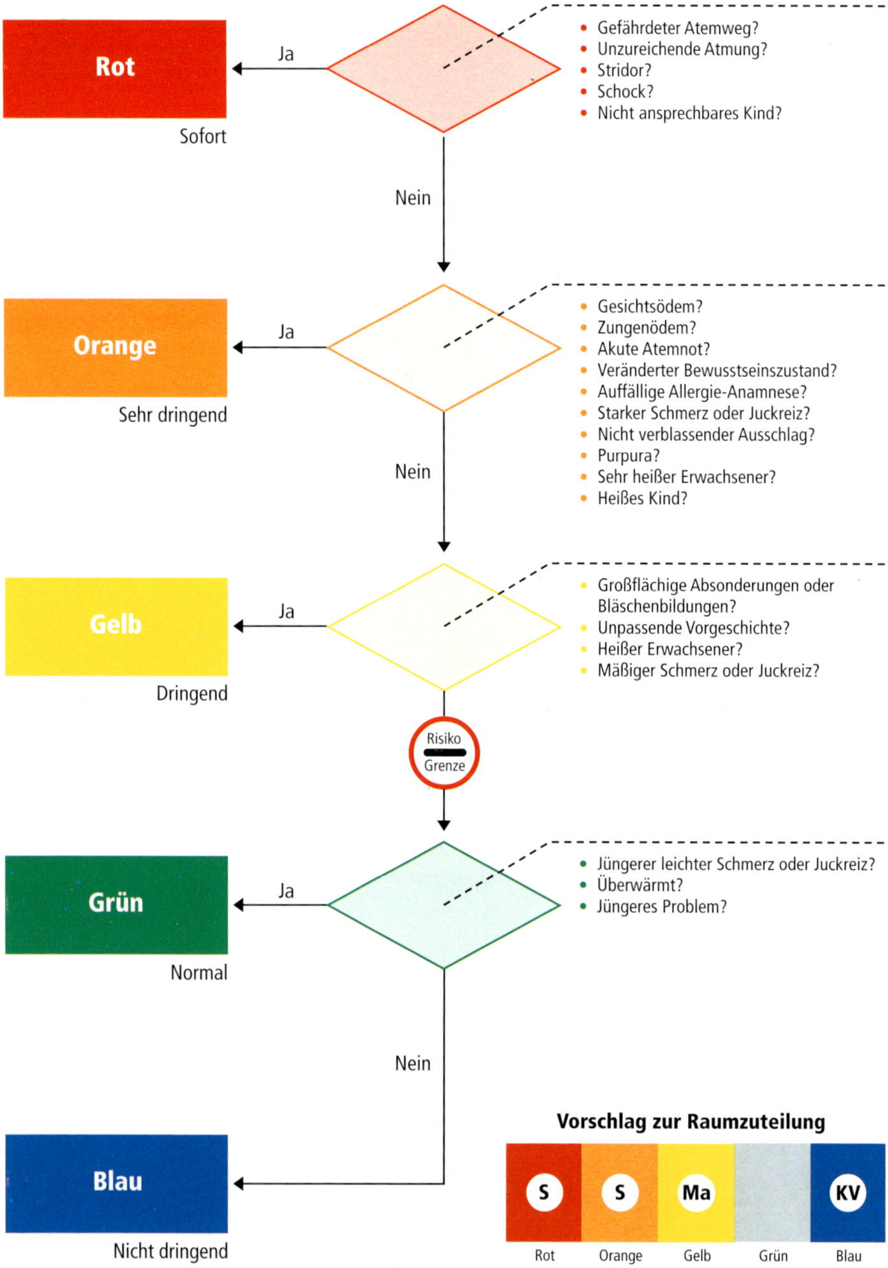

Tabelle 10-23: Anmerkungen zu «Hautausschläge»

Hinweise zum Diagramm

Dieses Diagramm ist durch die Präsentation des Patienten beim Eintreffen definiert. Ein Hautausschlag kann Zeichen einer schwerwiegenden Erkrankung wie einer Meningokokkensepsis sein, es kann aber auch Zeichen einer nicht akuten chronischen Erkrankung wie Psoriasis sein. In diesem Diagramm werden zwei generelle Indikatoren benutzt: Lebensgefahr und Temperatur. In den Dringlichkeitsstufe ORANGE und GELB ermöglichen mehrere spezielle Indikatoren die passende Priorisierung ernsterer Erkrankungen. So finden sich in ORANGE Purpura und Anzeichen einer anaphylaktischen Reaktion.

Siehe auch: Unwohlsein bei Erwachsenen, Unwohlsein bei Kindern, Allergie, Bisse und Stiche

Spezielle Indikatoren	Erläuterungen
Stridor	Hierbei kann es sich um ein inspiratorisches und/oder ein expiratorisches Geräusch handeln. Am Besten zu hören ist er, wenn durch den offenen Mund geatmet wird.
Gesichtsödem	Eine diffuse Schwellung des Gesicht, meist mit Beteiligung der Lippen.
Zungenödem	Eine Schwellung der Zunge jeden Ausmaßes.
Akute Atemnot	Plötzlich einsetzende Atemnot oder die plötzliche Verschlechterung einer chronischen Atemnot.
Auffällige Allergie-Anamnese	Eine bekannte Sensibilität mit schweren allergischen Reaktionen (z. B. gegen Nüsse oder Bienenstiche) ist auffällig.
Nicht verblassener Ausschlag	Ein Ausschlag, der auch bei Ausübung von Druck auf die Stelle nicht verblasst. Zum Testen kann ein Trinkglas auf die Haut gepresst werden, durch den Boden kann eine eventuelle Farbveränderung beobachtet werden.
Purpura	Ein Ausschlag an jedem Körperteil, der durch Mikroblutungen unter die Haut hervorgerufen wird. Ein solcher Ausschlag verblasst bei Druck auf die Stelle nicht.
Großflächige Absonderungen oder Bläschenbildungen	Jede Absonderung oder Bläschenbildung, die mehr als 10 % der Körperoberfläche betrifft.
Unpassende Vorgeschichte	Eine Vorgeschichte ist als unpassend anzusehen, wenn der behauptete Hergang die Verletzungen oder Erkrankungen nicht erklärt. Dies ist ein wichtiger Hinweis bei nicht unfallbedingten Verletzungen von verletzbaren Kindern und Erwachsenen und kann ein Zeichen für Missbrauch sein.

Herzklopfen

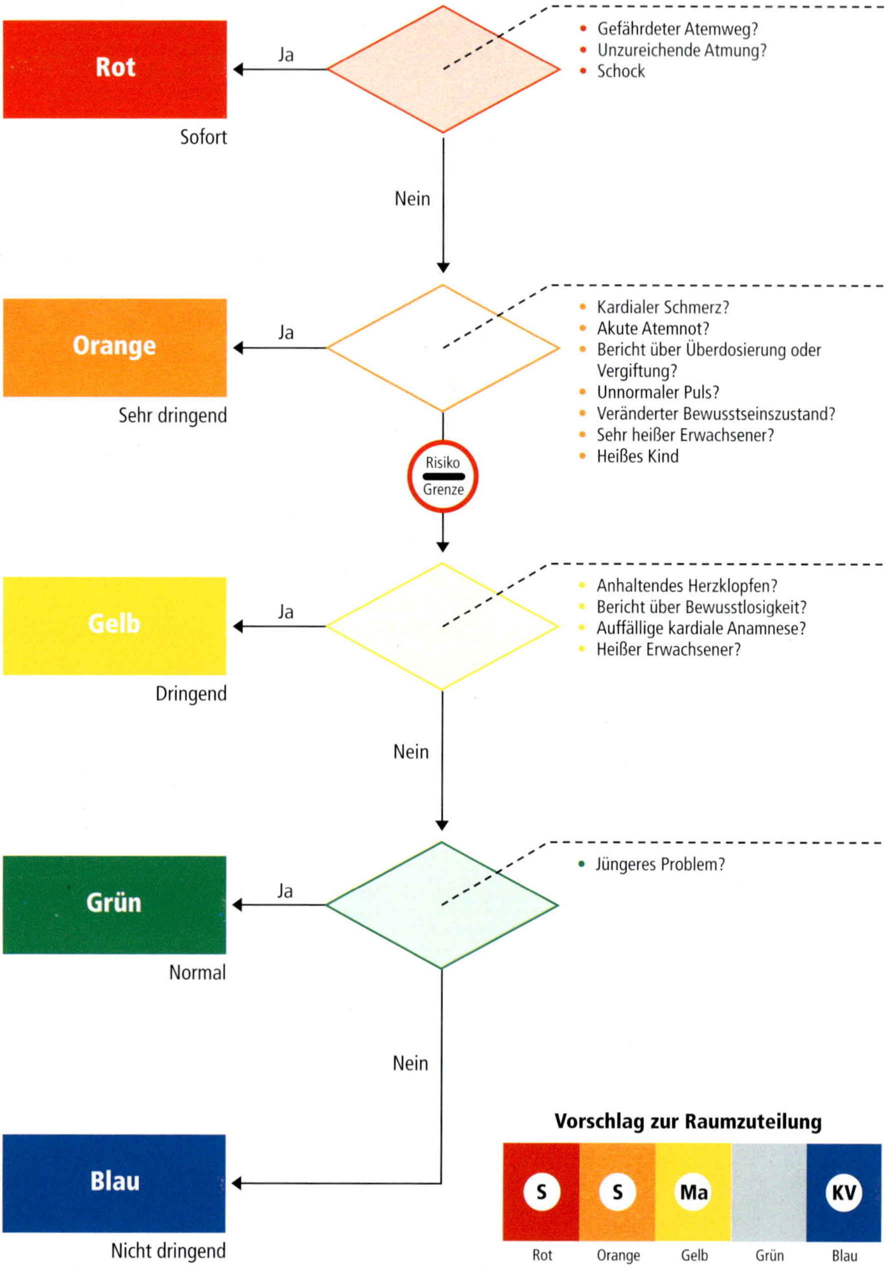

Tabelle 10-24: Anmerkungen zu «Herzklopfen»

Hinweise zum Diagramm
Dieses Präsentationsdiagramm wurde entwickelt, um die zutreffende Priorisierung von Patienten zu ermöglichen, die sich mit dem Empfinden des Herzklopfens oder Herzrasens vorstellen. Herzklopfen kann viele verschiedene Gründe haben, sie reichen von den Wirkungen einer ischämischen Herzerkrankung und anderen kardialen Abnormitäten bis hin zu Ängsten. Was auch immer die Ursache ist, es sind die Auswirkungen auf die Zirkulation und die Neigung zur Entwicklung lebensgefährlicher Arrhythmien, die die klinische Priorität des Patienten bestimmen. Das Diagramm ist so gestaltet, dass die Zuordnung der Zeichen und Symptome der kardialen Insuffizienz, wie auch der Hinweise auf mögliche Frühzeichen anderer ernsthafter kardialer Probleme, in die Kategorien ROT und ORANGE sichergestellt ist.

Siehe auch: Thoraxschmerz, Unwohlsein bei Erwachsenen, Kollabierter Erwachsener

Spezielle Indikatoren	**Erläuterungen**
Kardialer Schmerz	Wird klassisch als intensives dumpfes Engegefühl oder heftigster Schmerz retrosternal mit Ausstrahlung in den linken Arm oder den Hals beschrieben. Kann mit Schweißausbrüchen oder Erbrechen einhergehen.
Akute Atemnot	Plötzlich einsetzende Atemnot oder die plötzliche Verschlechterung einer chronischen Atemnot.
Bericht über Überdosierung oder Vergiftung	Diese Information kann von Dritten gegeben oder aber aus fehlenden Medikamenten hergeleitet werden.
Unnormaler Puls	Eine Bradykardie (< 60/min beim Erwachsenen), eine Tachykardie (> 120/min beim Erwachsenen) oder ein unregelmäßiger Rhythmus. Zur Benutzung bei Kindern sollten die Werte für Bradykardie und Tachykardie dem Alter entsprechend angepasst werden.
Anhaltendes Herzklopfen	Ein Gefühl des Herzrasens (oft auch als Flattern beschrieben), welches noch anhält.
Bericht über Bewusstlosigkeit	Unter Umständen gibt es Zeugen, die Aussagen zu einer eventuellen Bewusstlosigkeit (und ihrer Länge) machen können. Ist dies nicht der Fall, so sollte bei Patienten, die sich nicht an das Vorgefallene erinnern können, von einem Zustand nach Bewusstlosigkeit ausgegangen werden.
Auffällige kardiale Anamnese	Als auffällige kardiale Anamnesen gelten bei dem Patienten bekannte wiederkehrende Rhythmusstörung mit lebensbedrohlichen Auswirkungen, sowie alle anderen bekannten kardialen Störungen, die zu schneller Verschlechterung neigen.

Hinkendes Kind

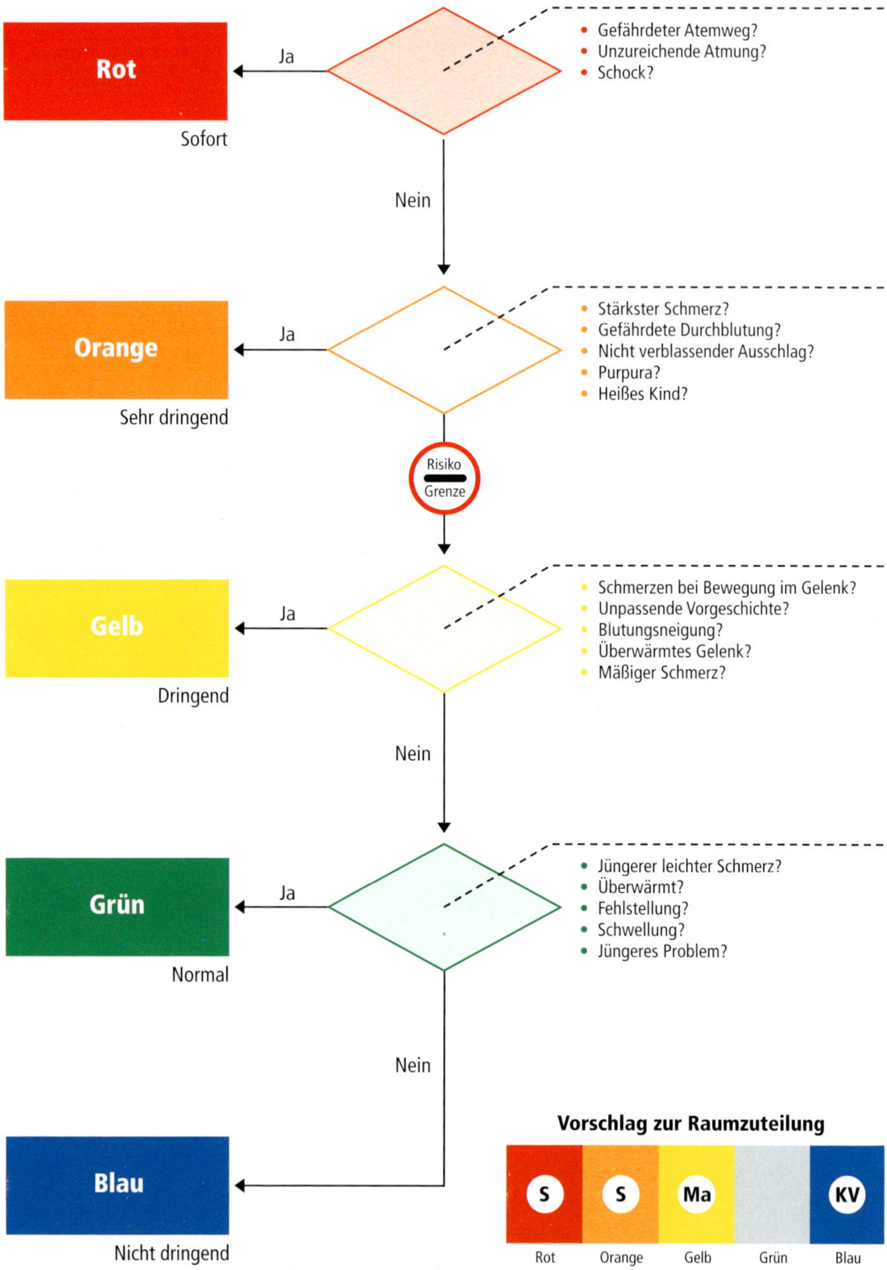

Tabelle 10-25: Anmerkungen zu «Hinkendes Kind»

Hinweise zum Diagramm

Dieses Diagramm ist auf die Präsentation des kindlichen Patienten beim Eintreffen bezogen. Das Hinken des Kindes kann auf alles Mögliche – von einer minimalen Weichteilverletzung an Fuß oder Knöchel bis zu einer septischen Hüftgelenksarthritis – zurückzuführen sein. Dieses Diagramm soll die zutreffende Eingruppierung solcher Kinder ermöglichen. Die generellen Indikatoren beinhalten Lebensgefahr, Schmerz und Temperatur. Die speziellen Indikatoren sind so angelegt, dass die Kinder zügig identifiziert werden können, deren ernsthafteres Krankheitsbild eine Bedrohung distaler Funktionen darstellt oder deren Hinken ein Hinweis auf eine systemische Erkrankung ist.

Die Risikogrenze liegt zwischen ORANGE und GELB, dadurch können keine Kinder in GELB, GRÜN oder BLAU eingeteilt werden, ohne dass die bei ROT und ORANGE beschriebeneren speziellen und generellen Indikatoren explizit ausgeschlossen worden sind. Dieses Vorgehen kann mehr Zeit kosten, als für eine normale Ersteinschätzung zur Verfügung steht.

Siehe auch: Extremitätenprobleme

Spezielle Indikatoren	Erläuterungen
Gefährdete Durchblutung	Hierbei handelt es sich um eine Kombination aus Blässe, Kälte, veränderter Sensibilität und Schmerzen, bei vorhandenem oder fehlendem Puls distal der Verletzung.
Nicht verblassener Ausschlag	Ein Ausschlag, der auch bei Ausübung von Druck auf die Stelle nicht verblasst. Zum Testen kann ein Trinkglas auf die Haut gepresst werden, durch den Boden kann eine eventuelle Farbveränderung beobachtet werden.
Purpura	Ein Ausschlag an jedem Körperteil, der durch Mikroblutungen unter die Haut hervorgerufen wird. Ein solcher Ausschlag verblasst bei Druck auf die Stelle nicht.
Schmerzen bei Bewegung im Gelenk	Bewegungsschmerz im Gelenk kann sowohl bei aktiven (Patient) wie bei passiven (Untersucher) Bewegungen auftreten.
Unpassende Vorgeschichte	Eine Vorgeschichte ist als unpassend anzusehen, wenn der behauptete Hergang die Verletzungen oder Erkrankungen nicht erklärt. Dies ist ein wichtiger Hinweis bei nicht unfallbedingten Verletzungen von verletzbaren Kindern und Erwachsenen und kann ein Zeichen für Missbrauch sein.
Blutungsneigung	Angeborene oder erworbene Blutungsneigung.
Überwärmtes Gelenk	Jede Überwärmung im Bereich des Gelenkes gilt. Geht oft mit einer lokalen Rötung einher.
Fehlstellung	Hierbei handelt es sich um einen subjektiven Eindruck. Gemeint sind unnormale Winkel oder Rotationen.
Schwellung	Unnormale Größenzunahme.

Hodenschmerz

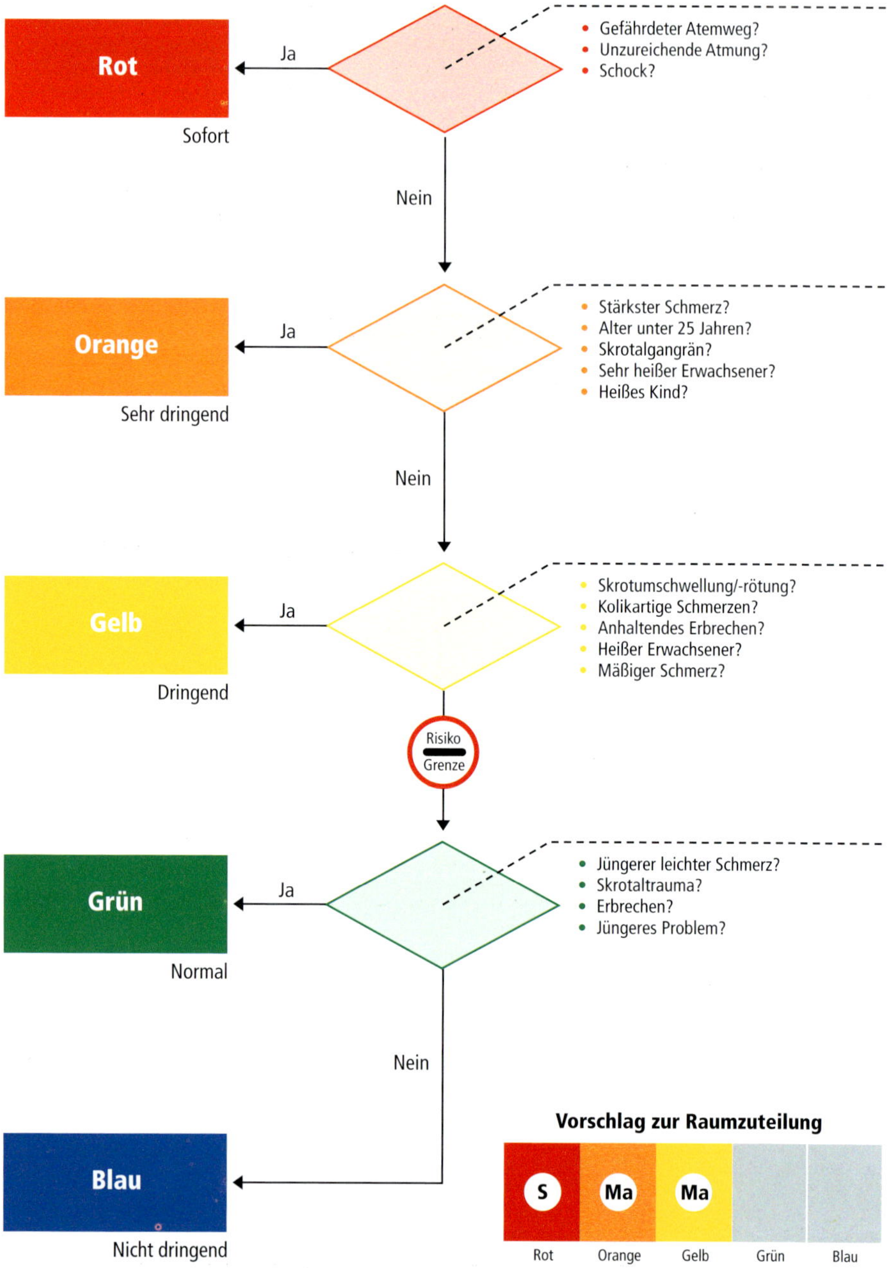

Tabelle 10-26: Anmerkungen zu «Hodenschmerz»

Hinweise zum Diagramm

Dieses Diagramm ist auf die Präsentation des Patienten beim Eintreffen bezogen. Schmerzen in den Hoden können verschiedene Ursachen haben, die höchste Behandlungsdringlichkeit weist die Hodentorsion auf. Es werden verschiedene generelle Indikatoren inklusive Lebensgefahr, Schmerz und Temperatur benutzt. Die speziellen Indikatoren weisen in der Dringlichkeitsstufe ORANGE auf Patienten hin, die eine Hodentorsion haben, beziehungsweise bei denen hierfür ein hohes Risiko (jünger als 25 Jahre) besteht, sowie auf solche mit ernsthaften Infektionen.

Siehe auch: Abdominelle Schmerzen bei Erwachsenen

Spezielle Indikatoren	Erläuterungen
Alter unter 25 Jahre	Patient ist 25 Jahre alt oder jünger.
Skrotalgangrän	Abgestorbene schwarze Haut im Bereich des Skrotums und der Leiste. Ein beginnendes Gangrän kann anfänglich wie eine zweit- oder drittgradige Verbrennung mit oder ohne Hautabschilferungen wirken.
Skrotumschwellung/-rötung	Eine Rötung und Schwellung im Bereich des Skrotums.
Kolikartige Schmerzen	Schmerzen, die wellenförmig auftreten und abklingen. Nierenkoliken treten in Intervallen von etwa 20 Minuten auf.
Anhaltendes Erbrechen	Erbrechen, das kontinuierlich oder ohne Ruhepause auftritt.
Skrotaltrauma	Jedes physisches Trauma der letzten sieben Tage mit Beteiligung des Skrotums.

Irritiertes (auffälliges) Kind

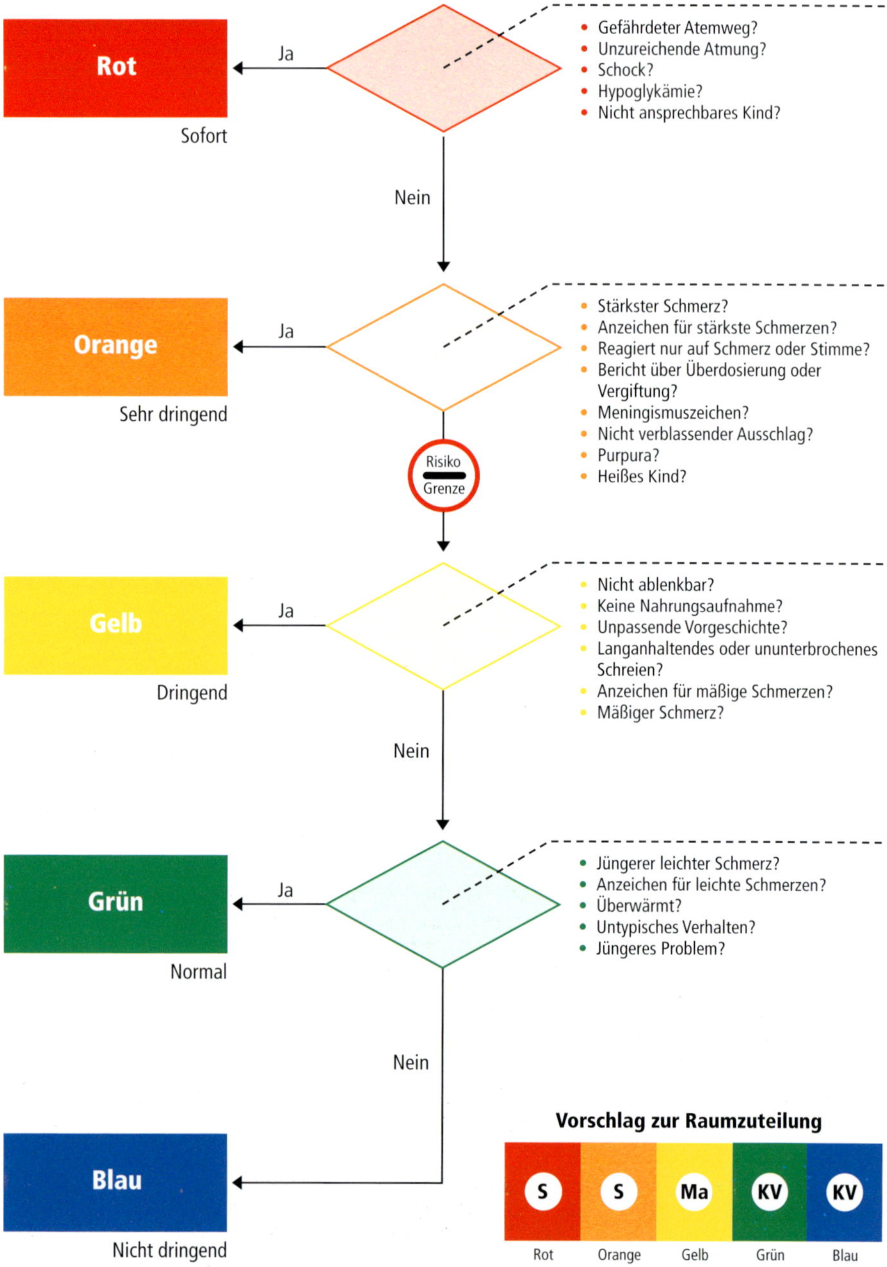

Tabelle 10-27: Anmerkungen zu «Irritiertes (auffälliges) Kind»

Hinweise zum Diagramm

Dieses Diagramm bezieht sich auf die Präsentation des kindlichen Patienten beim Eintreffen. Es ist auf die Benutzung bei Kindern ab einem Jahr ausgerichtet. Die Auffälligkeit des Kindes kann sich in Verärgerung, Wut, Angst und ähnlichen Erscheinungen äußern. Es werden mehrere generellen Indikatoren inklusive Lebensgefahr, Bewusstsein und Schmerz benutzt. Die speziellen Indikatoren beinhalten solche, die das Erkennen spezifischerer Krankheitsbilder, wie einer Sepsis, ermöglichen oder auf eine möglicherweise vorhandene ernsthafte Erkrankung hindeuten. Die Risikogrenze liegt zwischen ORANGE und GELB, dadurch kann kein Kind in GELB, GRÜN oder BLAU eingestuft werden, solange nicht die speziellen und generellen Indikatoren unter ROT und ORANGE explizit ausgeschlossen worden sind. Dieses Vorgehen kann mehr Zeit kosten, als für eine normale Ersteinschätzung zur Verfügung steht.

Siehe auch: Schreiendes Baby, Unwohlsein bei Kindern, Besorgte Eltern

Spezielle Indikatoren	Erläuterungen
Hypoglykämie	Ein Blutzuckerspiegel unter 3 mmol/l (= 54 mg/dl).
Anzeichen für stärkste Schmerzen	Kleinkinder und Babys mit stärksten Schmerzen können sich nicht ausdrücken. Sie werden im Allgemeinen ununterbrochen schreien, untröstbar und tachykard sein. Sie können außerdem Zeichen wie Blässe und Schwitzen zeigen.
Bericht über Überdosierung oder Vergiftung	Diese Information kann von Dritten gegeben oder aber aus fehlenden Medikamenten hergeleitet werden.
Meningismuszeichen	Klassisch Nackensteifigkeit in Verbindung mit Kopfschmerzen und Photophobie (lichtscheu).
Nicht verblassener Ausschlag	Ein Ausschlag, der auch bei Ausübung von Druck auf die Stelle nicht verblasst. Zum Testen kann ein Trinkglas auf die Haut gepresst werden, durch den Boden kann eine eventuelle Farbveränderung beobachtet werden.
Purpura	Ein Ausschlag an jedem Körperteil, der durch Mikroblutungen unter die Haut hervorgerufen wird. Ein solcher Ausschlag verblasst bei Druck auf die Stelle nicht.
Nicht ablenkbar	Kinder, die aufgrund ihrer Schmerzen oder aus anderen Gründen so unruhig sind, dass sie durch Gespräche oder Spielen nicht abgelenkt werden können, erfüllen diese Bedingung.
Keine Nahrungsaufnahme	Das Kind nimmt keine feste oder flüssige (je nach Alter) Nahrung zu sich. Wenn ein Kind zwar Nahrung zu sich nimmt, aber regelmäßig sofort wieder erbricht, kann es dieses Kriterium auch erfüllen.
Unpassende Vorgeschichte	Eine Vorgeschichte ist als unpassend anzusehen, wenn der behauptete Hergang die Verletzungen oder Erkrankungen nicht erklärt. Dies ist ein wichtiger Hinweis bei nicht unfallbedingten Verletzungen von verletzbaren Kindern und Erwachsenen und kann ein Zeichen für Missbrauch sein.
Langanhaltendes oder ununterbrochenes Schreien	Ein Kind, welches seit zwei Stunden oder mehr ununterbrochen geschrieen hat, erfüllt dieses Kriterium.
Anzeichen für mäßige Schmerzen	Kleinkinder und Babys mit mäßigen Schmerzen können sich nicht ausdrücken. Sie werden im Allgemeinen zeitweise schreien, oft lassen sie sich für einen Zeitraum trösten.
Untypisches Verhalten	Ein Kind, das sich auf eine Weise benimmt, die in der gegebenen Situation bei ihm nicht üblich ist. Diese Angabe wird oft von Betreuungspersonen gemacht. Solche Kinder werden oft als aufsässig oder «aus der Art geschlagen» bezeichnet.

Körperstammverletzung

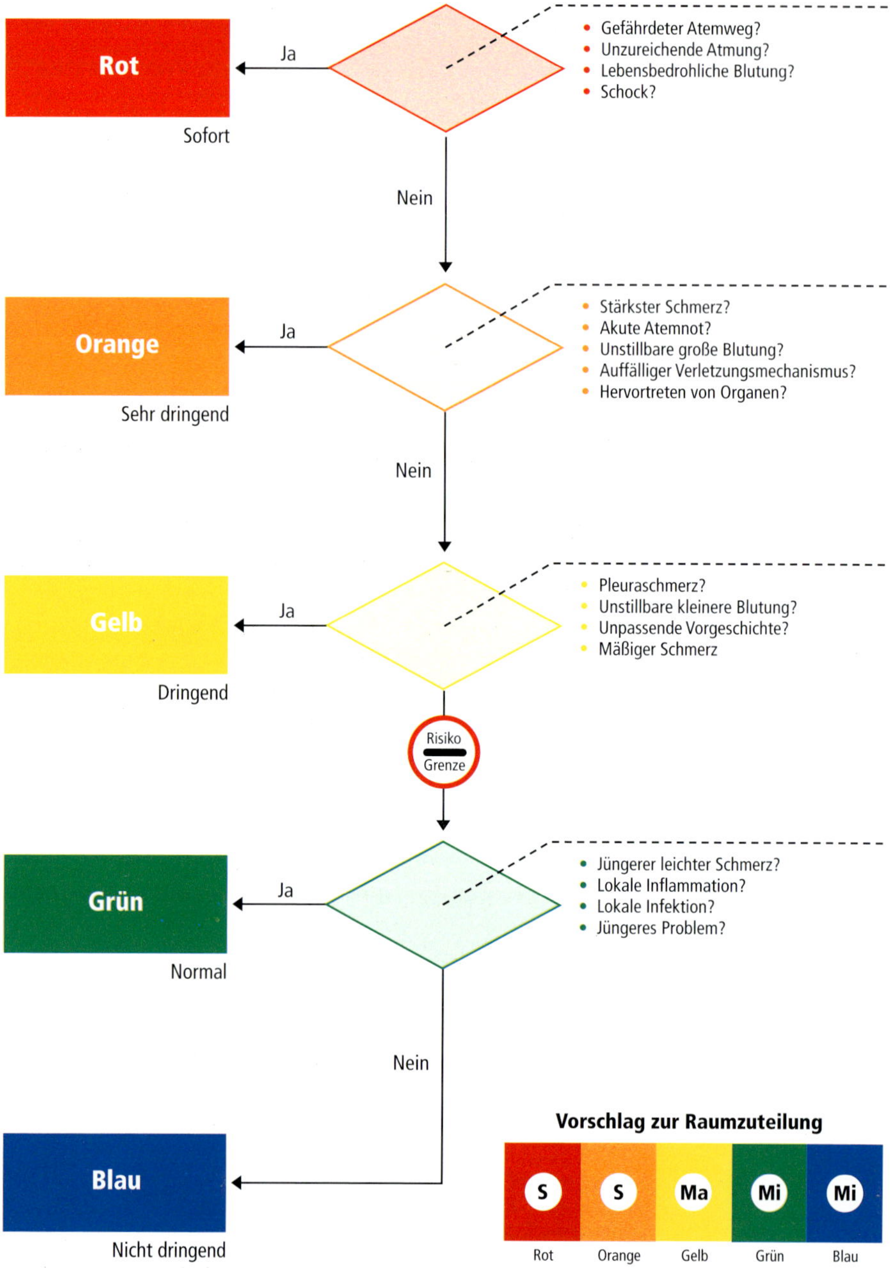

Tabelle 10-28: Anmerkungen zu «Körperstammverletzung»

Hinweise zum Diagramm

Dieses durch die Präsentation des Patienten definierte Diagramm soll die genaue Priorisierung von Patienten erlauben, die eine Verletzung an Vorder- oder Rückseite von Thorax oder Abdomen erlitten haben. Die generellen Indikatoren beinhalten Lebensgefahr, Blutverlust und Schmerz. Die speziellen Indikatoren ermöglichen eine Identifizierung der Patienten, die an wenig offensichtlichen, aber schwerwiegenden, inneren Verletzungen leiden. Dies beinhaltet Patienten mit einer akuten Atemnot und solche mit der Möglichkeit eines auffälligen Unfallgeschehens.

Siehe auch: Schweres Trauma, Angriff (Zustand nach), Wunden

Spezielle Indikatoren	Erläuterungen
Akute Atemnot	Plötzlich einsetzende Atemnot oder die plötzliche Verschlechterung einer chronischen Atemnot.
Auffälliger Verletzungsmechanismus	Penetrierende Verletzungen (Stich- oder Schussverletzungen) und Verletzungen mit hoher Energiezuführung wie Stürze aus großer Höhe und Verkehrsunfälle mit hoher Geschwindigkeit (über 65 km/h) gelten als auffällig, dasselbe gilt beim Herausschleudern aus dem Fahrzeug, dem Tod anderer Unfallbeteiligten oder auffälligen Verformungen des Fahrzeugs.
Pleuraschmerz	Ein scharfer, örtlich begrenzter Schmerz im Thorax, der sich durch Atmen, Husten oder Niesen verschlimmert.
Unpassende Vorgeschichte	Eine Vorgeschichte ist als unpassend anzusehen, wenn der behauptete Hergang die Verletzungen oder Erkrankungen nicht erklärt. Dies ist ein wichtiger Hinweis bei nicht unfallbedingten Verletzungen von verletzbaren Kindern und Erwachsenen und kann ein Zeichen für Missbrauch sein.
Lokale Inflammation	Die lokale Inflammation schließt Schmerz, Schwellung und Rötung eines bestimmten Gebietes oder einer bestimmten Stelle ein.
Lokale Infektion	Eine lokale Infektion manifestiert sich üblicherweise als Inflammation (Schmerz, Schwellung und Rötung), die auf ein bestimmtes Gebiet oder Stelle beschränkt ist, mit oder ohne Ansammlung von Eiter.

Kollabierter Erwachsener

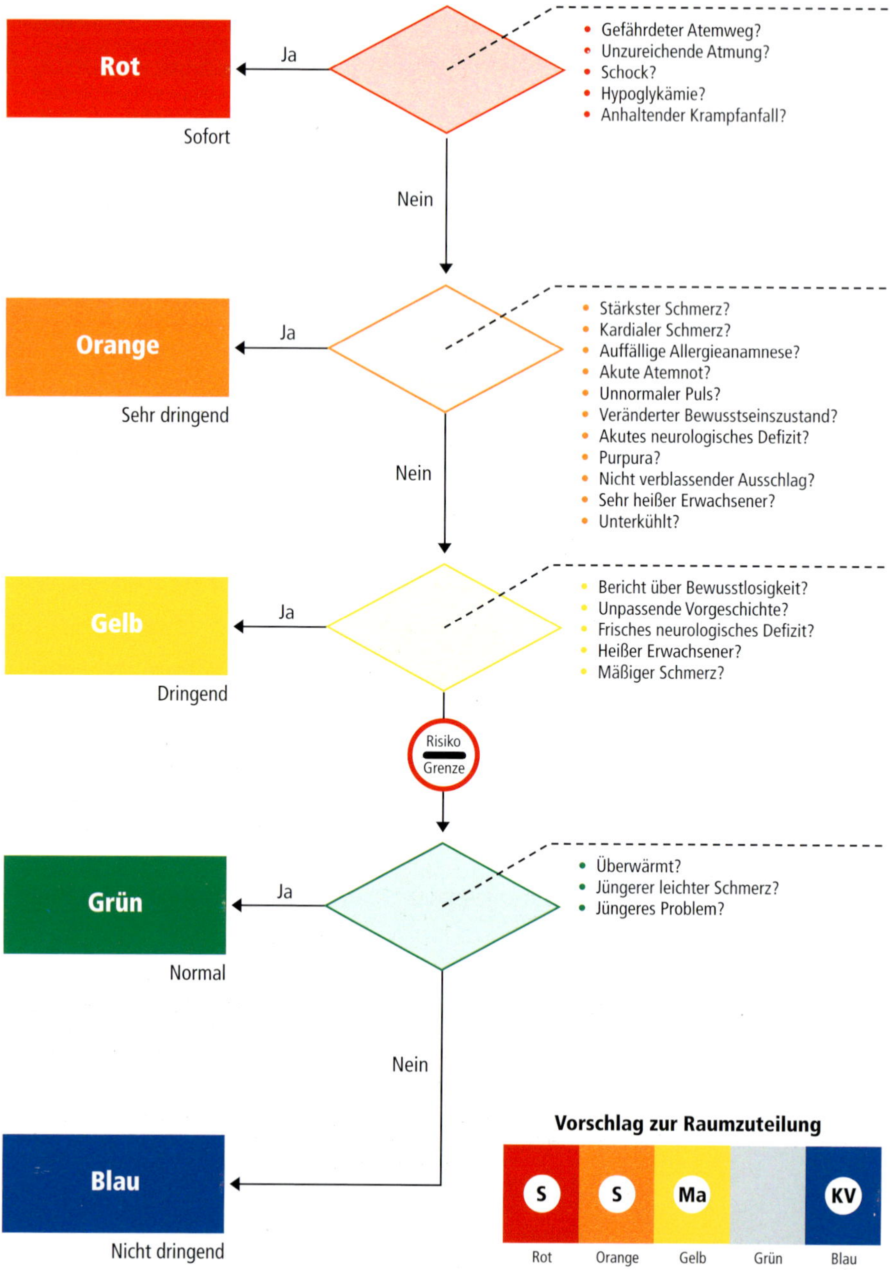

Tabelle 10-29: Anmerkungen zu «Kollabierter Erwachsener»

Hinweise zum Diagramm

Dieses Diagramm ist auf die Präsentation des Patienten beim Eintreffen bezogen. Die Vorstellung nach einem Kollaps ist in einer Notaufnahme keine Seltenheit, dieses Diagramm soll die schnelle Beurteilung derartiger Patienten ermöglichen. Die generellen Indikatoren decken Lebensgefahr, Bewusstsein, Schmerz und Temperatur ab. Verschiedene spezielle Indikatoren sollen die Identifizierung oder den Ausschluss schwerwiegenderer Erkrankungen ermöglichen. Wie in allen Diagrammen werden Erkrankungen gezielt hoch eingruppiert, die (wie der Myokardinfarkt) von einem frühen Behandlungsbeginn profitieren werden.

Siehe auch: Krampfanfall, Unwohlsein bei Erwachsenen, Betrunkener Eindruck, Stürze

Spezielle Indikatoren	Erläuterungen
Hypoglykämie	Ein Blutzuckerspiegel unter 3 mmol/l (= 54 mg/dl).
Kardialer Schmerz	Wird klassisch als intensives dumpfes Engegefühl oder heftigster Schmerz retrosternal mit Ausstrahlung in den linken Arm oder den Hals beschrieben. Kann mit Schweißausbrüchen oder Erbrechen einhergehen.
Auffällige Allergie-Anamnese	Eine bekannte Sensibilität mit schweren allergischen Reaktionen (z. B. gegen Nüsse oder Bienenstiche) ist auffällig.
Akute Atemnot	Plötzlich einsetzende Atemnot oder die plötzliche Verschlechterung einer chronischen Atemnot.
Unnormaler Puls	Eine Bradykardie (< 60/min beim Erwachsenen), eine Tachykardie (> 120/min beim Erwachsenen) oder ein unregelmäßiger Rhythmus. Zur Benutzung bei Kindern sollten die Werte für Bradykardie und Tachykardie dem Alter entsprechend angepasst werden.
Akutes neurologisches Defizit	Jeder Verlust neurologischer Funktionen, der innerhalb der letzten 24 Stunden aufgetreten ist. Dies kann Veränderung oder Verlust der Sensibilität, Extremitätenschwäche (entweder vorübergehend oder permanent), sowie Veränderungen in der Fähigkeit, Urin- oder Stuhlabgang zu kontrollieren, beinhalten.
Purpura	Ein Ausschlag an jedem Körperteil, der durch Mikroblutungen unter die Haut hervorgerufen wird. Ein solcher Ausschlag verblasst bei Druck auf die Stelle nicht.
Nicht verblassener Ausschlag	Ein Ausschlag, der auch bei Ausübung von Druck auf die Stelle nicht verblasst. Zum Testen kann ein Trinkglas auf die Haut gepresst werden, durch den Boden kann eine eventuelle Farbveränderung beobachtet werden.
Bericht über Bewusstlosigkeit	Unter Umständen gibt es Zeugen, die Aussagen zu einer eventuellen Bewusstlosigkeit (und ihrer Länge) machen können. Sollte dies nicht der Fall sein, so sollte bei Patienten, die sich nicht an das Vorgefallene erinnern können, von einem Zustand nach Bewusstlosigkeit ausgegangen werden.
Unpassende Vorgeschichte	Eine Vorgeschichte ist als unpassend anzusehen, wenn der behauptete Hergang die Verletzungen oder Erkrankungen nicht erklärt. Dies ist ein wichtiger Hinweis bei nicht unfallbedingten Verletzungen von verletzbaren Kindern und Erwachsenen und kann ein Zeichen für Missbrauch sein.
Frisches neurologisches Defizit	Dies beinhaltet alle Veränderungen oder Verlust der Sensibilität, Extremitätenschwäche (entweder vorübergehend oder permanent) sowie Veränderungen in der Fähigkeit, Urin oder Stuhlgang zu kontrollieren.

Kopfschmerz

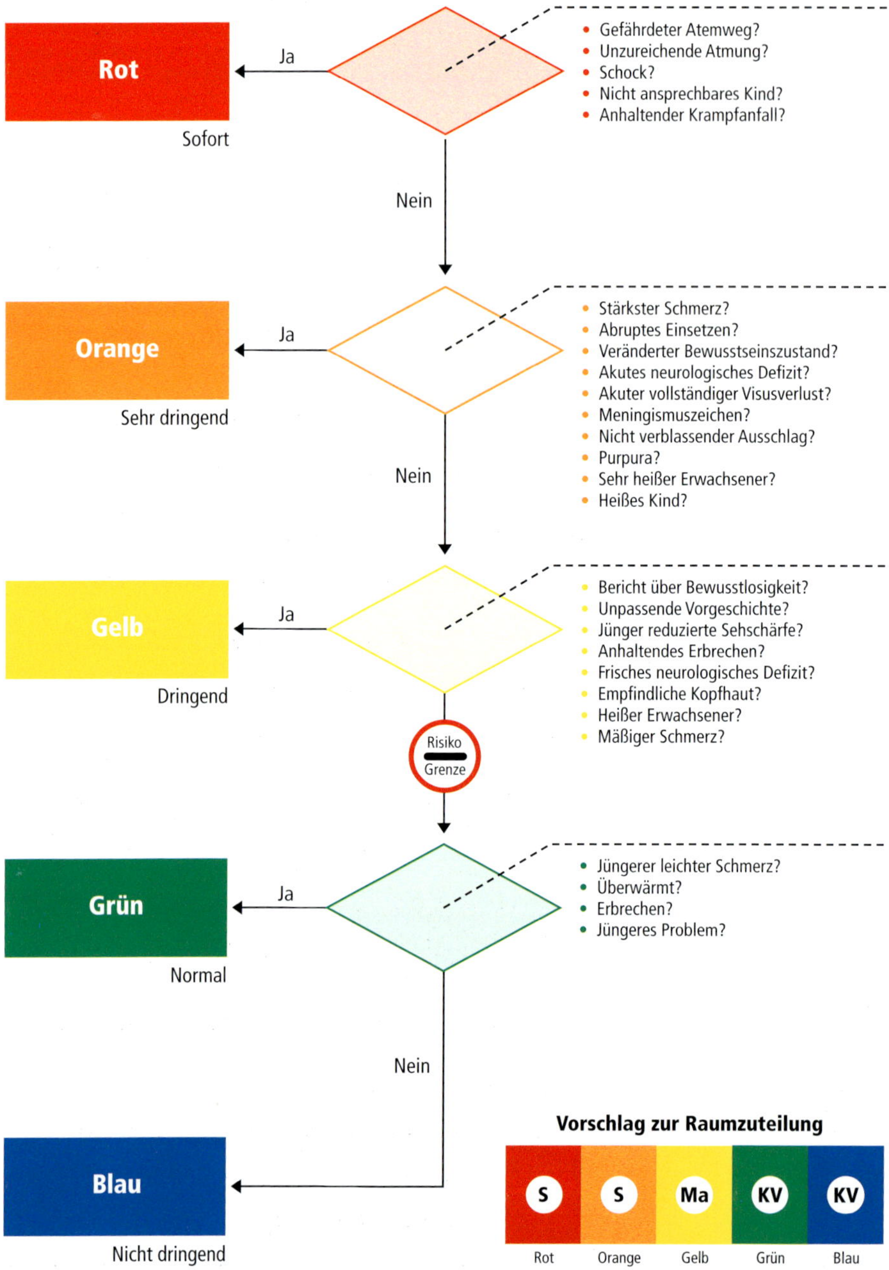

Tabelle 10-30: Anmerkungen zu «Kopfschmerz»

Hinweise zum Diagramm

Dieses Diagramm ist zur Beurteilung von Patienten gedacht, die sich mit Kopfschmerz in der Notaufnahme vorstellen. Viele Krankheitsbilder weisen als Symptom Kopfschmerzen auf, einige davon erfordern eine schnelle Behandlung. Unter den generellen Indikatoren sind Lebensgefahr, Bewusstsein, Schmerz und Temperatur. Die speziellen Indikatoren sollen auf schwere Fälle wie eine Subarachnoidalblutung oder eine Meningokokkeninfektion hinweisen. Frische neurologische Zeichen oder Symptome weisen, wie auch die Reduktion der Sehschärfe und die empfindliche Kopfhaut, auf die Notwendigkeit einer dringenden klinischen Beurteilung hin.

Siehe auch: Kopfverletzung, Nackenschmerz

Spezielle Indikatoren	Erläuterungen
Anhaltender Krampfanfall	Patienten in einem tonischen oder klonischen Zustand eines Grand-Mal-Anfalls und Patienten, die gerade einen partiellen Krampfanfall erleiden, fallen in diese Kategorie.
Abruptes Einsetzen	Einsetzen innerhalb von Sekunden oder Minuten. Kann zum Erwachen aus dem Schlaf führen.
Akutes neurologisches Defizit	Jeder Verlust neurologischer Funktionen, der innerhalb der letzten 24 Stunden aufgetreten ist. Dies kann Veränderung oder Verlust der Sensibilität, Extremitätenschwäche (entweder vorübergehend oder permanent), sowie Veränderungen in der Fähigkeit, Urin- oder Stuhlabgang zu kontrollieren, beinhalten.
Akuter vollständiger Visusverlust	Visusverlust eines oder beider Augen innerhalb der vorangegangenen 24 Stunden ohne spätere Wiederherstellung des normalen Sehvermögens.
Meningismuszeichen	Klassisch Nackensteifigkeit in Verbindung mit Kopfschmerzen und Photophobie (lichtscheu).
Nicht verblassener Ausschlag	Ein Ausschlag, der auch bei Ausübung von Druck auf die Stelle nicht verblasst. Zum Testen kann ein Trinkglas auf die Haut gepresst werden, durch den Boden kann eine eventuelle Farbveränderung beobachtet werden.
Purpura	Ein Ausschlag an jedem Körperteil, der durch Mikroblutungen unter die Haut hervorgerufen wird. Ein solcher Ausschlag verblasst bei Druck auf die Stelle nicht.
Bericht über Bewusstlosigkeit	Unter Umständen gibt es Zeugen, die Aussagen zu einer eventuellen Bewusstlosigkeit (und ihrer Länge) machen können. Sollte dies nicht der Fall sein, so sollte bei Patienten, die sich nicht an das Vorgefallene erinnern können, von einem Zustand nach Bewusstlosigkeit ausgegangen werden.
Unpassende Vorgeschichte	Eine Vorgeschichte ist als unpassend anzusehen, wenn der behauptete Hergang die Verletzungen oder Erkrankungen nicht erklärt. Dies ist ein wichtiger Hinweis bei nicht unfallbedingten Verletzungen von verletzbaren Kindern und Erwachsenen und kann ein Zeichen für Missbrauch sein.
Jünger reduzierte Sehschärfe	Jede Abnahme der (korrigierten) Sehschärfe innerhalb der letzten sieben Tage.
Anhaltendes Erbrechen	Erbrechen, das kontinuierlich oder ohne Ruhepause auftritt.
Frisches neurologisches Defizit	Dies beinhaltet alle Veränderung oder Verlust der Sensibilität, Extremitätenschwäche (entweder vorübergehend oder permanent), sowie Veränderungen in der Fähigkeit, Urin- oder Stuhlabgang zu kontrollieren.
Empfindliche Kopfhaut	Empfindlichkeit beim Abtasten der Temporalregion (besonders über der Arteria temporalis).

Kopfverletzung

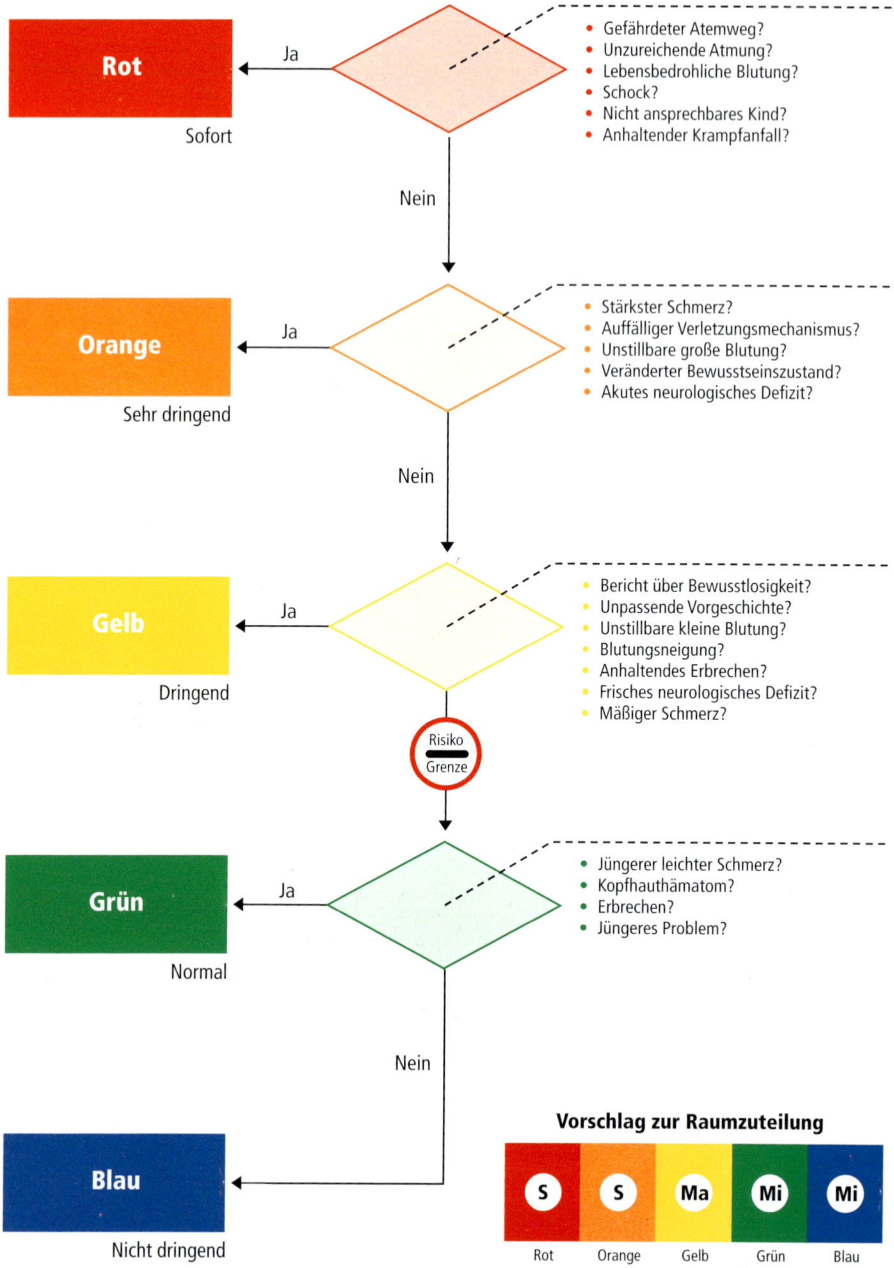

Tabelle 10-31: Anmerkungen zu «Kopfverletzung»

Hinweise zum Diagramm
Dieses Diagramm dient der Beurteilung von Patienten, die sich mit einer Kopfverletzung in der Notaufnahme einfinden. Verletzungen des Kopfes treten sehr häufig auf, ihre Schwere reicht von lebensbedrohlichen extraduralen Blutungen bis hin zu kleineren Verletzungen der Kopfhaut. Es werden mehrere generellen Indikatoren benutzt inklusive Lebensgefahr, Bewusstsein (sowohl bei Erwachsenen als auch bei Kindern), Blutverlust und Schmerz. Spezielle Indikatoren dienen dazu, Patienten mit einem auffälligen Verletzungsmechanismus oder der Entwicklung neurologischer Zeichen und Symptome einer höheren Dringlichkeitsstufe zuzuordnen.

Siehe auch: Kopfschmerzen, Nackenschmerz, Krampfanfall

Spezielle Indikatoren	Erläuterungen
Anhaltender Krampfanfall	Patienten in einem tonischen oder klonischen Zustand eines Grand-Mal-Anfalls und Patienten, die gerade einen partiellen Krampfanfall erleiden, fallen in diese Kategorie.
Auffälliger Verletzungsmechanismus	Penetrierende Verletzungen (Stich- oder Schussverletzungen) und Verletzungen mit hoher Energiezuführung wie Stürze aus großer Höhe und Verkehrsunfälle mit hoher Geschwindigkeit (über 65 km/h) gelten als auffällig, dasselbe gilt beim Herausschleudern aus dem Fahrzeug, dem Tod anderer Unfallbeteiligten oder auffälligen Verformungen des Fahrzeugs.
Akutes neurologisches Defizit	Jeder Verlust neurologischer Funktionen, der innerhalb der letzten 24 Stunden aufgetreten ist. Dies kann Veränderung oder Verlust der Sensibilität, Extremitätenschwäche (entweder vorübergehend oder permanent), sowie Veränderungen in der Fähigkeit, Urin- oder Stuhlabgang zu kontrollieren, beinhalten.
Bericht über Bewusstlosigkeit	Unter Umständen gibt es Zeugen, die Aussagen zu einer eventuellen Bewusstlosigkeit (und ihrer Länge) machen können. Sollte dies nicht der Fall sein, so sollte bei Patienten, die sich nicht an das Vorgefallene erinnern können, von einem Zustand nach Bewusstlosigkeit ausgegangen werden.
Unpassende Vorgeschichte	Eine Vorgeschichte ist als unpassend anzusehen, wenn der behauptete Hergang die Verletzungen oder Erkrankungen nicht erklärt. Dies ist ein wichtiger Hinweis bei nicht unfallbedingten Verletzungen von verletzbaren Kindern und Erwachsenen und kann ein Zeichen für Missbrauch sein.
Blutungsneigung	Angeborene oder erworbene Blutungsneigung.
Anhaltendes Erbrechen	Erbrechen, das kontinuierlich oder ohne Ruhepause auftritt.
Frisches neurologisches Defizit	Dies beinhaltet alle Veränderung oder Verlust der Sensibilität, Extremitätenschwäche (entweder vorübergehend oder permanent), sowie Veränderungen in der Fähigkeit, Urin- oder Stuhlabgang zu kontrollieren.
Kopfhauthämatom	Ein geschwollener, gequetschter Bereich der Kopfhaut (Quetschungen unterhalb des vorderen Haaransatzes gehören zur Stirn).

Krampfanfall

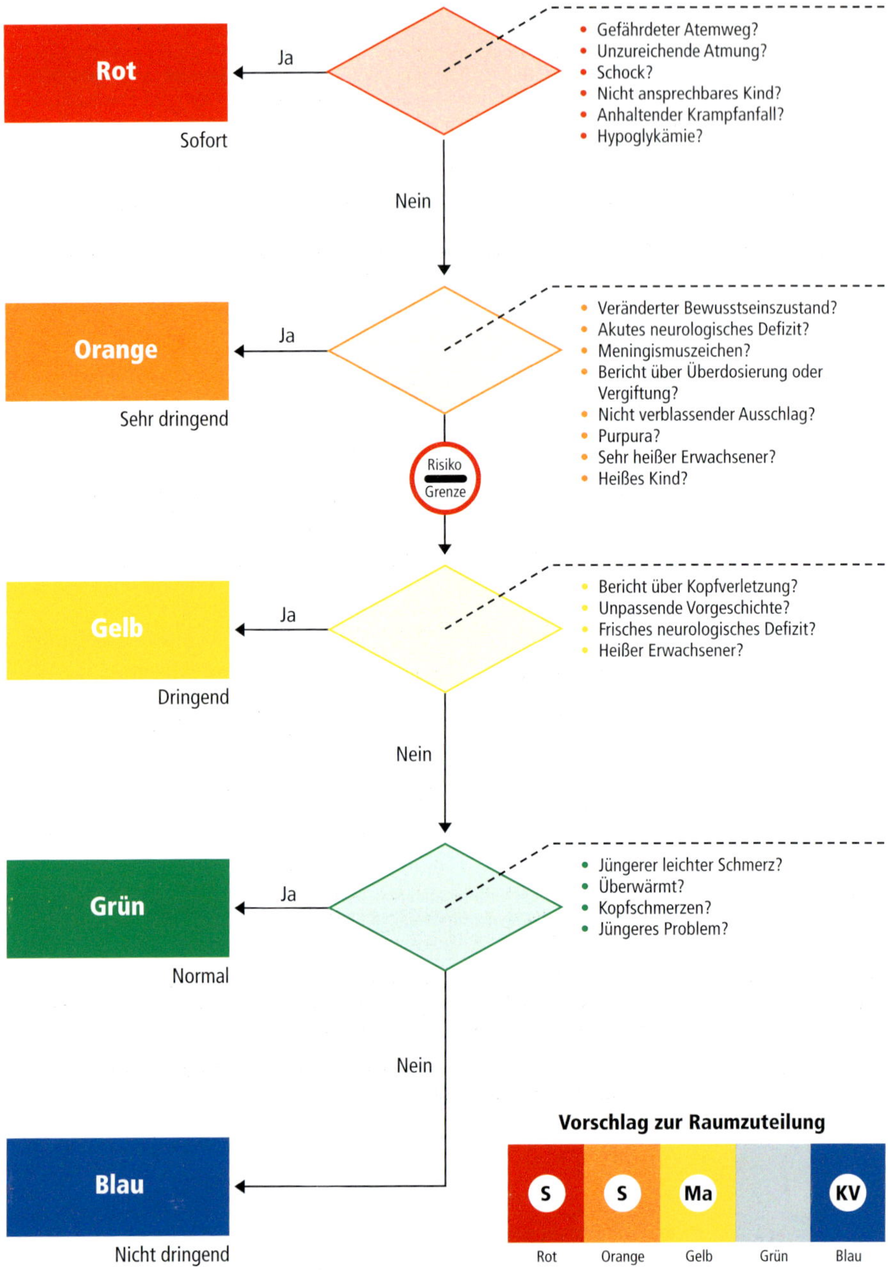

Tabelle 10-32: Anmerkungen zu «Krampfanfall»

Hinweise zum Diagramm

Dieses Diagramm ist auf die Präsentation des Patienten beim Eintreffen bezogen. Für eine Notaufnahme ist dieses Krankheitsbild nichts Ungewöhnliches. Dieses Diagramm soll die zügige Eingruppierung von Patienten mit einem anhaltenden Krampfanfall oder dem Zustand nach Krampfanfall erlauben. Unter den generellen Indikatoren sind Lebensgefahr, Bewusstsein und Temperatur. Zu den speziellen Indikatoren gehören Meningismuszeichen und der fokale oder fortschreitende Funktionsverlust. Wie bei allen bewusstlosen Patienten ist eine unverzügliche Blutzuckerbestimmung zum Ausschluss einer Hypoglykämie angezeigt.

Siehe auch: Kopfschmerzen, Kopfverletzung, Überdosierung und Vergiftung

Spezielle Indikatoren	Erläuterungen
Anhaltender Krampfanfall	Patienten in einem tonischen oder klonischen Zustand eines Grand-Mal-Anfalls und Patienten, die gerade einen partiellen Krampfanfall erleiden, fallen in diese Kategorie.
Hypoglykämie	Ein Blutzuckerspiegel unter 3 mmol/l (= 54 mg/dl).
Akutes neurologisches Defizit	Jeder Verlust neurologischer Funktionen, der innerhalb der letzten 24 Stunden aufgetreten ist. Dies kann Veränderung oder Verlust der Sensibilität, Extremitätenschwäche (entweder vorübergehend oder permanent), sowie Veränderungen in der Fähigkeit, Urin- oder Stuhlabgang zu kontrollieren, beinhalten.
Meningismuszeichen	Klassisch Nackensteifigkeit in Verbindung mit Kopfschmerzen und Photophobie (lichtscheu).
Bericht über Überdosierung oder Vergiftung	Diese Information kann von Dritten gegeben oder aber aus fehlenden Medikamenten hergeleitet werden.
Nicht verblassener Ausschlag	Ein Ausschlag, der auch bei Ausübung von Druck auf die Stelle nicht verblasst. Zum Testen kann ein Trinkglas auf die Haut gepresst werden, durch den Boden kann eine eventuelle Farbveränderung beobachtet werden.
Purpura	Ein Ausschlag an jedem Körperteil, der durch Mikroblutungen unter die Haut hervorgerufen wird. Ein solcher Ausschlag verblasst bei Druck auf die Stelle nicht.
Bericht über Kopfverletzung	Jüngeres traumatisches Ereignis unter Beteiligung des Kopfes. Normalerweise wird dies durch den Patienten berichtet werden, sollte dieser bewusstlos gewesen sein, so sollte diese Vorgeschichte von einem verlässlichen Zeugen erhoben werden.
Unpassende Vorgeschichte	Eine Vorgeschichte ist als unpassend anzusehen, wenn der behauptete Hergang die Verletzungen oder Erkrankungen nicht erklärt. Dies ist ein wichtiger Hinweis bei nicht unfallbedingten Verletzungen von verletzbaren Kindern und Erwachsenen und kann ein Zeichen für Missbrauch sein.
Frisches neurologisches Defizit	Dies beinhaltet alle Veränderung oder Verlust der Sensibilität, Extremitätenschwäche (entweder vorübergehend oder permanent), sowie Veränderungen in der Fähigkeit, Urin- oder Stuhlabgang zu kontrollieren.
Kopfschmerzen	Jeder Schmerz im Bereich des Kopfes, der sich nicht auf bestimmte anatomische Strukturen beschränkt. Gesichtsschmerz ist nicht gemeint.

Nackenschmerz

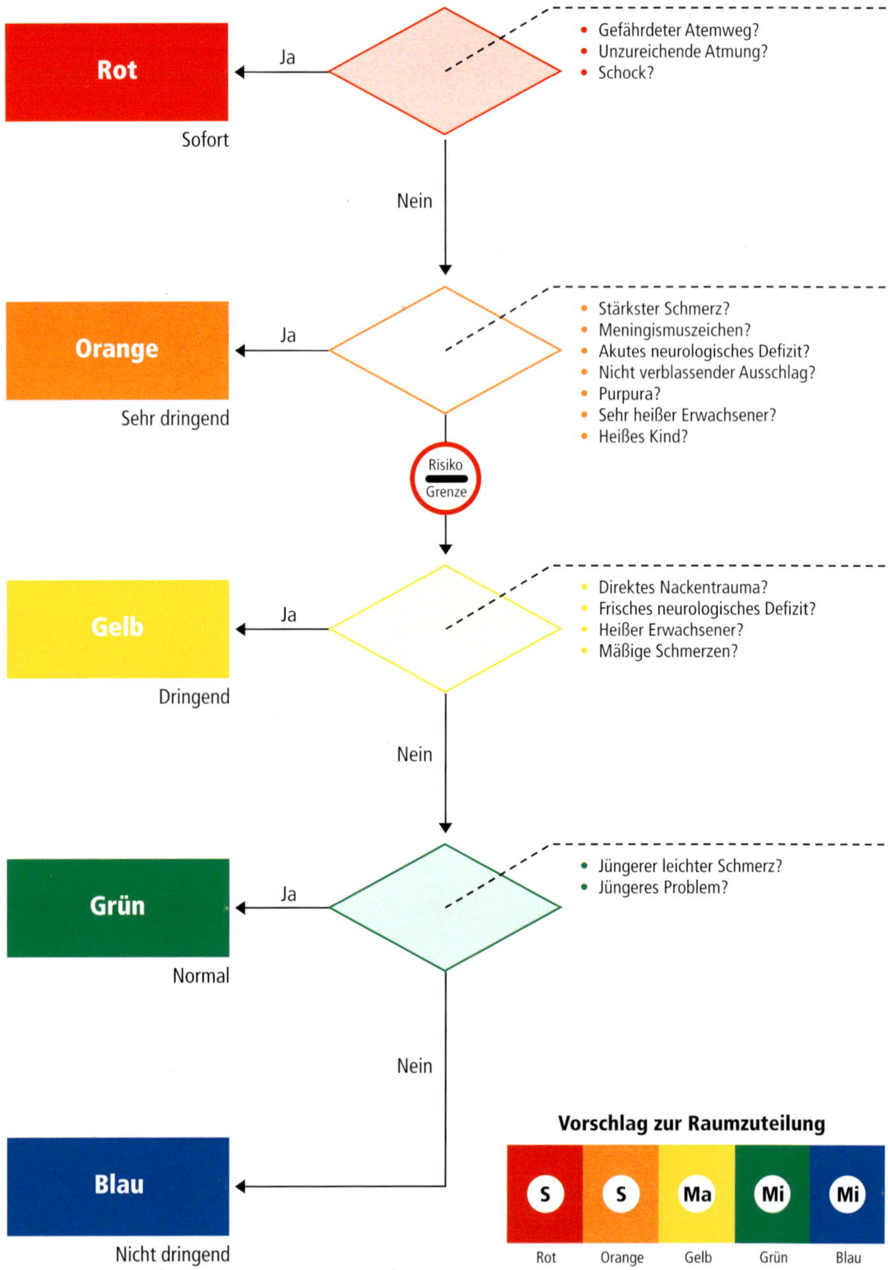

Tabelle 10-33: Anmerkungen zu «Nackenschmerz»

Hinweise zum Diagramm
Dieses Diagramm ist auf die Präsentation eines Patienten bezogen, der sich mit Nackenschmerzen beliebiger Art vorstellt. Die Ursache für Nackenschmerzen können lokal sein oder in einer meningealen Reizung liegen. Dieses Diagramm soll die zügige Identifikation von Patienten ermöglichen, die sich mit Zeichen oder Symptomen vorstellen, die auf eine dringlich behandlungsbedürftige Erkrankung hinweisen. Die generellen Indikatoren beinhalten Lebensgefahr, Schmerz und Temperatur. Die speziellen Indikatoren, die auf eine Menigitis hinweisen, sind in der Dringlichkeitsstufe ORANGE wiederzufinden.

Siehe auch: Rückenschmerz, Kopfschmerz

Spezielle Indikatoren	Erläuterungen
Meningismuszeichen	Klassisch Nackensteifigkeit in Verbindung mit Kopfschmerzen und Photophobie (lichtscheu).
Akutes neurologisches Defizit	Jeder Verlust neurologischer Funktionen, der innerhalb der letzten 24 Stunden aufgetreten ist. Dies kann Veränderung oder Verlust der Sensibilität, Extremitätenschwäche (entweder vorübergehend oder permanent), sowie Veränderungen in der Fähigkeit, Urin- oder Stuhlabgang zu kontrollieren, beinhalten.
Nicht verblassener Ausschlag	Ein Ausschlag, der auch bei Ausübung von Druck auf die Stelle nicht verblasst. Zum Testen kann ein Trinkglas auf die Haut gepresst werden, durch den Boden kann eine eventuelle Farbveränderung beobachtet werden.
Purpura	Ein Ausschlag an jedem Körperteil, der durch Mikroblutungen unter die Haut hervorgerufen wird. Ein solcher Ausschlag verblasst bei Druck auf die Stelle nicht.
Direktes Nackentrauma	Mögliche Formen können sein: Stauchungstrauma (von oben nach unten, z. B. wenn etwas auf den Kopf fällt), Anpralltrauma (vorwärts, rückwärts oder seitwärts, z. B. beim Verkehrsunfall), Drehtrauma und Luxationstrauma (wie beim Hängen).
Frisches neurologisches Defizit	Dies beinhaltet alle Veränderung oder Verlust der Sensibilität, Extremitätenschwäche (entweder vorübergehend oder permanent), sowie Veränderungen in der Fähigkeit, Urin- oder Stuhlabgang zu kontrollieren.

Ohrenprobleme

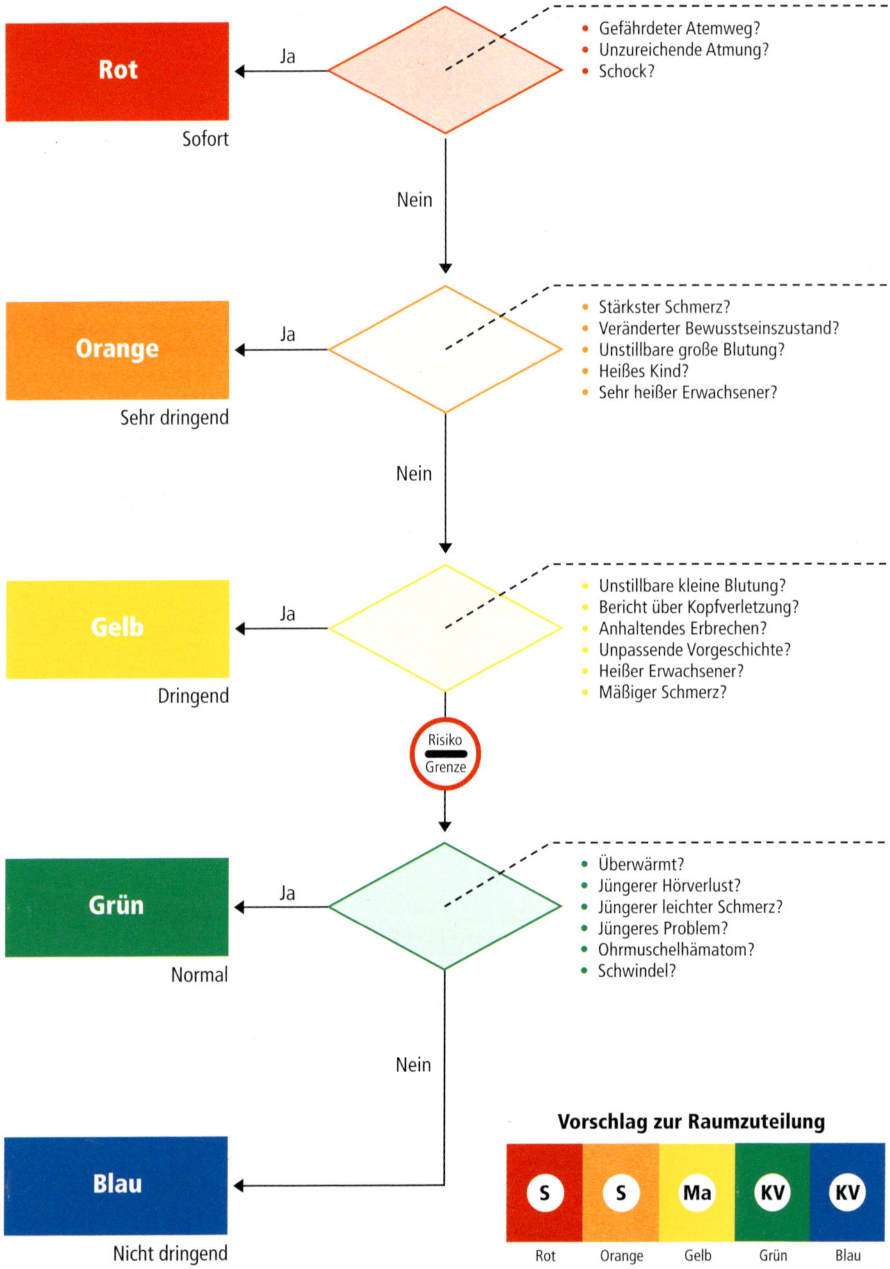

Tabelle 10-34: Anmerkungen zu «Ohrenprobleme«

Hinweise zum Diagramm	
Dieses Diagramm soll die zutreffende Priorisierung aller Patienten erlauben, die sich mit irgendeiner Form von Problemen, die mit den Ohren zusammenhängen, in der Notaufnahme vorstellen. Die generellen Indikatoren beinhalten Lebensgefahr, Schmerz, Blutverlust und Temperatur.	
Siehe auch: Gesichtsprobleme, Kopfverletzung	
Spezielle Indikatoren	**Erläuterungen**
Bericht über Kopfverletzung	Jüngeres traumatisches Ereignis unter Beteiligung des Kopfes. Normalerweise wird dies durch den Patienten berichtet werden, sollte dieser bewusstlos gewesen sein, so sollte diese Vorgeschichte von einem verlässlichen Zeugen erhoben werden.
Anhaltendes Erbrechen	Erbrechen, das kontinuierlich oder ohne Ruhepause auftritt.
Unpassende Vorgeschichte	Eine Vorgeschichte ist als unpassend anzusehen, wenn der behauptete Hergang die Verletzungen oder Erkrankungen nicht erklärt. Dies ist ein wichtiger Hinweis bei nicht unfallbedingten Verletzungen von verletzbaren Kindern und Erwachsenen und kann ein Zeichen für Missbrauch sein.
Jüngerer Hörverlust	Verlust des Hörvermögens auf einem oder beiden Ohren innerhalb der letzten Woche.
Ohrmuschelhämatom	Ein pralles Hämatom (normalerweise nach einem Trauma) im/am äußeren Ohr.
Schwindel	Ein akutes Dreh-/Schwindelgefühl, teilweise begleitet von Übelkeit und Erbrechen.

Psychiatrische Erkrankung

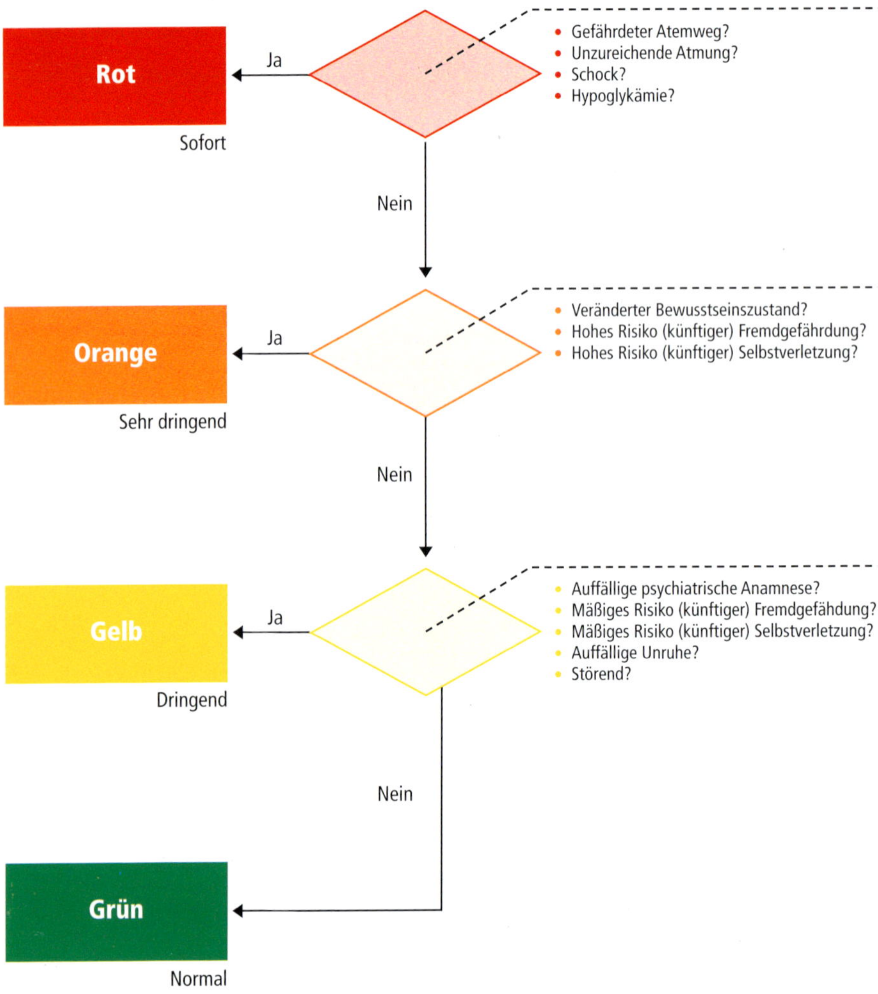

Vorschlag zur Raumzuteilung

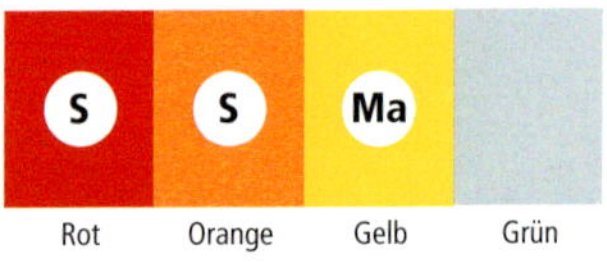

Tabelle 10-35: Anmerkungen zu «Psychiatrische Erkrankung»

Hinweise zum Diagramm

Dieses Diagramm soll die zutreffende Priorisierung aller Patienten erlauben, die sich mit einer bekannten oder neu erkannten psychiatrischen Erkrankung vorstellen. Dies schließt die Patienten ein, die sich mit einem Hauptbeschwerdebild vorstellen, welches auf eine psychiatrische Erkrankung schließen lässt. Es werden eine Reihe genereller Indikatoren wie Lebensgefahr und Bewusstsein benutzt. Dieses Diagramm deckt dabei sowohl die somatischen wie die psychiatrischen Aspekte der Präsentation ab. Die speziellen Indikatoren erlauben die zutreffende Priorisierung von Patienten mit einer bekannten auffälligen psychiatrischen Anamnese und solche mit unterschiedlichen Graden der Fremd- und Selbstgefährdung. Störende oder auffällig unruhige Patienten werden als dringend behandlungsbedürftig eingestuft.

Siehe auch: Auffälliges Verhalten, Betrunkener Eindruck

Spezielle Indikatoren	Erläuterungen
Hypoglykämie	Ein Blutzuckerspiegel unter 3 mmol/l (= 54 mg/dl).
Hohes Risiko (künftiger) Fremdgefährdung	Das Vorhandensein eines potenziellen Risikos, Andere zu schädigen, kann durch eine Betrachtung der Körperhaltung (Anspannung und Verkrampfung), des verbalen Verhaltens (lautes und bedrohendes Reden) und des motorischen Verhaltens (unruhig, auf und ab laufen) beurteilt werden. Ein hohes Risiko sollte angenommen werden, wenn Waffen und mögliche Opfer vorhanden sind oder die Selbstkontrolle verloren gegangen ist.
Hohes Risiko (künftiger) Selbstverletzung	Eine erste Beurteilung des Risikos der Selbstverletzung kann durch eine Betrachtung des Verhaltens des Patienten erfolgen. Patienten mit einer auffälligen Vorgeschichte mit Selbstverletzungen oder solche, die versuchen sich zu verletzen oder die Notaufnahme verlassen wollen, um sich zu verletzen, haben ein solches hohes Risiko.
Auffällige psychiatrische Anamnese	Eine in der Vorgeschichte durchgemachte schwere psychiatrische Erkrankung oder ein entsprechendes Ereignis.
Mäßiges Risiko (künftiger) Fremdgefährdung	Das Vorhandensein eines potenziellen Risikos, Andere zu schädigen, kann durch eine Betrachtung der Körperhaltung (Anspannung und Verkrampfung), des verbalen Verhaltens (lautes und bedrohendes Reden) und des motorischen Verhaltens (unruhig, auf und ab laufen) beurteilt werden. Ein mäßiges Risiko sollte angenommen werden, wenn es Hinweise potenzielles Risiko der Fremdgefährdung gibt.
Mäßiges Risiko (künftiger) Selbstverletzung	Eine erste Beurteilung des Risikos der Selbstverletzung kann durch eine Betrachtung des Verhaltens des Patienten erfolgen. Patienten ohne auffällige Vorgeschichte mit Selbstverletzungen und ohne aktive Versuche, sich zu verletzen oder die Notaufnahme zu verlassen, um sich zu verletzen, aber mit Bekundungen des Wunsches nach Selbstverletzung, haben ein mäßiges Risiko.
Auffällige Unruhe	Patienten, die eine deutliche physische oder psychische Unruhe aufweisen, erfüllen dieses Kriterium.
Störend	Störend ist ein Verhalten, welches das Gleichmaß der Prozesse in der Notaufnahme stört. Es kann bedrohliche Formen annehmen.

Rückenschmerz

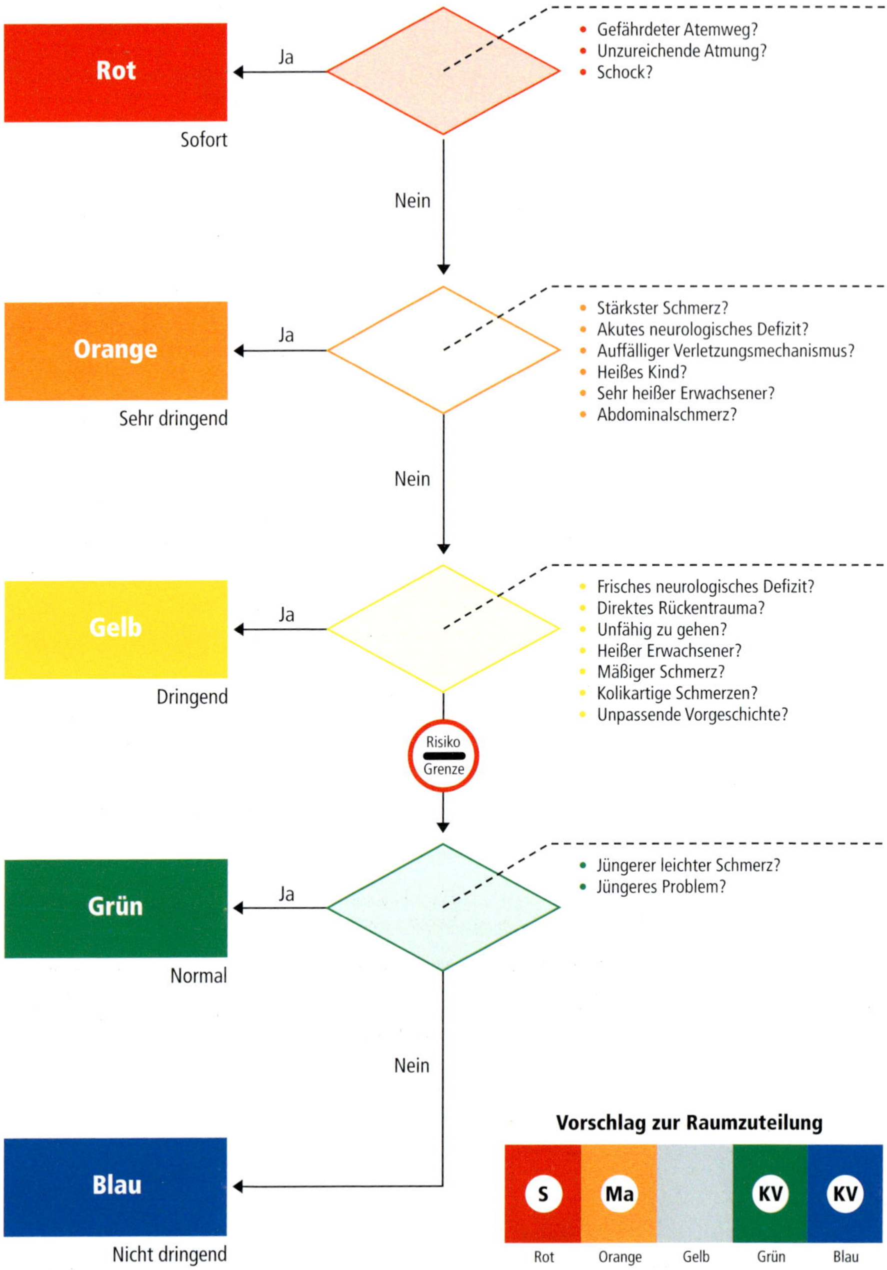

Tabelle 10-36: Anmerkungen zu «Rückenschmerz»

Hinweise zum Diagramm

Dieses Diagramm dient der Priorisierung von Patienten, die sich mit Rückenschmerzen vorstellen. Sie kommen entweder mit einem akuten Geschehen oder mit einer Verschlechterung eines chronischen Geschehens in die Notaufnahme. Es werden verschiedene generelle Indikatoren inklusive Lebensgefahr, Schmerz und Temperatur benutzt. Spezielle Indikatoren sollen die zutreffende Eingruppierung dringlicherer Erkrankungen ermöglichen. So sind Indikatoren enthalten, die die passende Eingruppierung von Patienten mit einem Aortenaneurysma oder den neurologischen Zeichen und Symptomen eines Bandscheibenvorfalls erlauben.

Siehe auch: Nackenschmerz, Abdominelle Schmerzen bei Erwachsenen

Spezielle Indikatoren	Erläuterungen
Akutes neurologisches Defizit	Jeder Verlust neurologischer Funktionen, der innerhalb der letzten 24 Stunden aufgetreten ist. Dies kann Veränderung oder Verlust der Sensibilität, Extremitätenschwäche (entweder vorübergehend oder permanent), sowie Veränderungen in der Fähigkeit, Urin- oder Stuhlabgang zu kontrollieren, beinhalten.
Auffälliger Verletzungsmechanismus	Penetrierende Verletzungen (Stich- oder Schussverletzungen) und Verletzungen mit hoher Energiezuführung wie Stürze aus großer Höhe und Verkehrsunfälle mit hoher Geschwindigkeit (über 65 km/h) gelten als auffällig, dasselbe gilt beim Herausschleudern aus dem Fahrzeug, dem Tod anderer Unfallbeteiligten oder auffälligen Verformungen des Fahrzeugs.
Abdominalschmerz	Jeder im Abdomen empfundene Schmerz. Ein Abdominalschmerz, der mit Rückenschmerzen einhergeht, kann auf ein Bauchaortenaneurysma hinweisen, in Verbindung mit vaginalen Blutungen kann er Zeichen einer extra-uterinen Schwangerschaft oder Fehlgeburt sein.
Frisches neurologisches Defizit	Dies beinhaltet alle Veränderung oder Verlust der Sensibilität, Extremitätenschwäche (entweder vorübergehend oder permanent), sowie Veränderungen in der Fähigkeit, Urin- oder Stuhlabgang zu kontrollieren.
Direktes Rückentrauma	Mögliche Formen können sein: Stauchungstrauma (von oben nach unten, z. B. wenn jemand stürzt und auf den Füssen landet), Anpralltrauma (vorwärts, rückwärts oder seitwärts, z. B. beim Verkehrsunfall) und Drehtrauma.
Unfähig zu gehen	Hier ist eine genaue Differenzierung nötig: Es gibt Patienten, die aufgrund ihrer Schmerzen Schwierigkeiten beim Gehen haben und es gibt Patienten, die nicht gehen können. Nur die letztere Gruppe ist hier gemeint und wird als «Unfähig zu gehen» bezeichnet.
Kolikartige Schmerzen	Schmerzen, die wellenförmig auftreten und abklingen. Nierenkoliken treten in Intervallen von etwa 20 Minuten auf.
Unpassende Vorgeschichte	Eine Vorgeschichte ist als unpassend anzusehen, wenn der behauptete Hergang die Verletzungen oder Erkrankungen nicht erklärt. Dies ist ein wichtiger Hinweis bei nicht unfallbedingten Verletzungen von verletzbaren Kindern und Erwachsenen und kann ein Zeichen für Missbrauch sein.

Schreiendes Baby

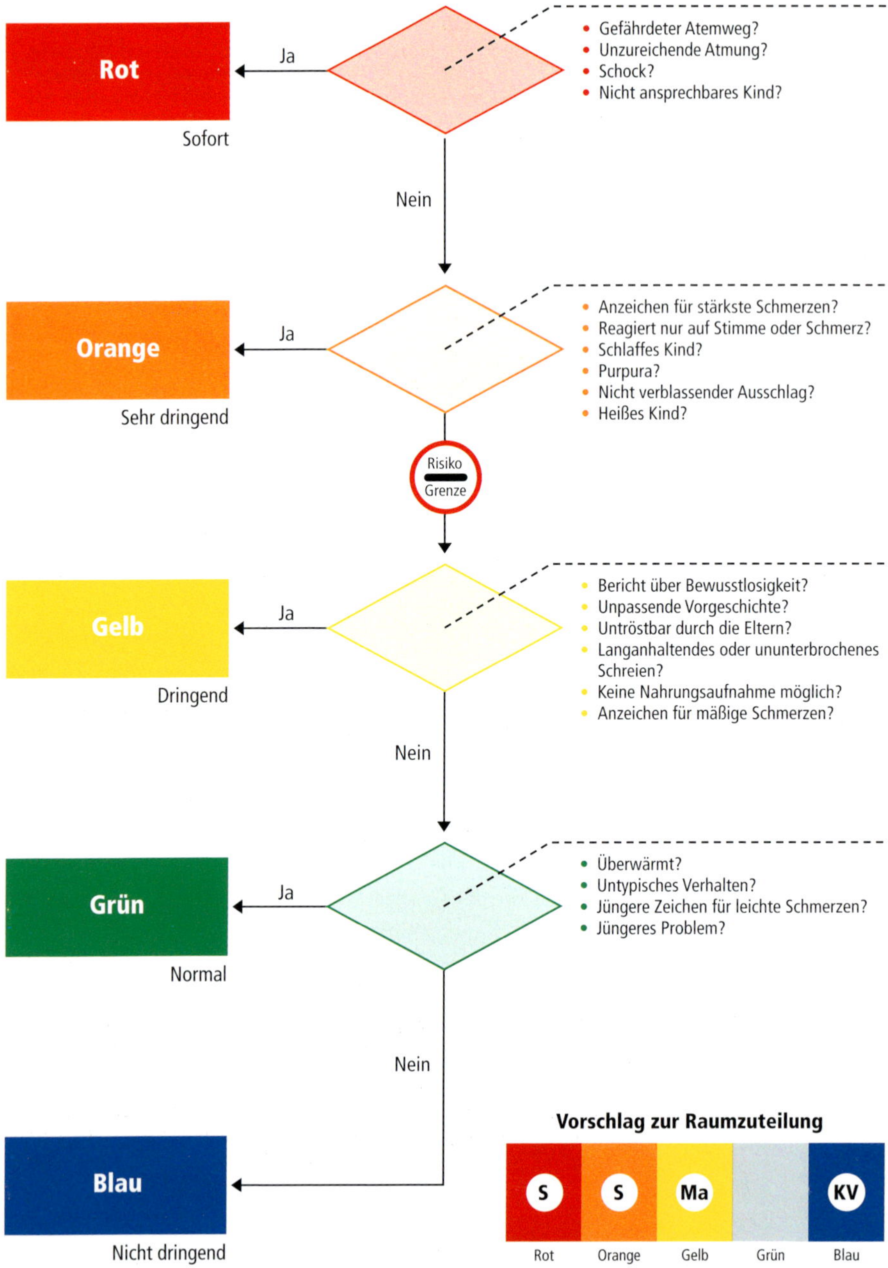

Tabelle 10-37: Anmerkungen zu «Schreiendes Baby»

Hinweise zum Diagramm

Dieses Entscheidungsdiagramm soll die zutreffende Priorisierung von Kindern erlauben, die von ihren Eltern wegen anhaltenden Schreiens in die Notaufnahme gebracht werden. Es werden die generellen Indikatoren Lebensgefahr, Bewusstsein und Schmerz benutzt. Spezielle Indikatoren erlauben das Erkennen speziellerer Erkrankungen wie der Sepsis oder deuten darauf hin, dass eine ernstere Erkrankung vorliegen kann. Die Risikogrenze liegt zwischen ORANGE und GELB, so wird sichergestellt, dass kein Kind in GELB, GRÜN oder BLAU eingestuft werden kann, ehe nicht die unter ROT und ORANGE genannten Indikatoren explizit ausgeschlossen sind. Dieses Vorgehen kann mehr Zeit kosten, als für eine normale Ersteinschätzung zur Verfügung steht.

Siehe auch: Unwohlsein bei Kindern, Besorgte Eltern

Spezielle Indikatoren	Erläuterungen
Anzeichen für stärkste Schmerzen	Kleinkinder und Babys mit stärksten Schmerzen können sich nicht ausdrücken. Sie werden im Allgemeinen ununterbrochen schreien, untröstbar und tachykard sein. Sie können außerdem Zeichen wie Blässe und Schwitzen zeugen.
Schlaffes Kind	Unter Umständen beschreiben die Eltern ihr Kind als schlaff. Der Muskeltonus ist allgemein reduziert – am besten zu erkennen an einem schlaff hängenden Kopf.
Purpura	Ein Ausschlag an jedem Körperteil, der durch Mikroblutungen unter die Haut hervorgerufen wird. Ein solcher Ausschlag verblasst bei Druck auf die Stelle nicht.
Nicht verblassener Ausschlag	Ein Ausschlag, der auch bei Ausübung von Druck auf die Stelle nicht verblasst. Zum Testen kann ein Trinkglas auf die Haut gepresst werden, durch den Boden kann eine eventuelle Farbveränderung beobachtet werden.
Bericht über Bewusstlosigkeit	Unter Umständen gibt es Zeugen, die Aussagen zu einer eventuellen Bewusstlosigkeit (und ihrer Länge) machen können. Sollte dies nicht der Fall sein, so sollte bei Patienten, die sich nicht an das Vorgefallene erinnern können, von einem Zustand nach Bewusstlosigkeit ausgegangen werden.
Unpassende Vorgeschichte	Eine Vorgeschichte ist als unpassend anzusehen, wenn der behauptete Hergang die Verletzungen oder Erkrankungen nicht erklärt. Dies ist ein wichtiger Hinweis bei nicht unfallbedingten Verletzungen von verletzbaren Kindern und Erwachsenen und kann ein Zeichen für Missbrauch sein.
Untröstbar durch die Eltern	Dieses Kriterium ist erfüllt, wenn das schreiende oder geplagte Kind auf keinen Beruhigungsversuch seiner Eltern reagiert.
Langanhaltendes oder ununterbrochenes Schreien	Ein Kind, welches seit zwei Stunden oder mehr ununterbrochen geschrieen hat, erfüllt dieses Kriterium.
Keine Nahrungsaufnahme möglich	Dies wird normalerweise von den Eltern berichtet. Das Kind nimmt keine feste oder flüssige (je nach Alter) Nahrung zu sich.
Anzeichen für mäßige Schmerzen	Kleinkinder und Babys mit mäßigen Schmerzen können sich nicht ausdrücken. Sie werden im Allgemeinen zeitweise schreien, oft lassen sie sich für einen Zeitraum trösten.
Untypisches Verhalten	Ein Kind, das sich auf eine Weise benimmt, die in der gegebenen Situation bei ihm nicht üblich ist. Diese Angabe wird oft von Betreuungspersonen gemacht. Solche Kinder werden oft als aufsässig oder «aus der Art geschlagen» bezeichnet.

Schwangerschaftsproblem

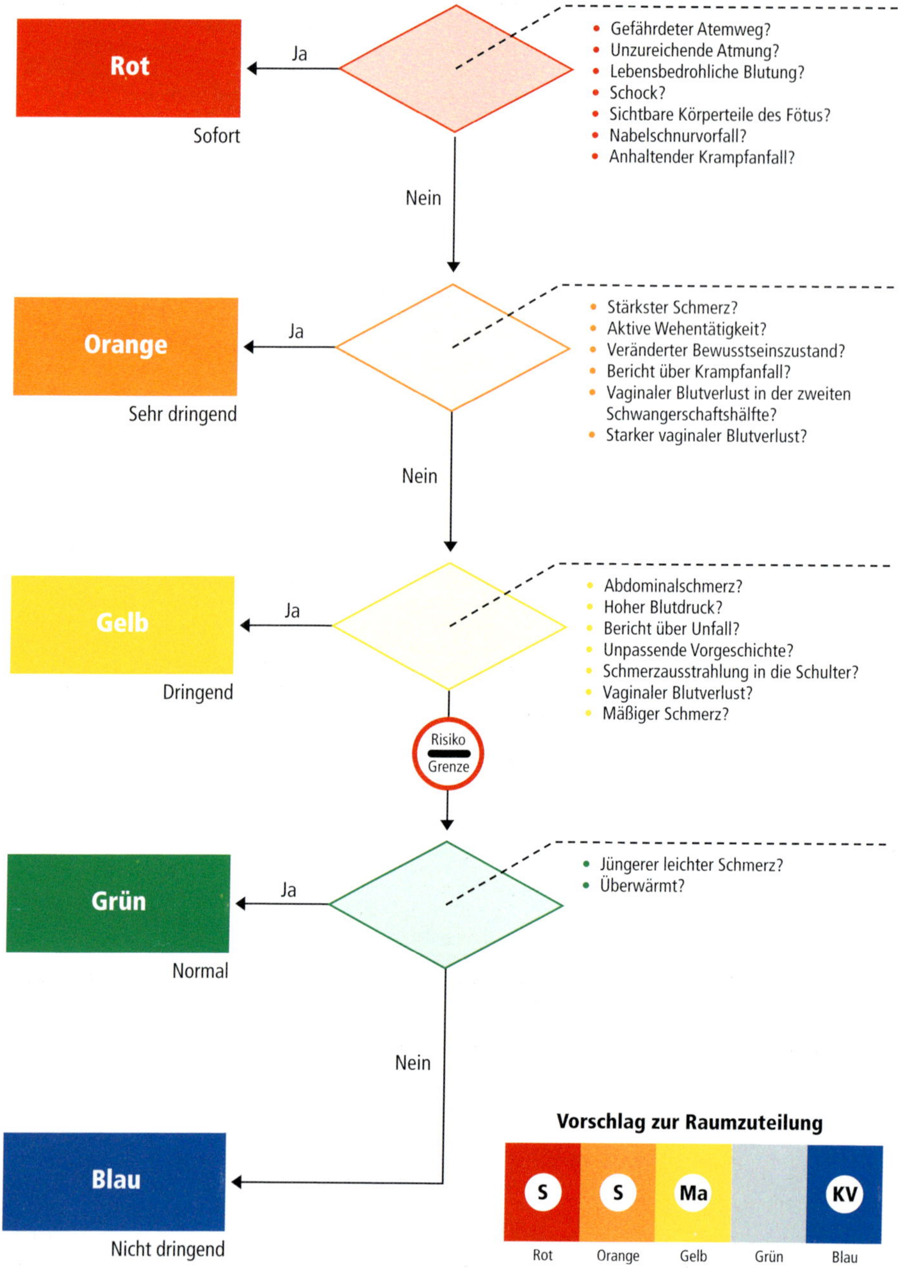

Tabelle 10-38: Anmerkungen zu «Schwangerschaftsproblem»

Hinweise zum Diagramm

Dies ist ein auf die Präsentation des Patienten bezogenes Diagramm. Schwangere Frauen können die Notaufnahme in allen Stadien der Schwangerschaft und mit einer großen Bandbreite an Beschwerden aufsuchen. Es kann sogar sein, dass sie noch nicht von ihrer Schwangerschaft wissen, auch wenn sie schon weiter fortgeschritten ist. Die generellen Indikatoren beinhalten Lebensgefahr und Bewusstsein, die speziellen Indikatoren sollen ein rechtzeitiges Erkennung von Komplikationen jeder Schwangerschaftsphase ermöglichen.

Siehe auch: Vaginale Blutung

Spezielle Indikatoren	Erläuterungen
Sichtbare Körperteile des Fötus	Hervortreten des Kopfes oder jedes anderen Körperteils des Fötus in die Vagina.
Nabelschnurvorfall	Der Vorfall irgendeines Teiles der Nabelschnur durch die Zervix.
Aktive Wehentätigkeit	Jede Frau mit regelmäßigen schmerzhaften Kontraktionen erfüllt dieses Kriterium.
Bericht über Krampfanfall	Jeder beobachtete oder berichtete Krampfanfall, der im Rahmen der Erkrankung beziehungsweise des Unfallereignisses oder danach stattgefunden hat.
Vaginaler Blutverlust in der zweiten Schwangerschaftshälfte	Jeder Blutverlust aus der Vagina bei einer Frau, die die 20. Schwangerschaftswoche überschritten hat.
Starker vaginaler Blutverlust	Ein vaginaler Blutverlust ist sehr schlecht zu beurteilen. Das Vorhandensein großer Blutkoagel oder eines anhaltenden Blutflusses erfüllt dieses Kriterium. Der Verbrauch größerer Mengen von Vorlagen deutet ebenfalls auf einen großen Blutverlust hin.
Abdominalschmerz	Jeder im Abdomen empfundene Schmerz. Ein Abdominalschmerz, der mit Rückenschmerzen einhergeht, kann auf ein Bauchaortenaneurysma hinweisen, in Verbindung mit vaginaler Blutung kann er Zeichen einer extra-uterinen Schwangerschaft oder Fehlgeburt sein.
Hoher Blutdruck	Eine Vorgeschichte mit Bluthochdruck oder Bluthochdruck während der Untersuchung.
Bericht über Unfall	Der Bericht über ein jüngeres physisch-traumatisches Ereignis.
Unpassende Vorgeschichte	Eine Vorgeschichte ist als unpassend anzusehen, wenn der behauptete Hergang die Verletzungen oder Erkrankungen nicht erklärt. Dies ist ein wichtiger Hinweis bei nicht unfallbedingten Verletzungen von verletzbaren Kindern und Erwachsenen und kann ein Zeichen für Missbrauch sein.
Schmerzausstrahlung in die Schulter	Wenn in der Schulterspitze Schmerzen empfunden werden, ist dies oft ein Zeichen für eine Zwerchfellreizung.
Vaginaler Blutverlust	Jeder Blutverlust aus bzw. durch die Vagina.

Schweres Trauma

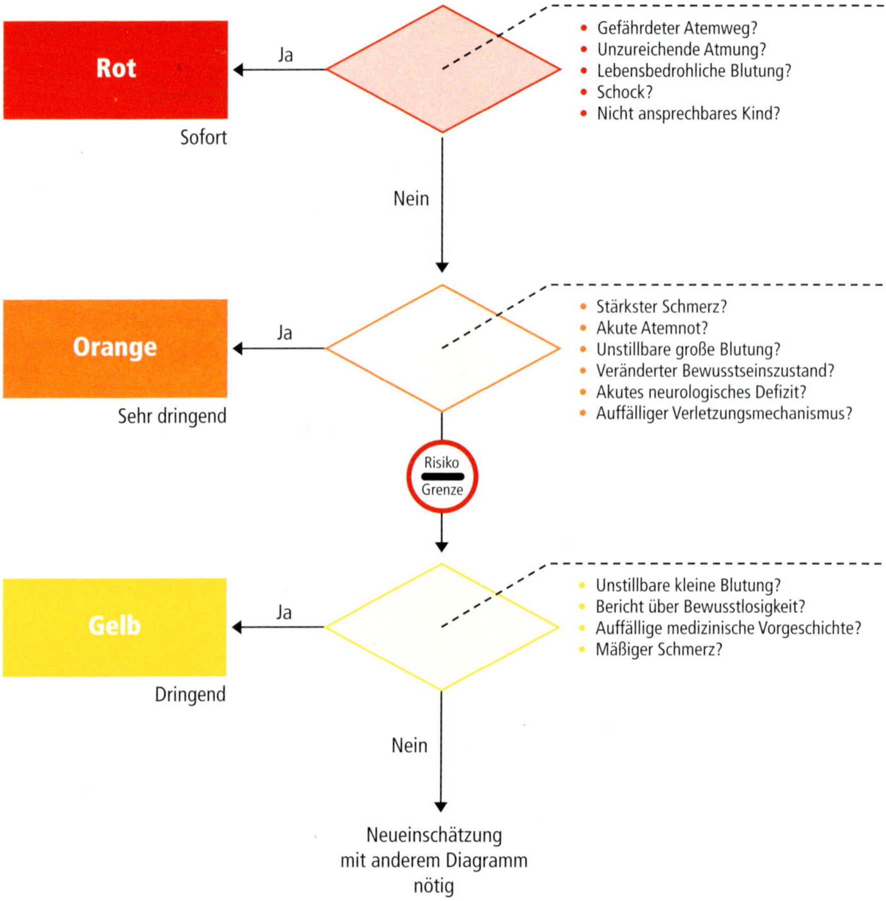

Vorschlag zur Raumzuteilung

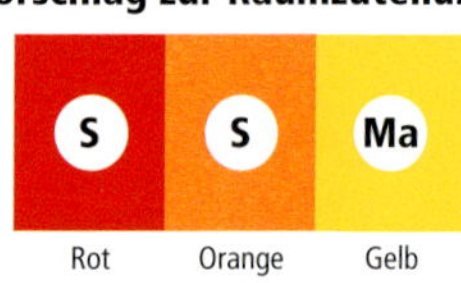

Tabelle 10-39: Anmerkungen zu «Schweres Trauma»

Hinweise zum Diagramm

Mit dem Begriff «Schweres Trauma» oder Polytrauma kann eigentlich jeder Mitarbeiter der Notaufnahme etwas anfangen. Das Charakterisierende dieses Krankheitsbild ist, dass es nicht durch den Patienten oder seine Verletzungen, sondern durch die Wertung der Verletzungen durch den Behandler definiert ist. Aus diesem Grund ist es nicht möglich, einen Patienten mit dieser Präsentation niedriger als «Dringend» einzugruppieren. Sollte dies dennoch nötig sein, so muss bewusst entschieden werden, dass die Annahme verkehrt war, dieser Patient habe ein «schweres Trauma» erlitten. Der Patient muss dann unter Anwendung eines anderen Präsentationsdiagramms neu beurteilt werden. Die generellen Indikatoren beinhalten Lebensgefahr, Blutverlust, Bewusstsein (sowohl bei Erwachsenen als auch bei Kindern) und Schmerz. Die speziellen Indikatoren sollen sicherstellen, dass Patienten mit einem auffälligen Verletzungsmechanismus eine genügend hohe Dringlichkeit erhalten. Außerdem sollen solche mit einer auffälligen medizinischen Vorgeschichte und/oder der Entwicklung von frischen neurologischen Zeichen in passender Zeit behandelt werden.

Siehe auch: –

Spezielle Indikatoren	Erläuterungen
Akute Atemnot	Plötzlich einsetzende Atemnot oder die plötzliche Verschlechterung einer chronischen Atemnot.
Akutes neurologisches Defizit	Jeder Verlust neurologischer Funktionen, der innerhalb der letzten 24 Stunden aufgetreten ist. Dies kann Veränderung oder Verlust der Sensibilität, Extremitätenschwäche (entweder vorübergehend oder permanent), sowie Veränderungen in der Fähigkeit, Urin- oder Stuhlabgang zu kontrollieren, beinhalten.
Auffälliger Verletzungsmechanismus	Penetrierende Verletzungen (Stich- oder Schussverletzungen) und Verletzungen mit hoher Energiezuführung wie Stürze aus großer Höhe und Verkehrsunfälle mit hoher Geschwindigkeit (über 65 km/h) gelten als auffällig, dasselbe gilt beim Herausschleudern aus dem Fahrzeug, dem Tod anderer Unfallbeteiligten oder auffälligen Verformungen des Fahrzeugs.
Bericht über Bewusstlosigkeit	Unter Umständen gibt es Zeugen, die Aussagen zu einer eventuellen Bewusstlosigkeit (und ihrer Länge) machen können. Sollte dies nicht der Fall sein, so sollte bei Patienten, die sich nicht an das Vorgefallene erinnern können, von einem Zustand nach Bewusstlosigkeit ausgegangen werden.
Auffällige medizinische Vorgeschichte	Alle vor dem Ereignis bestehenden medizinischen Umstände, die eine kontinuierliche Medikation oder andere Versorgung erforderten.

Selbstverletzung

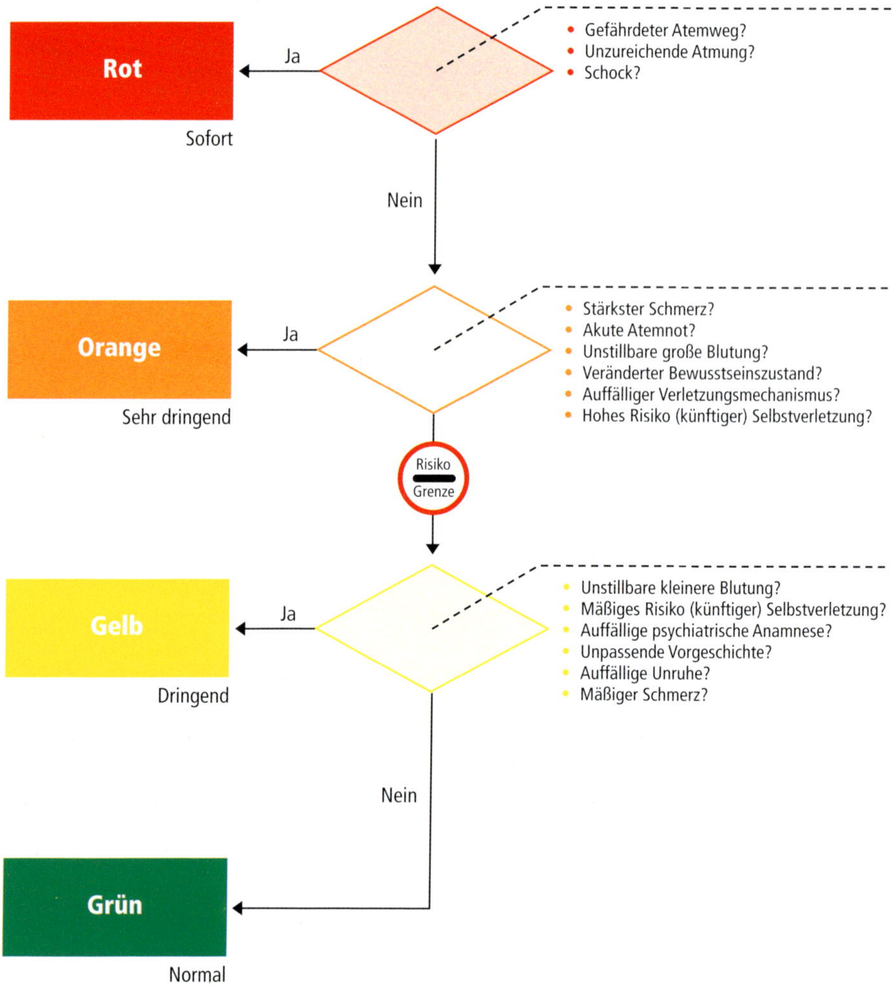

Vorschlag zur Raumzuteilung

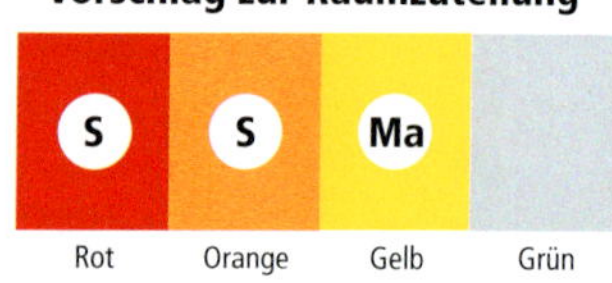

Tabelle 10-40: Anmerkungen zu «Selbstverletzung»

Hinweise zum Diagramm
Dieses Präsentationsdiagramm wurde entwickelt, um Patienten zutreffend einschätzen zu können, die sich selber einen körperlichen Schaden zugefügt haben. Dieses Diagramm deckt dabei sowohl die somatischen wie die psychiatrischen Aspekte der Präsentation ab. Zur Beschreibung von Überdosierung und Vergiftung wurde ein weiteres Diagramm entwickelt. Es werden mehrere generelle Indikatoren inklusive Lebensgefahr, Blutverlust, Bewusstsein und Schmerz benutzt. Enthalten sind spezielle Indikatoren, die es ermöglichen, Patienten mit einem auffälligem Verletzungsmechanismus oder den verschiedenen Risikoausprägungen künftiger Selbstverletzungen zu identifizieren.

Siehe auch: Überdosierung und Vergiftung, Psychiatrische Erkrankung

Spezielle Indikatoren	Erläuterungen
Akute Atemnot	Plötzlich einsetzende Atemnot oder die plötzliche Verschlechterung einer chronischen Atemnot.
Auffälliger Verletzungsmechanismus	Penetrierende Verletzungen (Stich- oder Schussverletzungen) und Verletzungen mit hoher Energiezuführung wie Stürze aus großer Höhe und Verkehrsunfälle mit hoher Geschwindigkeit (über 65 km/h) gelten als auffällig, dasselbe gilt beim Herausschleudern aus dem Fahrzeug, dem Tod anderer Unfallbeteiligten oder auffälligen Verformungen des Fahrzeugs.
Hohes Risiko (künftiger) Selbstverletzung	Eine erste Beurteilung des Risikos der Selbstverletzung kann durch eine Betrachtung des Verhaltens des Patienten erfolgen. Patienten mit einer auffälligen Vorgeschichte mit Selbstverletzungen oder solche, die versuchen sich zu verletzen oder die Notaufnahme verlassen wollen, um sich zu verletzen, haben ein solches hohes Risiko.
Mäßiges Risiko (künftiger) Selbstverletzung	Eine erste Beurteilung des Risikos der Selbstverletzung kann durch eine Betrachtung des Verhaltens des Patienten erfolgen. Patienten ohne auffällige Vorgeschichte mit Selbstverletzungen und ohne aktive Versuche, sich zu verletzen oder die Notaufnahme zu verlassen, um sich zu verletzen, aber mit Bekundungen des Wunsches nach Selbstverletzung, haben ein mäßiges Risiko.
Auffällige psychiatrische Anamnese	Eine in der Vorgeschichte durchgemachte große psychiatrische Erkrankung oder ein entsprechendes Ereignis.
Unpassende Vorgeschichte	Eine Vorgeschichte ist als unpassend anzusehen, wenn der behauptete Hergang die Verletzungen oder Erkrankungen nicht erklärt. Dies ist ein wichtiger Hinweis bei nicht unfallbedingten Verletzungen von verletzbaren Kindern und Erwachsenen und kann ein Zeichen für Missbrauch sein.
Auffällige Unruhe	Patienten, die eine deutliche physische oder psychische Unruhe aufweisen, erfüllen dieses Kriterium.

Sexuell erworbene Infektionen

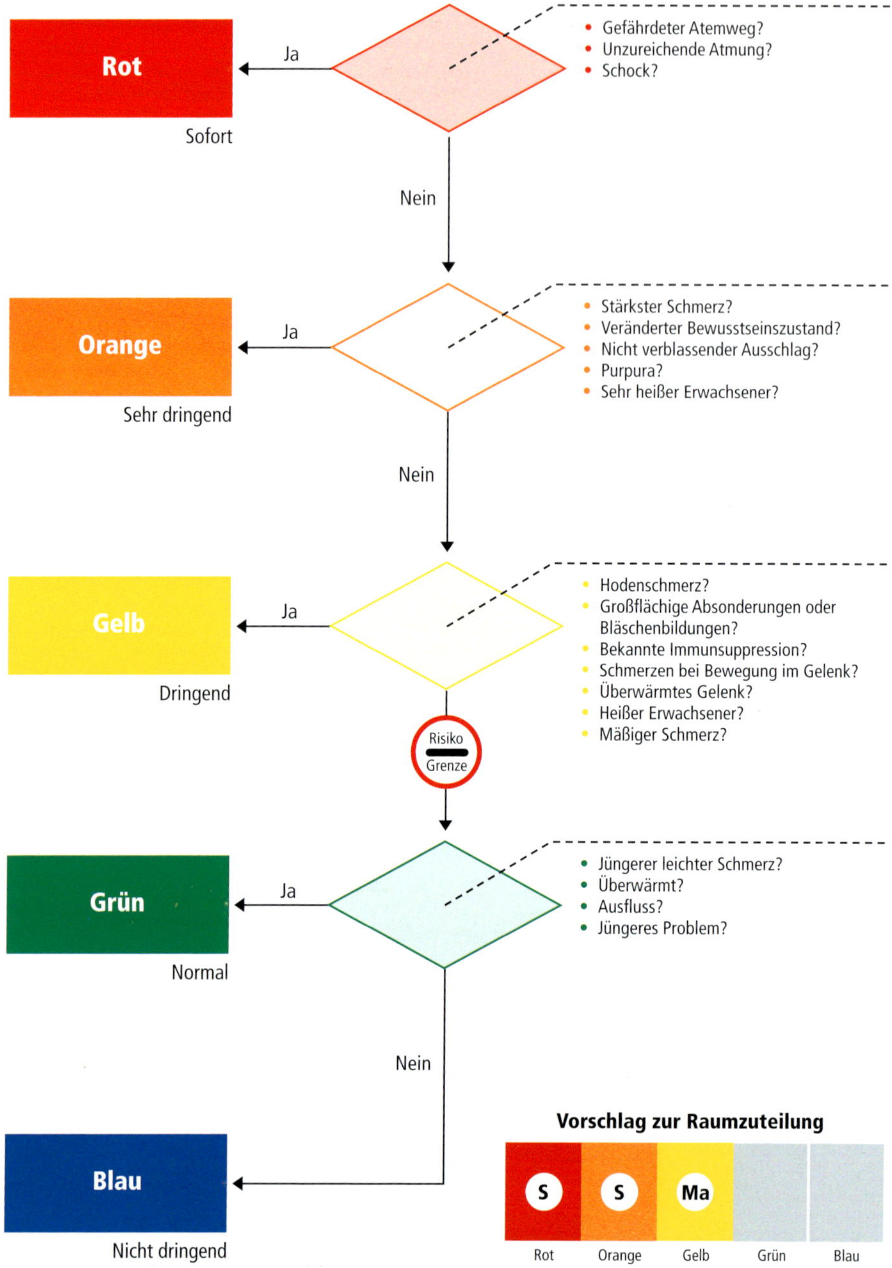

Tabelle 10-41: Anmerkungen zu «Sexuell erworbene Infektion»

Hinweise zum Diagramm
Dieses Diagramm wurde aufgenommen, um die Priorisierung von Patienten zu ermöglichen, die sich mit einer bekannten oder vermuteten sexuell erworbenen Infektion vorstellen. Die benutzten generellen Indikatoren umfassen Lebensgefahr, Schmerz und Temperatur. Die speziellen Indikatoren sollen die adäquate Eingruppierung von Patienten ermöglichen, die wegen dringlicherer Krankheitsbilder wie der Gonokokkensepsis die Notaufnahme aufsuchen. Es muss unbedingt sichergestellt werden, dass vorgefasste Meinungen und Vorurteile zur Versorgung von Patienten mit derartigen Beschwerden nicht die Durchführung einer angemessenen Ersteinschätzung verhindern.

Siehe auch: –

Spezielle Indikatoren	Erläuterungen
Nicht verblassener Ausschlag	Ein Ausschlag, der auch bei Ausübung von Druck auf die Stelle nicht verblasst. Zum Testen kann ein Trinkglas auf die Haut gepresst werden, durch den Boden kann eine eventuelle Farbveränderung beobachtet werden.
Purpura	Ein Ausschlag an jedem Körperteil, der durch Mikroblutungen unter die Haut hervorgerufen wird. Ein solcher Ausschlag verblasst bei Druck auf die Stelle nicht.
Hodenschmerz	Schmerzen in den Hoden.
Großflächige Absonderungen oder Bläschenbildungen	Jede Absonderung oder Bläschenbildung, die mehr als 10 % der Körperoberfläche betrifft.
Bekannte Immunsuppression	Hierzu zählt jeder Patient, der immunsuppressive Medikamente (inklusive Langzeitsteroidtherapie) erhält oder AIDS hat.
Schmerzen bei Bewegung im Gelenk	Bewegungsschmerz im Gelenk kann sowohl bei aktiven (Patient) wie bei passiven (Untersucher) Bewegungen auftreten.
Überwärmtes Gelenk	Jede Überwärmung im Bereich des Gelenkes gilt. Geht oft mit einer lokalen Rötung einher.
Ausfluss	Im Zusammenhang mit sexuell erworbenen Infektionen bezieht sich dies auf jede Absonderung aus dem Penis oder jeden abnormalen Ausfluss aus der Vagina.

Stürze

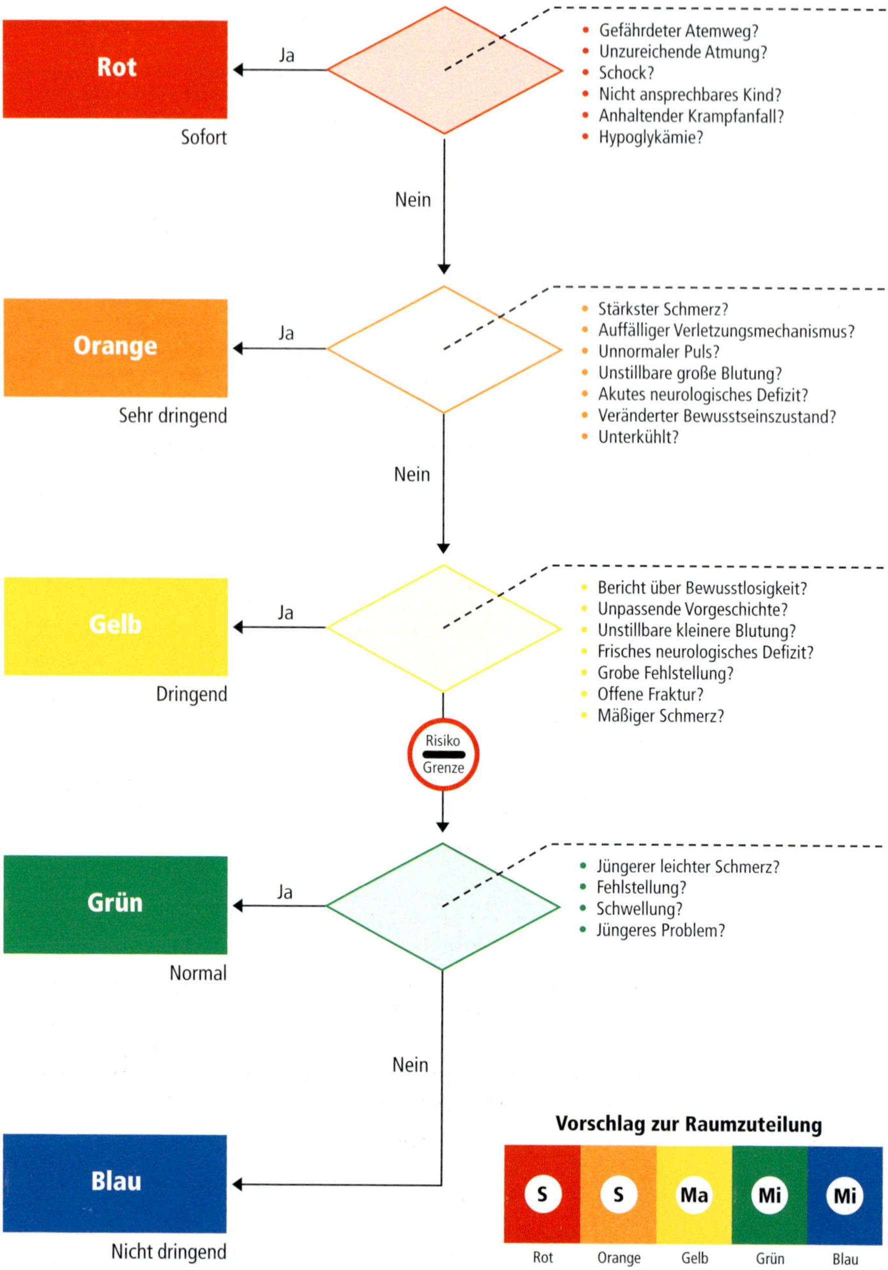
Rot
Sofort
Ja
Nein
Gefährdeter Atemweg?
Unzureichende Atmung?
Schock?
Nicht ansprechbares Kind?
Anhaltender Krampfanfall?
Hypoglykämie?
Orange
Sehr dringend
Ja
Nein
Stärkster Schmerz?
Auffälliger Verletzungsmechanismus?
Unnormaler Puls?
Unstillbare große Blutung?
Akutes neurologisches Defizit?
Veränderter Bewusstseinszustand?
Unterkühlt?
Gelb
Dringend
Ja
Bericht über Bewusstlosigkeit?
Unpassende Vorgeschichte?
Unstillbare kleinere Blutung?
Frisches neurologisches Defizit?
Grobe Fehlstellung?
Offene Fraktur?
Mäßiger Schmerz?
Risiko
Grenze
Grün
Normal
Ja
Nein
Jüngerer leichter Schmerz?
Fehlstellung?
Schwellung?
Jüngeres Problem?
Blau
Nicht dringend
Vorschlag zur Raumzuteilung
S
S
Ma
Mi
Mi
Rot
Orange
Gelb
Grün
Blau

Tabelle 10-42: Anmerkungen zu «Stürze»

Hinweise zum Diagramm
Viele Patienten, die sich nach einem Sturz vorstellen, haben im Rahmen des Geschehens Verletzungen erlitten, durch die sich ihre Behandlungsdringlichkeit bestimmt. Bei einigen kann allerdings eine andere ernsthafte Krankheit dem Sturz zugrunde liegen, andere entwickeln erst in Folge des Sturzes Komplikationen. Dieses Diagramm soll eine zutreffende Beurteilung der Behandlungsdringlichkeit erlauben, unabhängig davon, ob die Verletzungen oder eine zugrunde liegende Krankheit schwerwiegender sind. Es wurden verschiedene (generelle) Indikatoren eingefügt, die sicherstellen sollen, dass Patienten mit schwerwiegenden Grunderkrankungen oder Extremitäten bedrohenden Verletzungen eine hohe Dringlichkeitsstufe zugewiesen bekommen.

Siehe auch: Kollabierter Erwachsener

Spezielle Indikatoren	Erläuterungen
Hypoglykämie	Ein Blutzuckerspiegel unter 3 mmol/l (= 54 mg/dl).
Auffälliger Verletzungsmechanismus	Penetrierende Verletzungen (Stich- oder Schussverletzungen) und Verletzungen mit hoher Energiezuführung wie Stürze aus großer Höhe und Verkehrsunfälle mit hoher Geschwindigkeit (über 65 km/h) gelten als auffällig, dasselbe gilt für Herausschleudern aus dem Fahrzeug, dem Tod anderer Unfallbeteiligten oder auffälligen Verformungen des Fahrzeugs.
Unnormaler Puls	Eine Bradykardie (< 60/min beim Erwachsenen), eine Tachykardie (>100/min beim Erwachsenen) oder ein unregelmäßiger Rhythmus. Zur Benutzung bei Kindern sollten die Werte für Bradykardie und Tachykardie dem Alter entsprechend angepasst werden.
Akutes neurologisches Defizit	Jeder Verlust neurologischer Funktionen, der innerhalb der letzten 24 Stunden aufgetreten ist. Dies kann Veränderung oder Verlust der Sensibilität, Extremitätenschwäche (entweder vorübergehend oder permanent), sowie Veränderungen in der Fähigkeit, Urin- oder Stuhlabgang zu kontrollieren, beinhalten.
Bericht über Bewusstlosigkeit	Unter Umständen gibt es Zeugen, die Aussagen zu einer eventuellen Bewusstlosigkeit (und ihrer Länge) machen können. Ist dies nicht der Fall, so sollte bei Patienten, die sich nicht an das Vorgefallene erinnern können, von einem Zustand nach Bewusstlosigkeit ausgegangen werden.
Unpassende Vorgeschichte	Eine Vorgeschichte ist als unpassend anzusehen, wenn der behauptete Hergang die Verletzungen oder Erkrankungen nicht erklärt. Dies ist ein wichtiger Hinweis bei nicht unfallbedingten Verletzungen von verletzbaren Kindern und Erwachsenen und kann ein Zeichen für Missbrauch sein.
Frisches neurologisches Defizit	Dies beinhaltet alle Veränderung oder Verlust der Sensibilität, Extremitätenschwäche (entweder vorübergehend oder permanent), sowie Veränderungen in der Fähigkeit, Urin- oder Stuhlabgang zu kontrollieren.
Grobe Fehlstellung	Hierbei handelt es sich um einen subjektiven Eindruck. Gemeint sind grobe und abnorme Winkel oder Rotationen.
Offene Fraktur	Alle Wunden in der Nähe einer Fraktur sollten zu diesem Verdacht führen. Wenn es irgendeine Möglichkeit einer Verbindung zwischen der Wunde und der Fraktur gibt, dann sollte von einer offenen Fraktur ausgegangen werden.
Fehlstellung	Hierbei handelt es sich um einen subjektiven Eindruck. Gemeint sind unnormale Winkel oder Rotationen.
Schwellung	Unnormale Größenzunahme.

Thoraxschmerz

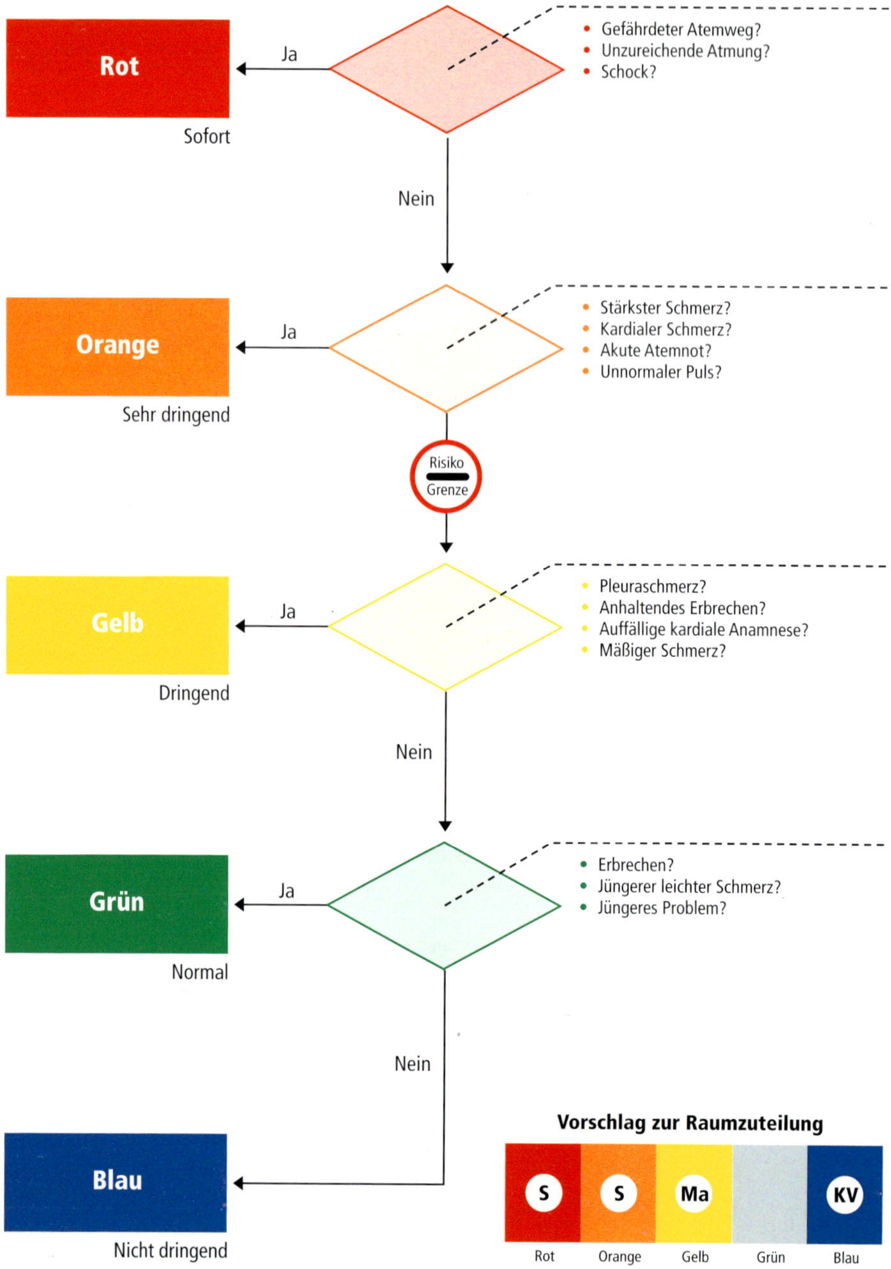

Tabelle 10-43: Anmerkungen zu «Thoraxschmerz»

Hinweise zum Diagramm

Dieses Diagramm erlaubt die Eingruppierung eines Patienten, der sich wegen thorakaler Schmerzen in der Notaufnahme vorstellt. Thorakale Schmerzen kommen mit etwa 2 bis 5 % aller Patientenkontakte in einer Notaufnahme relativ häufig vor. Die Gründe für derartige Beschwerden reichen vom Myokardinfarkt bis zur muskulären Reizung. Eine zuverlässige Eingruppierung ist daher unerlässlich. Von den generellen Indikatoren werden Lebensgefahr und Schmerz benutzt. Die speziellen Indikatoren bilden die Art und Stärke des Schmerzes (kardial oder pleural) und Unregelmäßigkeiten des Pulses ab.

Siehe auch: –

Spezielle Indikatoren	Erläuterungen
Kardialer Schmerz	Wird klassisch als intensives dumpfes Engegefühl oder heftigster Schmerz retrosternal mit Ausstrahlung in den linken Arm oder den Hals beschrieben. Kann mit Schweißausbrüchen oder Erbrechen einhergehen.
Akute Atemnot	Plötzlich einsetzende Atemnot oder die plötzliche Verschlechterung einer chronischen Atemnot.
Unnormaler Puls	Eine Bradykardie (< 60/min beim Erwachsenen), eine Tachykardie (> 120/min beim Erwachsenen) oder ein unregelmäßiger Rhythmus. Zur Benutzung bei Kindern sollten die Werte für Bradykardie und Tachykardie dem Alter entsprechend angepasst werden.
Pleuraschmerz	Ein scharfer, örtlich begrenzter Schmerz im Thorax, der sich durch Atmen, Husten oder Niesen verschlimmert.
Anhaltendes Erbrechen	Erbrechen, das kontinuierlich oder ohne Ruhepause auftritt.
Auffällige kardiale Anamnese	Als auffällige kardiale Anamnesen gelten bei dem Patienten bekannte wiederkehrende Rhythmusstörung mit lebensbedrohlichen Auswirkungen, sowie alle anderen bekannten kardialen Störungen, die zu schneller Verschlechterung neigen.

Überdosierung und Vergiftung

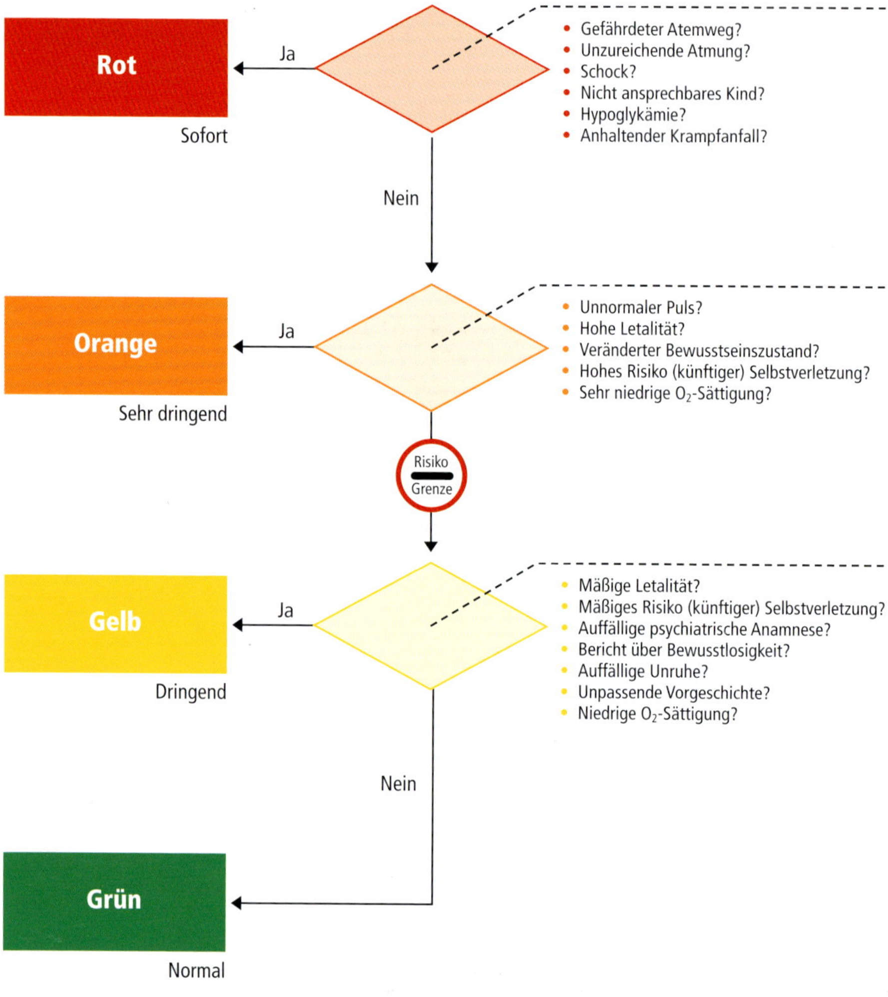

Vorschlag zur Raumzuteilung

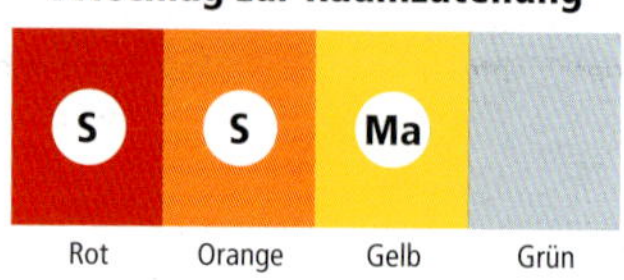

Tabelle 10-44: Anmerkungen zu «Überdosierung und Vergiftung»

Hinweise zum Diagramm
Dieses Diagramm ist durch die Präsentation des Patienten definiert. Es ist so aufgebaut, dass es sowohl die physischen Wirkungen wie die psychischen Aspekte einer Überdosierung berücksichtigt und die zutreffende Priorisierung der Patienten aus beiden Sichtweisen ermöglicht. Es erlaubt auch die Priorisierung von Patienten, die durch Unfall (oder mit Absicht) durch andere vergiftet wurden. Die generellen Indikatoren beinhalten Lebensgefahr und Bewusstsein (sowohl bei Erwachsenen als auch bei Kindern). Die speziellen Indikatoren decken die Einschätzung zur Letalität der Dosis (hierzu kann die Rücksprache mit einer Giftzentrale nötig sein) und eine Einschätzung des Risikos künftiger Selbstverletzungen ab.

Siehe auch: Selbstverletzung

Spezielle Indikatoren	**Erläuterungen**
Hypoglykämie	Ein Blutzuckerspiegel unter 3 mmol/l (= 54 mg/dl).
Unnormaler Puls	Eine Bradykardie (< 60/min beim Erwachsenen), eine Tachykardie (> 100/min beim Erwachsenen) oder ein unregelmäßiger Rhythmus. Zur Benutzung bei Kindern sollten die Werte für Bradykardie und Tachykardie dem Alter entsprechend angepasst werden.
Hohe Letalität	Letalität ist das Potenzial einer eingenommenen Substanz Schaden zu verursachen. Zur Beurteilung des Risikos ernsthafter Erkrankung oder des Todes kann es erforderlich sein, Kontakt zu einer Giftnotrufzentrale aufzunehmen. Im Zweifelsfall sollte von einem hohen Risiko ausgegangen werden.
Hohes Risiko (künftiger) Selbstverletzung	Eine erste Beurteilung des Risikos der Selbstverletzung kann durch eine Betrachtung des Verhaltens des Patienten erfolgen. Patienten mit einer auffälligen Vorgeschichte mit Selbstverletzungen oder solche, die versuchen sich zu verletzen oder die Notaufnahme verlassen wollen, um sich zu verletzen, haben ein solches hohes Risiko.
Sehr niedrige O_2-Sättigung	Sättigung < 95 % unter laufender O_2-Gabe oder < 90 % unter Raumluft.
Mäßige Letalität	Letalität ist das Potenzial einer eingenommenen Substanz Krankheit oder Tod zu verursachen. Zur Beurteilung kann es erforderlich sein, Kontakt zu einer Giftnotrufzentrale aufzunehmen.
Mäßiges Risiko (künftiger) Selbstverletzung	Eine erste Beurteilung des Risikos der Selbstverletzung kann durch eine Betrachtung des Verhaltens des Patienten erfolgen. Patienten ohne auffällige Vorgeschichte mit Selbstverletzungen und ohne aktive Versuche, sich zu verletzen oder die Notaufnahme zu verlassen, um sich zu verletzen, aber mit Bekundungen des Wunsches nach Selbstverletzung, haben ein mäßiges Risiko.
Auffällige psychiatrische Anamnese	Eine in der Vorgeschichte durchgemachte große psychiatrische Erkrankung oder ein entsprechendes Ereignis.
Bericht über Bewusstlosigkeit	Unter Umständen gibt es Zeugen, die Aussagen zu einer eventuellen Bewusstlosigkeit (und ihrer Länge) machen können. Sollte dies nicht der Fall sein, so sollte bei Patienten, die sich nicht an das Vorgefallene erinnern können, von einem Zustand nach Bewusstlosigkeit ausgegangen werden.
Auffällige Unruhe	Patienten, die eine deutliche physische oder psychische Unruhe aufweisen, erfüllen dieses Kriterium.
Unpassende Vorgeschichte	Eine Vorgeschichte ist als unpassend anzusehen, wenn der behauptete Hergang die Verletzungen oder Erkrankungen nicht erklärt. Dies ist ein wichtiger Hinweis bei nicht unfallbedingten Verletzungen von verletzbaren Kindern und Erwachsenen und kann ein Zeichen für Missbrauch sein.
Niedrige O_2-Sättigung	Hierbei handelt es sich um eine Sättigung von < 95 % unter Raumluft.

Unwohlsein bei Erwachsenen

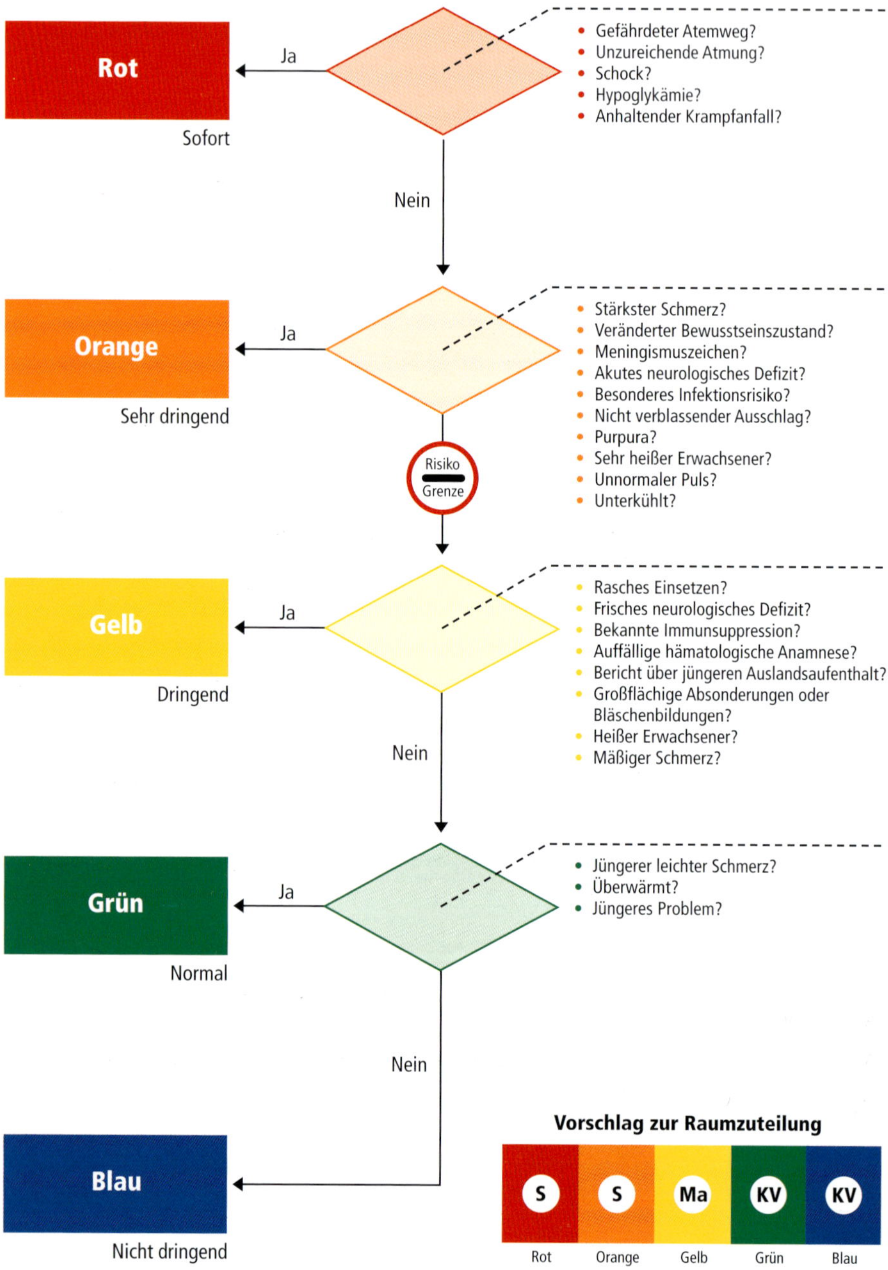

Tabelle 10-45: Anmerkungen zu «Unwohlsein bei Erwachsenen»

Hinweise zum Diagramm	
Dies ist ein unspezifisches, durch die Präsentation des Patienten definiertes Diagramm. Es sind verschiedene generelle Indikatoren wie Lebensgefahr, Bewusstsein, Schmerz und Temperatur beinhaltet. Die speziellen Indikatoren sollen sicherstellen, dass Patienten, die beispielsweise an einer Meningokokkensepsis leiden, in die richtige Dringlichkeitsstufe eingeordnet werden.	
Siehe auch: Kollabierter Erwachsener	
Spezielle Indikatoren	**Erläuterungen**
Hypoglykämie	Ein Blutzuckerspiegel unter 3 mmol/l (= 54 mg/dl).
Meningismuszeichen	Klassisch Nackensteifigkeit in Verbindung mit Kopfschmerzen und Photophobie (lichtscheu).
Akutes neurologisches Defizit	Jeder Verlust neurologischer Funktionen, der innerhalb der letzten 24 Stunden aufgetreten ist. Dies kann Veränderung oder Verlust der Sensibilität, Extremitätenschwäche (entweder vorübergehend oder permanent), sowie Veränderungen in der Fähigkeit, Urin- oder Stuhlabgang zu kontrollieren, beinhalten.
Besonderes Infektionsrisiko	Bekannter Kontakt mit einem gefährlichen Krankheitserreger oder Reise in ein Gebiet mit einem bekannten gegenwärtig ernsthaften Infektionsrisiko.
Nicht verblassener Ausschlag	Ein Ausschlag, der auch bei Ausübung von Druck auf die Stelle nicht verblasst. Zum Testen kann ein Trinkglas auf die Haut gepresst werden, durch den Boden kann eine eventuelle Farbveränderung beobachtet werden.
Purpura	Ein Ausschlag an jedem Körperteil, der durch Mikroblutungen unter die Haut hervorgerufen wird. Ein solcher Ausschlag verblasst bei Druck auf die Stelle nicht.
Unnormaler Puls	Eine Bradykardie (< 60/min beim Erwachsenen), eine Tachykardie (>120/min beim Erwachsenen) oder ein unregelmäßiger Rhythmus. Zur Benutzung bei Kindern sollten die Werte für Bradykardie und Tachykardie dem Alter entsprechend angepasst werden.
Frisches neurologisches Defizit	Dies beinhaltet alle Veränderung oder Verlust der Sensibilität, Extremitätenschwäche (entweder vorübergehend oder permanent), sowie Veränderungen in der Fähigkeit, Urin- oder Stuhlabgang zu kontrollieren.
Bekannte Immunsuppression	Hierzu zählt jeder Patient, der immunsuppressive Medikamente (inklusive Langzeitsteroidtherapie) erhält oder AIDS hat.
Auffällige hämatologische Anamnese	Ein Patient mit einer Bluterkrankung, die sich bekanntermaßen schnell verschlechtert.
Bericht über jüngeren Auslandsaufenthalt	Auslandsreise in jüngerer Zeit (innerhalb zwei Wochen!).
Großflächige Absonderungen oder Bläschenbildungen	Jede Absonderung oder Bläschenbildung, die mehr als 10 % der Körperoberfläche betrifft.

Unwohlsein bei Kindern

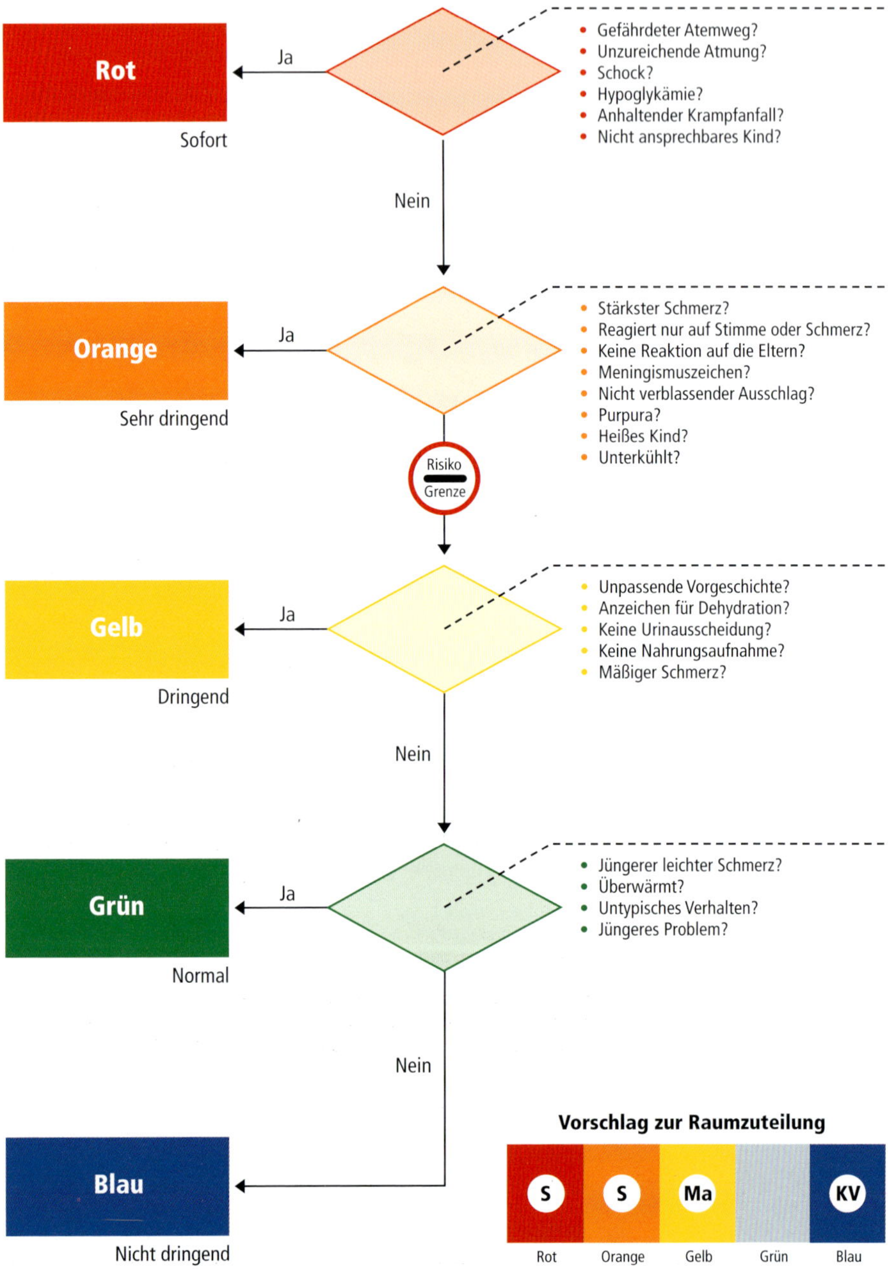

Tabelle 10-46: Anmerkungen zu «Unwohlsein bei Kindern»

Hinweise zum Diagramm

Dieses Präsentationsdiagramm soll die zutreffende Priorisierung von Kindern erlauben, die mit unspezifischen Beschwerden in die Notaufnahme gebracht werden. Es werden die generellen Indikatoren Lebensgefahr, Bewusstsein, Schmerz und Temperatur benutzt. Verschiedene spezielle Indikatoren erlauben das Erkennen besonders schwerer Erkrankungen wie z. B. einer Meningokokkensepsis. Die Risikogrenze liegt zwischen ORANGE und GELB, so kann kein Kind in GELB, GRÜN oder BLAU eingeschätzt werden, solange nicht die Indikatoren in ROT und ORANGE explizit ausgeschlossen sind. Dieses Vorgehen kann mehr Zeit kosten, als für eine normale Ersteinschätzung zur Verfügung steht.

Siehe auch: Schreiendes Baby, Irritiertes Kind, Besorgte Eltern

Spezielle Indikatoren	Erläuterungen
Hypoglykämie	Ein Blutzuckerspiegel unter 3 mmol/l (= 54 mg/dl).
Keine Reaktion auf die Eltern	Gemeint ist jedes Fehlen einer Reaktion auf Gesicht oder Stimme der Eltern. Abnorme Reaktionen oder scheinbares Nichterkennen sind ebenfalls alarmierende Zeichen.
Meningismuszeichen	Klassisch Nackensteifigkeit in Verbindung mit Kopfschmerzen und Photophobie (lichtscheu).
Nicht verblassener Ausschlag	Ein Ausschlag, der auch bei Ausübung von Druck auf die Stelle nicht verblasst. Zum Testen kann ein Trinkglas auf die Haut gepresst werden, durch den Boden kann eine eventuelle Farbveränderung beobachtet werden.
Purpura	Ein Ausschlag an jedem Körperteil, der durch Mikroblutungen unter die Haut hervorgerufen wird. Ein solcher Ausschlag verblasst bei Druck auf die Stelle nicht.
Unpassende Vorgeschichte	Eine Vorgeschichte ist als unpassend anzusehen, wenn der behauptete Hergang die Verletzungen oder Erkrankungen nicht erklärt. Dies ist ein wichtiger Hinweis bei nicht unfallbedingten Verletzungen von verletzbaren Kindern und Erwachsenen und kann ein Zeichen für Missbrauch sein.
Anzeichen für Dehydration	Die Zeichen umfassen trockene Zunge, eingesunkene Augen, reduzierte Hautspannung und (bei kleinen Babys) eine eingesunkene vordere Fontanelle. Normalerweise einhergehend mit geringer Urinausscheidung.
Keine Urinausscheidung	Unvermögen zur Produktion und Ausscheidung von Urin. Diese Beurteilung kann bei Kindern (und Senioren) schwierig sein, die Zahl der verbrauchten Windeln oder Vorlagen kann einen Anhalt geben.
Keine Nahrungsaufnahme	Das Kind nimmt keine feste oder flüssige (je nach Alter) Nahrung zu sich. Wenn ein Kind zwar Nahrung zu sich nimmt, aber regelmäßig sofort wieder erbricht, kann es dieses Kriterium auch erfüllen.
Untypisches Verhalten	Ein Kind, das sich auf eine Weise benimmt, die in der gegebenen Situation bei ihm nicht üblich ist. Diese Angabe wird oft von Betreuungspersonen gemacht. Solche Kinder werden oft als aufsässig oder auffällig bezeichnet.

Urologische Probleme

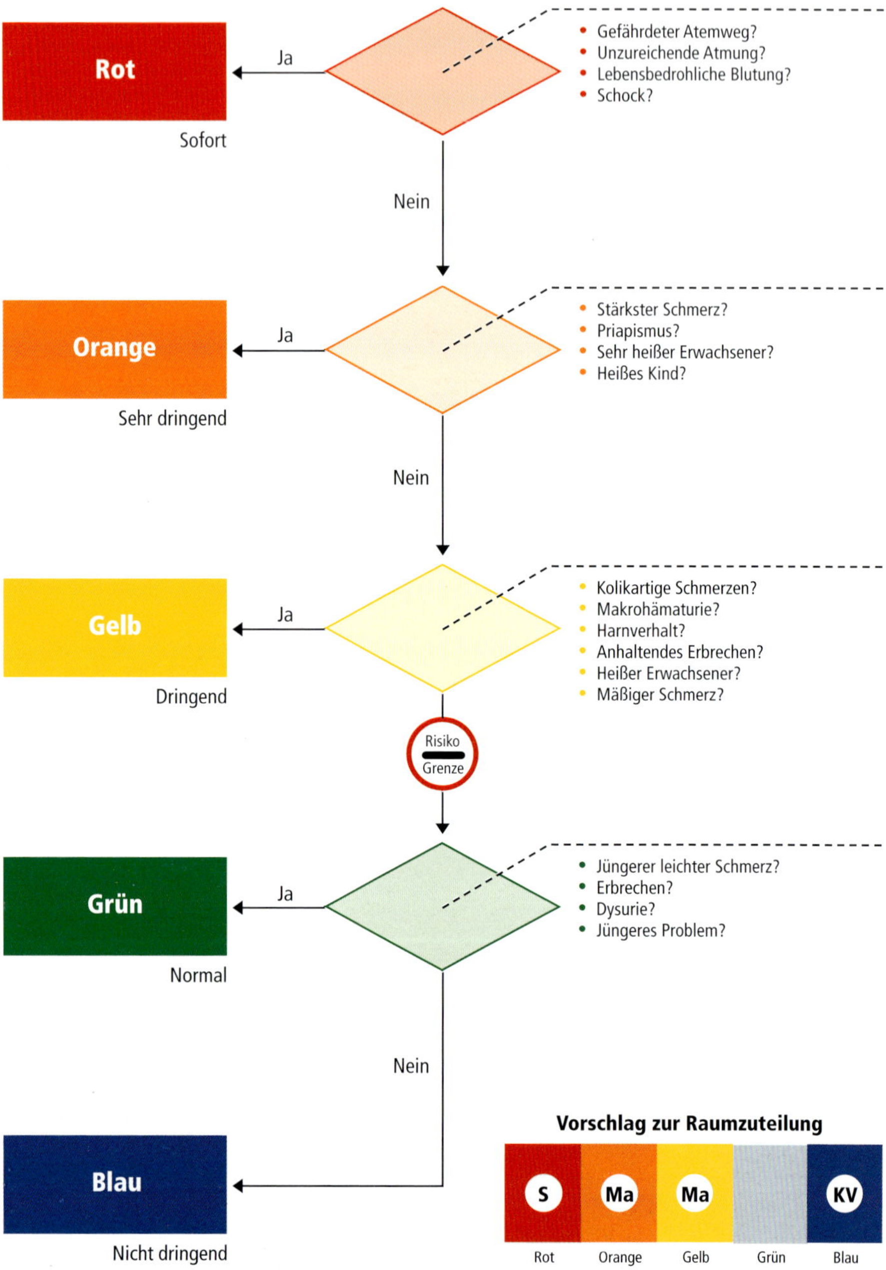

Tabelle 10-47: Anmerkungen zu «Urologische Probleme»

Hinweise zum Diagramm	
Dieses Entscheidungsdiagramm dient der Einschätzung von Patienten, die sich mit einem urologischen Problem in der Notaufnahme präsentieren. Viele Patienten mit urologischen Problemen haben Schmerzen, bei einigen von ihnen liegen schwere Erkrankungen zugrunde. Die generellen Indikatoren beinhalten Lebensgefahr, Schmerz und Temperatur. Die speziellen Indikatoren sollen sicherstellen, dass Patienten mit Harnverhalt und solche mit Infektionen der richtigen Dringlichkeitsstufe zugewiesen werden.	
Siehe auch: Sexuell erworbene Infektion, Hodenschmerz	
Spezielle Indikatoren	**Erläuterungen**
Priapismus	Eine anhaltende Dauererektion des Penis.
Kolikartige Schmerzen	Schmerzen, die wellenförmig auftreten und abklingen. Nierenkoliken treten in Intervallen von etwa 20 Minuten auf.
Makrohämaturie	Mit bloßem Auge als Rotfärbung sichtbares Blut im Urin.
Harnverhalt	Es kann kein Urin gelassen werden, die Blase ist prall überdehnt. Dies ist normalerweise, bis auf seltenere Fälle einer Empfindungsstörung, sehr schmerzhaft.
Anhaltendes Erbrechen	Erbrechen, das kontinuierlich oder ohne Ruhepause auftritt.
Dysurie	Schmerzen oder Schwierigkeiten beim Wasserlassen. Der Schmerz wird oft als stechend oder heiß beschrieben.

Vaginale Blutung

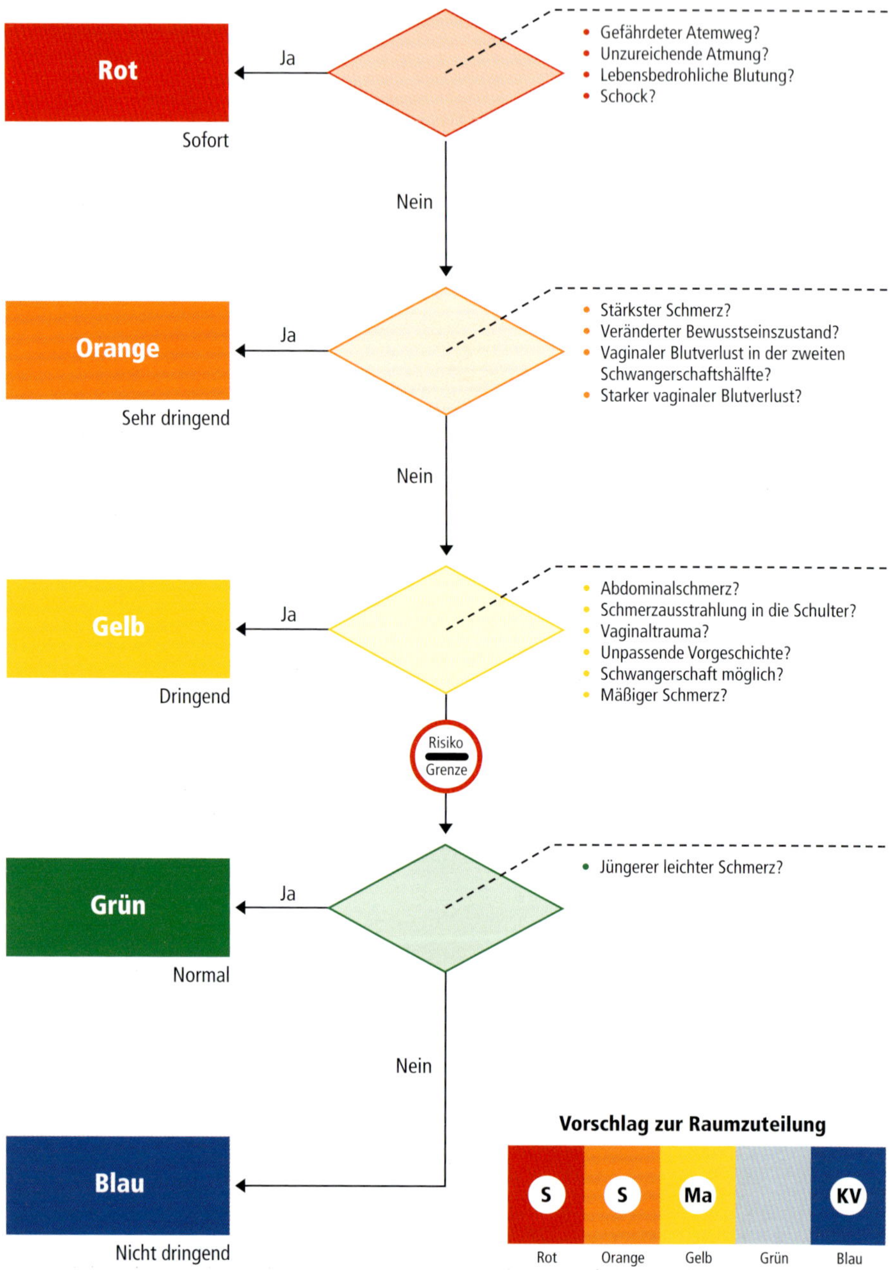

Tabelle 10-48: Anmerkungen zu «Vaginale Blutung»

Hinweise zum Diagramm

Dieses Diagramm ist durch die Beschwerden bei der Präsentation der Patientin definiert. Vaginale Blutungen können sowohl während einer Schwangerschaft, als auch außerhalb einer Schwangerschaft auftreten und können viele unspezifische Gründe haben. Es werden verschiedene generelle Indikatoren inklusive Lebensgefahr, Blutverlust und Schmerz eingesetzt.

Siehe auch: Schwangerschaftsproblem, Abdominelle Schmerzen bei Erwachsenen

Spezielle Indikatoren	Erläuterungen
Vaginaler Blutverlust in der zweiten Schwangerschaftshälfte	Jeder Blutverlust aus der Vagina bei einer Frau, die die 20. Schwangerschaftswoche überschritten hat.
Starker vaginaler Blutverlust	Ein vaginaler Blutverlust ist sehr schlecht zu beurteilen. Das Vorhandensein großer Blutkoagel oder eines anhaltenden Blutflusses erfüllt dieses Kriterium. Der Verbrauch größerer Mengen von Vorlagen deutet ebenfalls auf einen großen Blutverlust hin.
Abdominalschmerz	Jeder im Abdomen empfundene Schmerz. Ein Abdominalschmerz, der mit Rückenschmerzen einhergeht, kann auf ein Bauchaortenaneurysma hinweisen, in Verbindung mit vaginalen Blutungen kann er Zeichen einer extrauterinen Schwangerschaft oder Fehlgeburt sein.
Schmerzausstrahlung in die Schulter	Wenn in der Schulterspitze Schmerzen empfunden werden, ist dies oft ein Zeichen für eine Zwerchfellreizung.
Vaginaltrauma	Jede Vorgeschichte oder jeder andere Hinweis auf ein direktes Trauma der Vagina erfüllt dieses Kriterium.
Unpassende Vorgeschichte	Eine Vorgeschichte ist als unpassend anzusehen, wenn der behauptete Hergang die Verletzungen oder Erkrankungen nicht erklärt. Dies ist ein wichtiger Hinweis bei nicht unfallbedingten Verletzungen von verletzbaren Kindern und Erwachsenen und kann ein Zeichen für Missbrauch sein.
Schwangerschaft möglich	Jede Frau, deren normale Menstruation ausgeblieben ist, gilt als möglicherweise schwanger. Außerdem sollte jede Frau in gebährfähigem Alter, die ungeschützten Geschlechtsverkehr hat, als potenziell schwanger angesehen werden.

Verbrennungen und Verbrühungen

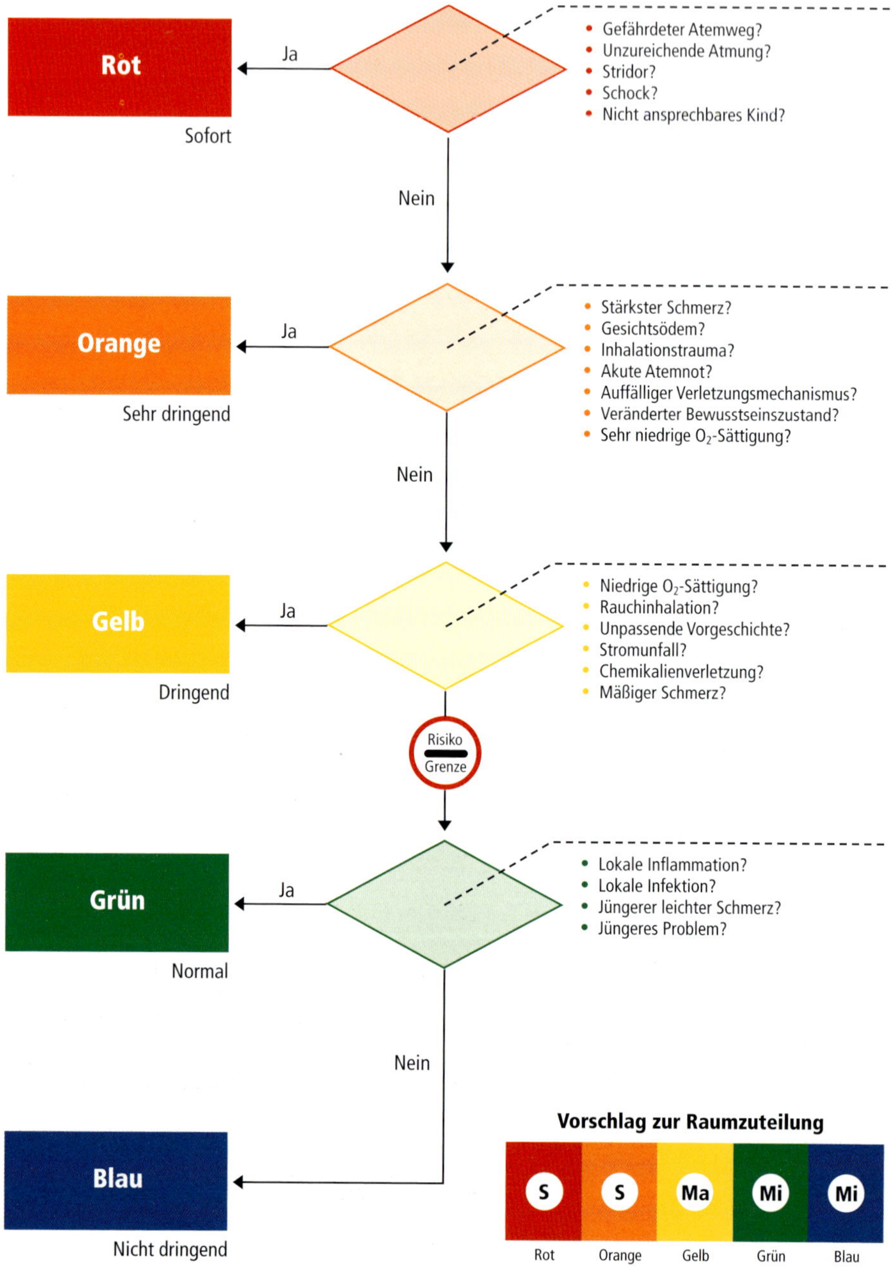

Tabelle 10-49: Anmerkungen zu «Verbrennungen und Verbrühungen»

Hinweise zum Diagramm

Dies ist ein durch die Präsentation des Patienten definiertes Diagramm. Das Krankheitsbild umfasst die ganze Bandbreite der Schweregrade, dieses Diagramm soll die präzise Zuordnung der Patienten aller Kategorien erlauben. Es werden mehrere generelle Indikatoren inklusive Lebensgefahr, Bewusstsein und Schmerz benutzt. Es wurden spezielle Indikatoren hinzugefügt, die es erlauben, Patienten mit einem Inhalationstrauma zu identifizieren, sowie solche, bei denen der Unfallhergang weitergehende Untersuchungen und Behandlungen nötig scheinen lässt.

Siehe auch: –

Spezielle Indikatoren	Erläuterungen
Gesichtsödem	Eine diffuse Schwellung des Gesicht, meist mit Beteiligung der Lippen.
Inhalationstrauma	Der beste Hinweis auf eine Rauchinhalation ist der Aufenthalt des Patienten in einem verqualmten Raum. Um Mund und Nase können Rußpartikel abgelagert sein und die Stimme kann heiser sein. Die Vorgeschichte ist auch die beste Art, ein chemisches Inhalationstrauma zu diagnostisieren – es muss nicht unbedingt irgendwelche Anzeichen geben.
Akute Atemnot	Plötzlich einsetzende Atemnot oder die plötzliche Verschlechterung einer chronischen Atemnot.
Auffälliger Verletzungsmechanismus	Penetrierende Verletzungen (Stich- oder Schussverletzungen) und Verletzungen mit hoher Energiezuführung wie Stürze aus großer Höhe und Verkehrsunfälle mit hoher Geschwindigkeit (über 65 km/h) gelten als auffällig, dasselbe gilt beim Herausschleudern aus dem Fahrzeug, dem Tod anderer Unfallbeteiligten oder auffälligen Verformungen des Fahrzeugs.
Sehr niedrige O_2-Sättigung	Sättigung < 95 % unter laufender O_2-Gabe oder < 90 % unter Raumluft.
Niedrige O_2-Sättigung	Hierbei handelt es sich um eine Sättigung von < 95 % unter Raumluft.
Rauchinhalation	Von einer Rauchinhalation sollte ausgegangen werden, wenn sich der Patient in einem verqualmten Raum aufgehalten hat. Physikalische Zeichen wie Ruß um Mund und Nasenlöcher sind wenig sichere Zeichen, wenn vorhanden aber wichtig.
Unpassende Vorgeschichte	Eine Vorgeschichte ist als unpassend anzusehen, wenn der behauptete Hergang die Verletzungen oder Erkrankungen nicht erklärt. Dies ist ein wichtiger Hinweis bei nicht unfallbedingten Verletzungen von verletzbaren Kindern und Erwachsenen und kann ein Zeichen für Missbrauch sein.
Stromunfall	Jede Verletzung, die sicher oder möglicherweise durch elektrischen Strom verursacht wurde, unabhängig ob Gleich- oder Wechselstrom, natürliche oder künstliche Ursache (Blitz oder Steckdose).
Chemikalienverletzung	Bei jeder auf den Körper gespritzten oder anders gelangten Substanz, die ein Stechen, Brennen, eine Verschlechterung des Sehvermögens oder andere Symptome hervorruft, sollte von der Möglichkeit einer chemischen Verletzung ausgegangen werden.
Lokale Inflammation	Die lokale Inflammation schließt Schmerz, Schwellung und Rötung eines bestimmten Gebietes oder einer bestimmten Stelle ein.
Lokale Infektion	Eine lokale Infektion manifestiert sich üblicherweise als Inflammation (Schmerz, Schwellung und Rötung), die auf ein bestimmtes Gebiet oder Stelle beschränkt ist, mit oder ohne Ansammlung von Eiter.

Wunden

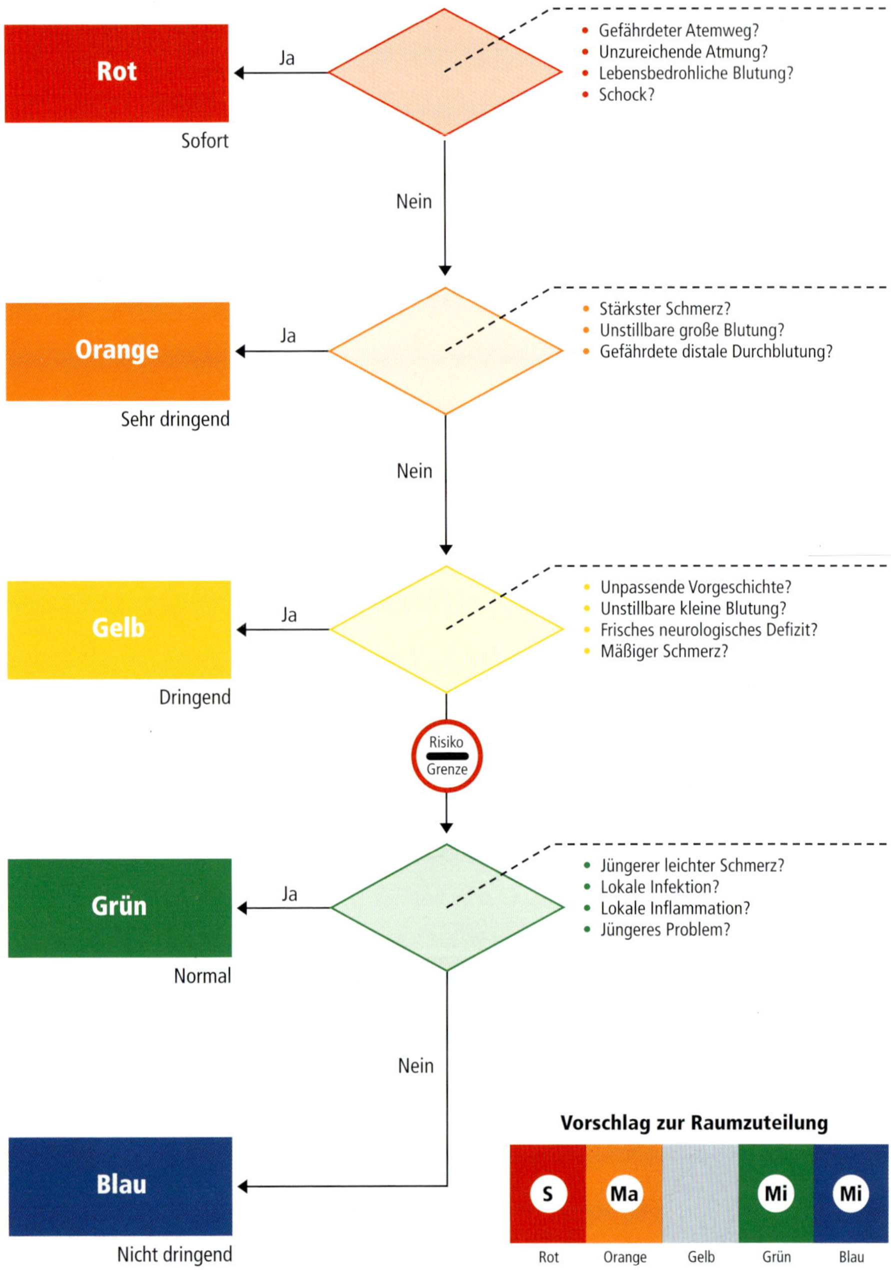
Rot
Sofort
Ja
Gefährdeter Atemweg?
Unzureichende Atmung?
Lebensbedrohliche Blutung?
Schock?
Nein
Orange
Sehr dringend
Ja
Stärkster Schmerz?
Unstillbare große Blutung?
Gefährdete distale Durchblutung?
Nein
Gelb
Dringend
Ja
Unpassende Vorgeschichte?
Unstillbare kleine Blutung?
Frisches neurologisches Defizit?
Mäßiger Schmerz?
Risiko
Grenze
Grün
Normal
Ja
Jüngerer leichter Schmerz?
Lokale Infektion?
Lokale Inflammation?
Jüngeres Problem?
Nein
Blau
Nicht dringend
Vorschlag zur Raumzuteilung
S
Ma
Mi
Mi
Rot
Orange
Gelb
Grün
Blau

Tabelle 10-50: Anmerkungen zu «Wunden»

Hinweise zum Diagramm
Dies ist ein auf die Präsentation des Patienten definiertes Diagramm. Zahlreiche Patienten suchen die Notfallambulanzen mit Wunden verschiedenster Art auf. Die Wunden reichen von schweren lebensbedrohlichen Fleischwunden bis hin zu kleinen oberflächlichen Abschürfungen. Das Diagramm ist so gestaltet, dass es die genaue Priorisierung von all diesen Patienten erlaubt. Es werden verschiedene generelle Indikatoren inklusive Lebensgefahr, Bewusstsein und Schmerz benutzt. Die speziellen Indikatoren erlauben die Identifikation von Patienten mit Verletzungen, die möglicherweise eine Körperfunktion bedrohen können.

Siehe auch: Angriff (Zustand nach)

Spezielle Indikatoren	Erläuterungen
Gefährdete distale Durchblutung	Hierbei handelt es sich um eine Kombination aus Blässe, Kälte, veränderter Sensibilität und Schmerzen, bei vorhandenem oder fehlendem Puls distal der Verletzung.
Unpassende Vorgeschichte	Eine Vorgeschichte ist als unpassend anzusehen, wenn der behauptete Hergang die Verletzungen oder Erkrankungen nicht erklärt. Dies ist ein wichtiger Hinweis bei nicht unfallbedingten Verletzungen von verletzbaren Kindern und Erwachsenen und kann ein Zeichen für Missbrauch sein.
Frisches neurologisches Defizit	Dies beinhaltet alle Veränderung oder Verlust der Sensibilität, Extremitätenschwäche (entweder vorübergehend oder permanent), sowie Veränderungen in der Fähigkeit, Urin- oder Stuhlabgang zu kontrollieren.
Lokale Infektion	Eine lokale Infektion manifestiert sich üblicherweise als Inflammation (Schmerz, Schwellung und Rötung), die auf ein bestimmtes Gebiet oder Stelle beschränkt ist, mit oder ohne Ansammlung von Eiter.
Lokale Inflammation	Die lokale Inflammation schließt Schmerz, Schwellung und Rötung eines bestimmten Gebietes oder einer bestimmten Stelle ein.

Zahnprobleme

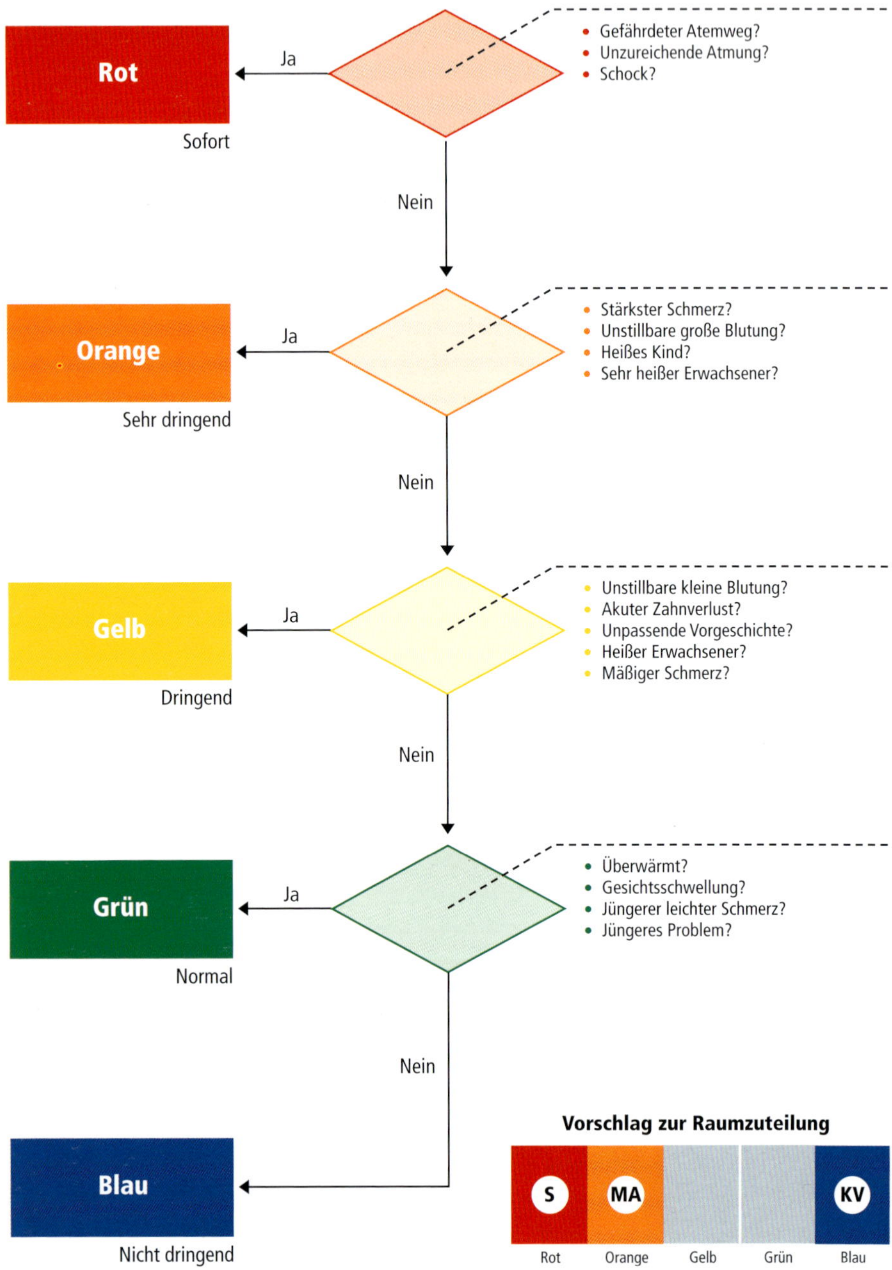

Tabelle 10-51: Anmerkungen zu «Zahnprobleme»

Hinweise zum Diagramm

Dieses Präsentationsdiagramm soll die zutreffende Priorisierung von Patienten erlauben, die sich mit Zahn- oder Gaumenproblemen vorstellen. Die generellen Indikatoren decken Lebensgefahr, Schmerz, Blutverlust und Temperatur ab. Der frische Zahnverlust ist der Kategorie «Dringend» (GELB) zugeordnet, da eine zügig Reimplantation das Behandlungsergebnis beeinflusst. Auch wenn die Meinung besteht, dass solch ein Patient in eine Zahnarztsprechstunde gehört, darf dies nicht die Durchführung einer angemessenen Ersteinschätzung verhindern.

Siehe auch: Gesichtsprobleme

Spezielle Indikatoren	Erläuterungen
Akuter Zahnverlust	Innerhalb der letzten 24 Stunden ist ein Zahn komplett luxiert.
Unpassende Vorgeschichte	Eine Vorgeschichte ist als unpassend anzusehen, wenn der behauptete Hergang die Verletzungen oder Erkrankungen nicht erklärt. Dies ist ein wichtiger Hinweis bei nicht unfallbedingten Verletzungen von verletzbaren Kindern und Erwachsenen und kann ein Zeichen für Missbrauch sein.
Gesichtsschwellung	Schwellung des Gesichtes, begrenzt oder diffus.

Kapitel 11 – Glossar

A

Abdominalschmerz	Jeder im Abdomen empfundene Schmerz. Ein Abdominalschmerz, der mit Rückenschmerzen einhergeht, kann auf ein Bauchaortenaneurysma hinweisen, in Verbindung mit vaginalen Blutungen kann er Zeichen einer extra-uterinen Schwangerschaft oder Fehlgeburt sein.
Abrupt	Einsetzen innerhalb weniger Minuten.
Abruptes Einsetzen	Einsetzen innerhalb von Sekunden oder Minuten. Kann zum Erwachen aus dem Schlaf führen.
Aktive Wehentätigkeit	Jede Frau mit regelmäßigen schmerzhaften Kontraktionen erfüllt dieses Kriterium.
Akut	Zeitraum zwischen 12 und 24 Stunden
Akute Augenverletzung mit Chemikalien	Bei jeder innerhalb der vorausgegangenen 24 Stunden in das Auge gespritzten oder anders gelangten Substanz, die ein Stechen, Brennen oder eine Verschlechterung des Sehvermögens hervorruft, sollte von einer chemischen Verletzung des Auges ausgegangen werden.
Akute Atemnot	Plötzlich einsetzende Atemnot oder die plötzliche Verschlechterung einer chronischen Atemnot.
Akuter frisch- oder altblutiger Stuhlgang	Bei einer aktiven starken gastrointestinalen Blutung wird dunkelroter Stuhlgang abgesetzt werden. Je länger die Passagezeit durch den Darmtrakt andauert, desto dunkler wird das Blut – bis hin zu einer schwarzen Färbung.
Akuter vollständiger Visusverlust	Visusverlust eines oder beider Augen innerhalb der vorangegangenen 24 Stunden ohne spätere Wiederherstellung des normalen Sehvermögens.
Akuter Zahnverlust	Innerhalb der letzten 24 Stunden ist ein Zahn komplett luxiert.

Akutes Einsetzen nach einer Verletzung	Einsetzen der Symptome innerhalb von 24 Stunden nach einem physikalischen Trauma.
Akutes neurologisches Defizit	Jeder Verlust neurologischer Funktionen, der innerhalb der vorangegangenen 24 Stunden aufgetreten ist. Dies kann Veränderung oder Verlust der Sensibilität, Extremitätenschwäche (entweder vorübergehend oder permanent), sowie Veränderungen in der Fähigkeit, Urin- oder Stuhlabgang zu kontrollieren, beinhalten.
Altblutig	Dunkler als frisches Blut, oft mit dem Geruch wie Blutstühle.
Alter unter 25 Jahre	Patient ist 25 Jahre alt oder jünger.
Anhaltender Krampfanfall	Patienten in einem tonischen oder klonischen Zustand eines Grand-Mal-Anfalls und Patienten, die gerade einen partiellen Krampfanfall erleiden, fallen in diese Kategorie.
Anhaltendes Erbrechen	Erbrechen, das kontinuierlich oder ohne Ruhepause auftritt.
Anhaltendes Herzklopfen	Ein Gefühl des Herzrasens (oft auch als Flattern beschrieben), welches noch anhält.
Anzeichen für Dehydration	Die Zeichen umfassen trockene Zunge, eingesunkene Augen, reduzierte Hautspannung und (bei kleinen Babys) eine eingesunkene vordere Fontanelle. Normalerweise einhergehend mit geringer Urinausscheidung.
Anzeichen für mäßige Schmerzen	Kleinkinder und Babys mit mäßigen Schmerzen können sich nicht ausdrücken. Sie werden im Allgemeinen zeitweise schreien, oft lassen sie sich für einen Zeitraum trösten.
Anzeichen für stärkste Schmerzen	Kleinkinder und Babys mit stärksten Schmerzen können sich nicht ausdrücken. Sie werden im Allgemeinen ununterbrochen schreien, untröstbar und tachykard sein. Sie können außerdem Zeichen wie Blässe und Schwitzen zeigen.
Auffällige Allergie-Anamnese	Eine bekannte Sensibilität mit schweren allergischen Reaktionen (z. B. gegen Nüsse oder Bienenstiche) ist auffällig.
Auffällige Anamnese mit GI-Blutungen	Jede Anamnese mit massiven gastrointestinalen Blutungen oder alle gastrointestinalen Blutungen in Verbindung mit bekannten Ösophagusvarizen.
Auffällige hämatologische Anamnese	Ein Patient mit einer Bluterkrankung, die sich bekanntermaßen schnell verschlechtert.
Auffällige kardiale Anamnese	Als auffällige kardiale Anamnesen gelten bei dem Patienten bekannte wiederkehrende Rhythmusstörung mit lebensbedrohlichen Auswirkungen, sowie alle anderen bekannten kardialen Störungen, die zu schneller Verschlechterung neigen.
Auffällige medizinische Vorgeschichte	Alle vor dem Ereignis bestehenden medizinischen Umstände, die eine kontinuierliche Medikation oder andere Versorgung erforderten.

Auffällige psychiatrische Anamnese	Eine in der Vorgeschichte durchgemachte große psychiatrische Erkrankung oder ein entsprechendes Ereignis.
Auffällige respiratorische Anamnese	Eine Anamnese mit vorangegangenen lebensbedrohlichen Episoden im Zusammenhang mit der Atmung (z. B. COPD) gehören hierzu, wie auch ein Brittle-Asthma.
Auffällige Unruhe	Patienten, die eine deutliche physische oder psychische Unruhe aufweisen, erfüllen dieses Kriterium.
Auffälliger Verletzungsmechanismus	Penetrierende Verletzungen (Stich- oder Schussverletzungen) und Verletzungen mit hoher Energiezuführung wie Stürze aus großer Höhe und Verkehrsunfälle mit hoher Geschwindigkeit (über 65 km/h) gelten als auffällig, dasselbe gilt beim Herausschleudern aus dem Fahrzeug, dem Tod anderer Unfallbeteiligten oder auffälligen Verformungen des Fahrzeugs.
Augenverletzung	Ein jüngeres physikalisches traumatisches Geschehen mit Augenbeteiligung.
Ausfluss	Im Zusammenhang mit sexuell erworbenen Infektionen bezieht sich dies auf jede Absonderung aus dem Penis oder jeden abnormalen Ausfluss aus der Vagina.

B

Bedrohung	Patienten mit bedrohlicher Körperhaltung (Anspannung und Verkrampfung), bedrohlichem verbalen (lautes und bedrohendes Reden) und motorischem Verhalten (unruhig, auf und ab laufen).
Bekannte Immunsuppression	Hierzu zählt jeder Patient, der immunsuppressive Medikamente (inklusive Langzeitsteroidtherapie) erhält oder AIDS hat.
Bericht über akutes Erbrechen von Blut	Erbrechen von Blut, kaffeesatzartiges Erbrechen oder Blutbeimengungen beim Erbrechen innerhalb der vorangegangenen 24 Stunden.
Bericht über Bewusstlosigkeit	Unter Umständen gibt es Zeugen, die Aussagen zu einer eventuellen Bewusstlosigkeit (und ihrer Länge) machen können. Sollte dies nicht der Fall sein, so sollte bei Patienten, die sich nicht an das Vorgefallene erinnern können, von einem Zustand nach Bewusstlosigkeit ausgegangen werden.
Bericht über jüngeren Auslandsaufenthalt	Auslandsreise in jüngerer Zeit (innerhalb zwei Wochen!).
Bericht über Kopfverletzung	Jüngeres traumatisches Ereignis unter Beteiligung des Kopfes. Normalerweise wird dies durch den Patienten berichtet werden, sollte dieser bewusstlos gewesen sein, so sollte diese Vorgeschichte von einem verlässlichen Zeugen erhoben werden.
Bericht über Krampfanfall	Jeder beobachtete oder berichtete Krampfanfall, der im Rahmen der Erkrankung beziehungsweise des Unfallereignisses oder danach stattgefunden hat.

Bericht über Überdosierung oder Vergiftung	Diese Information kann von Dritten gegeben oder aber aus fehlenden Medikamenten hergeleitet werden.
Bericht über Unfall	Der Bericht über ein jüngeres physisch-traumatisches Ereignis.
Besonderes Infektionsrisiko	Bekannter Kontakt mit einem gefährlichen Krankheitserreger oder Reise in ein Gebiet mit einem bekannten gegenwärtig ernsthaften Infektionsrisiko.
Bewusstseinsveränderung nicht vollständig durch Alkoholgenuss erklärbar	Ein nicht voll ansprechbarer Patient mit einer eindeutigen Vorgeschichte der Alkoholaufnahme, bei dem auch andere Gründe, die zu einem veränderten Bewusstseinszustand führen können, vorliegen können, erfüllt dieses Kriterium.
Bewusstseinsveränderung vollständig durch Alkoholgenuss erklärbar	Ein nicht voll ansprechbarer Patient mit einer eindeutigen Vorgeschichte der Alkoholaufnahme, bei dem alle anderen Gründe, die zu einem veränderten Bewusstseinszustand führen können, zweifelsfrei ausgeschlossen sind, erfüllt dieses Kriterium.
Blutauflagerungen im Stuhl	Johannisbeerfarbene dunkelrote Blutauflagerungen treten klassisch bei einem Invaginationsileus auf. Auf der anderen Seite schließt das Fehlen der Auflagerung diese Diagnose aber nicht aus.
Blutungsneigung	Angeborene oder erworbene Blutungsneigung.

C

Chemikalienverletzung	Bei jeder auf den Körper gespritzten oder anders gelangten Substanz, die ein Stechen, Brennen, eine Verschlechterung des Sehvermögens oder andere Symptome hervorruft, sollte von der Möglichkeit einer chemischen Verletzung ausgegangen werden.
Chemisches Inhalationstrauma	Anamnestisch sind potenziell gefährliche Chemikalien inhaliert worden. Manche Chemikalien hinterlassen spezifische Zeichen, andere nicht. Die Art der Gefährlichkeit mag nicht sofort erkennbar sein.

D

Direktes Nackentrauma	Mögliche Formen können sein: Stauchungstrauma (von oben nach unten, z. B. wenn etwas auf den Kopf fällt), Anpralltrauma (vorwärts, rückwärts oder seitwärts, z. B. beim Verkehrsunfall), Drehtrauma und Luxationstrauma (wie beim Hängen).
Direktes Rückentrauma	Mögliche Formen können sein: Stauchungstrauma (von oben nach unten, z. B. wenn jemand stürzt und auf den Füssen landet), Anpralltrauma (vorwärts, rückwärts oder seitwärts, z. B. beim Verkehrsunfall) und Drehtrauma.
Doppelbilder	Sehen doppelter Bilder, das beim Schließen eines Auges aufhört.
Dysurie	Schmerzen oder Schwierigkeiten beim Wasserlassen. Der Schmerz wird oft als stechend oder heiß beschrieben.

E

Empfindliche Kopfhaut	Empfindlichkeit beim Abtasten der Temporalregion (besonders über der Arteria temporalis).
Erbrechen	Jedes Erbrechen erfüllt dieses Kriterium.
Erbrechen von Blut	Erbrochenes Blut kann frischblutig (hell- oder dunkelrot) oder kaffeesatzartig auftreten.
Erhöhte Atemarbeit	Eine erhöhte Atemarbeit zeigt sich in einer gesteigerten Atemfrequenz, dem Einsatz der Atemhilfsmuskulatur und einem Stöhnen.
Erschöpfungszustand	Ein erschöpfter Patient scheint seine Atemanstrengungen trotz anhaltender respiratorischer Insuffizienz zu reduzieren. Dies ist präterminal.

F

Fehlstellung	Hierbei handelt es sich um einen subjektiven Eindruck. Gemeint sind unnormale Winkel oder Rotationen.
Fremdkörpergefühl	Das Gefühl, etwas im Auge zu haben, oft beschrieben als Kratzen oder Jucken.
Frischblutig	Unverändertes Blut, leicht erkennbar vom Patienten und den ihn Versorgenden.
Frisches neurologisches Defizit	Dies beinhaltet alle Veränderung oder Verlust der Sensibilität, Extremitätenschwäche (entweder vorübergehend oder permanent), sowie Veränderungen in der Fähigkeit, Urin- oder Stuhlabgang zu kontrollieren.

G

Gefährdete distale Durchblutung	Hierbei handelt es sich um eine Kombination aus Blässe, Kälte, veränderter Sensibilität und Schmerzen, bei vorhandenem oder fehlendem Puls distal der Verletzung.
Gefährdete Durchblutung	Hierbei handelt es sich um eine Kombination aus Blässe, Kälte, veränderter Sensibilität und Schmerzen, bei vorhandenem oder fehlendem Puls distal der Verletzung.
Gefährdeter Atemweg	Ein Atemweg kann gefährdet sein, weil er entweder nicht offen gehalten werden kann oder weil die Schutzreflexe (die ein Aspirieren verhindern) fehlen. Das Unvermögen, den Atemweg offen zu halten wird entweder zu einem intermittierenden vollständigen oder einem permanenten partiellen Verschluss führen. Dies wird sich als schnarch- oder Blubbergeräusch beim Atmen äußern.
Generalisierter Hautausschlag	Der Hautausschlag kann von jeder Art sein, normalerweise aber entweder erythematös oder urtikariell.

Gerötetes Auge	Jede Rötung des Auges. Ein gerötetes Auge kann schmerzhaft oder schmerzfrei sein, die Rötung kann sich über das ganze Auge oder nur einen Teil erstrecken.
Gesichtsödem	Eine diffuse Schwellung des Gesichts, meist mit Beteiligung der Lippen.
Gesichtsschwellung	Schwellung des Gesichtes, begrenzt oder diffus.
Grobe Fehlstellung	Hierbei handelt es sich um einen subjektiven Eindruck. Gemeint sind grobe und abnorme Winkel oder Rotationen.
Großflächige Absonderungen oder Bläschenbildungen	Jede Absonderung oder Bläschenbildung, die mehr als 10 Prozent der Körperoberfläche betrifft.

H

Harnverhalt	Es kann kein Urin gelassen werden, die Blase ist prall überdehnt. Dies ist normalerweise, bis auf seltenere Fälle einer Empfindungsstörung, sehr schmerzhaft.
Heißer Erwachsener	Eine Temperatur > 38,5 °C gilt als heiß.
Heißes Kind	Wenn sich die Haut heiß anfühlt, gilt das Kind als heiß. Diese Aussage sollte baldmöglichst durch eine Temperaturmessung bestätigt werden – die Temperatur von > 38,5 °C gilt als heiß.
Hervortreten von Organen	Bildung einer Hernie oder das offene Hervortreten innerer Organe.
Hoch letale Vergiftung	Letalität ist das Potenzial der Vergiftung Schaden zu verursachen. Örtliches Wissen mag die Identifizierung des giftigen Tieres ermöglichen, trotzdem kann weiterer Ratschlag erforderlich sein. Im Zweifelsfall sollte von einem hohen Risiko ausgegangen werden.
Hodenschmerz	Schmerzen in den Hoden.
Hohe Letalität	Letalität ist das Potenzial einer eingenommenen Substanz Schaden zu verursachen. Zur Beurteilung des Risikos ernsthafter Erkrankung oder des Todes kann es erforderlich sein, Kontakt zu einer Giftnotrufzentrale aufzunehmen. Im Zweifelsfall sollte von einem hohen Risiko ausgegangen werden.
Hoher Blutdruck	Eine Vorgeschichte mit Bluthochdruck oder Bluthochdruck während der Untersuchung.
Hohes Risiko (künftiger) Fremdgefährdung	Das Vorhandensein eines potenziellen Risikos Andere zu schädigen kann durch eine Betrachtung der Körperhaltung (Anspannung und Verkrampfung), des verbalen Verhaltens (lautes und bedrohendes Reden) und des motorischen Verhaltens (unruhig, auf und ab laufen) beurteilt werden. Ein hohes Risiko sollte angenommen werden, wenn Waffen und mögliche Opfer vorhanden sind oder die Selbstkontrolle verloren gegangen ist.

Hohes Risiko (künftiger) Selbstverletzung	Eine erste Beurteilung des Risikos der Selbstverletzung kann durch eine Betrachtung des Verhaltens des Patienten erfolgen. Patienten mit einer auffälligen Vorgeschichte mit Selbstverletzungen oder solche, die versuchen sich zu verletzen oder die Notaufnahme verlassen wollen, um sich zu verletzen, haben ein solches hohes Risiko.
Hyperglykämie	Ein Blutzuckerspiegel über 17 mmol/l (= 306 mg/dl).
Hyperglykämie mit Ketose	Ein Blutzuckerspiegel über 11 mmol/l (= 198 mg/dl) mit Ketonurie oder Azidosezeichen (tiefe beschleunigte Atmung etc.).
Hypoglykämie	Ein Blutzuckerspiegel unter 3 mmol/l (= 54 mg/dl).

I

Inhalationstrauma	Der beste Hinweis auf eine Rauchinhalation ist der Aufenthalt des Patienten in einem verqualmten Raum. Um Mund und Nase können Rußpartikel abgelagert sein und die Stimme kann heiser sein. Die Vorgeschichte ist auch die beste Art, ein chemisches Inhalationstrauma zu diagnostisieren – es muss nicht unbedingt irgendwelche Anzeichen geben.

J

Jünger	Innerhalb der letzten 7 Tage.
Jünger reduzierte Sehschärfe	Jede Abnahme der (korrigierten) Sehschärfe innerhalb der letzten sieben Tage.
Jüngere Anzeichen für leichten Schmerz	Kleinkinder und Babys können sich nicht ausdrücken. Sie werden ihre Schmerzen üblicherweise mit Schreien und atypischem Verhalten äußern.
Jüngere Verletzung	Eine innerhalb der letzten sieben Tage zugestoßene Verletzung wird als jüngere Verletzung bezeichnet.
Jüngerer Hörverlust	Verlust des Hörvermögens auf einem oder beiden Ohren innerhalb der letzten Woche.
Jüngerer leichter Juckreiz	Jeder Juckreiz, der innerhalb der letzten sieben Tage aufgetreten ist.
Jüngerer leichter Schmerz	Jeder Schmerz, der innerhalb der letzten sieben Tage aufgetreten ist.
Jüngeres Problem	Ein innerhalb der letzten Woche aufgetretenes Problem wird als jüngeres Problem bezeichnet.

K

Kann nicht alleine stehen/ gehen	Die Belastung eines oder beider Beine mit dem vollen Körpergewicht ist nicht möglich. Grund hierfür können Schmerzen oder ein Funktionsverlust sein.

Kann nicht in ganzen Sätzen sprechen	Dies trifft auf Patienten zu, die so kurzatmig sind, dass sie auch verhältnismäßig kurze Sätze nicht ohne einen Atemzug dazwischen aussprechen können.
Kapillarfüllzeit	Die Kapillarfüllzeit wird gemessen, nachdem das Nagelbett für fünf Sekunden komprimiert wurde. Die normale Kapillarfüllzeit beträgt weniger als zwei Sekunden. Dieses Zeichen ist beim unterkühlten Patienten weniger hilfreich.
Kardialer Schmerz	Wird klassisch als intensives dumpfes Engegefühl oder heftigster Schmerz retrosternal mit Ausstrahlung in den linken Arm oder den Hals beschrieben. Kann mit Schweißausbrüchen oder Erbrechen einhergehen.
Kein Ansprechen auf die eigene Asthmamedikation	Diese Informationen sollten vom Patienten zu erhalten sein. Das Ausbleiben einer Besserung nach Therapie mit Bronchodilatoren durch den Hausarzt oder den Rettungsdienst hat dieselbe Bedeutung.
Keine Nahrungsaufnahme	Das Kind nimmt keine feste oder flüssige (je nach Alter) Nahrung zu sich. Wenn ein Kind zwar Nahrung zu sich nimmt, aber regelmäßig sofort wieder erbricht, kann es dieses Kriterium auch erfüllen.
Keine Nahrungsaufnahme möglich	Dies wird normalerweise von den Eltern berichtet. Das Kind nimmt keine feste oder flüssige (je nach Alter) Nahrung zu sich.
Keine Reaktion auf die Eltern	Gemeint ist jedes Fehlen einer Reaktion auf Gesicht oder Stimme der Eltern. Abnorme Reaktionen oder scheinbares Nichterkennen sind ebenfalls alarmierende Zeichen.
Keine Urinausscheidung	Unvermögen zur Produktion und Ausscheidung von Urin. Diese Beurteilung kann bei Kindern (und Senioren) schwierig sein, die Zahl der verbrauchten Windeln oder Vorlagen kann einen Anhalt geben.
Kolikartige Schmerzen	Schmerzen, die wellenförmig auftreten und abklingen. Nierenkoliken treten in Intervallen von etwa 20 Minuten auf.
Kopfhauthämatom	Ein geschwollener, gequetschter Bereich der Kopfhaut (Quetschungen unterhalb des vorderen Haaransatzes gehören zur Stirn).
Kopfschmerzen	Jeder Schmerz im Bereich des Kopfes, der sich nicht auf bestimmte anatomische Strukturen beschränkt. Gesichtsschmerz ist nicht gemeint.
Kopfverletzung	Als Kopfverletzung gilt jedes physische traumatische Ereignis, bei dem der Kopf mitbetroffen ist.
Kritischer Hautzustand	Durch eine Fraktur oder Luxation können Fragmente oder Knochenteile so stark gegen die Haut drücken, dass die Unversehrtheit der Haut gefährdet ist. Sie erscheint weiß und unter Spannung.

L

Langanhaltendes oder ununterbrochenes Schreien	Ein Kind, welches seit zwei Stunden oder mehr ununterbrochen geschrieen hat, erfüllt dieses Kriterium.
Lebensbedrohliche Blutung	Eine Blutung, die so stark ist, dass ohne Blutstillung der Tod eintritt.
Letalität	Letalität ist das Potenzial einer eingenommenen Substanz Krankheit oder Tod zu verursachen. Zur Beurteilung kann es erforderlich sein, Kontakt zu einer Giftnotrufzentrale aufzunehmen. Im Zweifelsfall sollte von einem hohen Risiko ausgegangen werden.
Lokale Infektion	Eine lokale Infektion manifestiert sich üblicherweise als Inflammation (Schmerz, Schwellung und Rötung), die auf ein bestimmtes Gebiet oder Stelle beschränkt ist, mit oder ohne Ansammlung von Eiter.
Lokale Inflammation	Die lokale Inflammation schließt Schmerz, Schwellung und Rötung eines bestimmten Gebietes oder einer bestimmten Stelle ein.

M

Makrohämaturie	Mit bloßem Auge als Rotfärbung sichtbares Blut im Urin.
Mäßig letale Vergiftung	Letalität ist das Potenzial der Vergiftung Schaden zu verursachen. Örtliches Wissen mag die Identifizierung des giftigen Tieres ermöglichen, trotzdem kann weiterer Ratschlag erforderlich sein.
Mäßige Letalität	Letalität ist das Potenzial einer eingenommenen Substanz Krankheit oder Tod zu verursachen. Zur Beurteilung kann es erforderlich sein, Kontakt zu einer Giftnotrufzentrale aufzunehmen.
Mäßiger Juckreiz	Ein erträglicher, aber intensiver Juckreiz.
Mäßiger Schmerz	Ein erträglicher, aber intensiver Schmerz. Siehe Kapitel zur Schmerzeinschätzung.
Mäßiges Risiko (künftiger) Fremdgefährdung	Das Vorhandensein eines potenziellen Risikos Andere zu schädigen kann durch eine Betrachtung der Körperhaltung (Anspannung und Verkrampfung), des verbalen Verhaltens (lautes und bedrohendes Reden) und des motorischen Verhaltens (unruhig, auf und ab laufen) beurteilt werden. Ein mäßiges Risiko sollte angenommen werden, wenn es Hinweise potenzielles Risiko der Fremdgefährdung gibt.
Mäßiges Risiko (künftiger) Selbstverletzung	Eine erste Beurteilung des Risikos der Selbstverletzung kann durch eine Betrachtung des Verhaltens des Patienten erfolgen. Patienten ohne auffällige Vorgeschichte mit Selbstverletzungen und ohne aktive Versuche, sich zu verletzen oder die Notaufnahme zu verlassen, um sich zu verletzen, aber mit Bekundungen des Wunsches nach Selbstverletzung, haben ein mäßiges Risiko.

Meningismuszeichen	Klassisch Nackensteifigkeit in Verbindung mit Kopfschmerzen und Photophobie (lichtscheu).

N

Nabelschnurvorfall	Der Vorfall irgendeines Teiles der Nabelschnur durch die Zervix.
Nicht ablenkbar	Kinder, die aufgrund ihrer Schmerzen oder aus anderen Gründen so unruhig sind, dass sie durch Gespräche oder Spielen nicht abgelenkt werden können, erfüllen diese Bedingung.
Nicht ansprechbar	Ein Patient, der weder auf Stimm- noch Schmerzreize reagiert, ist nicht ansprechbar.
Nicht ansprechbares Kind	Ein Kind, das weder auf Stimm- noch Schmerzreize reagiert, ist nicht ansprechbar.
Nicht verblassener Ausschlag	Ein Ausschlag, der auch bei Ausübung von Druck auf die Stelle nicht verblasst. Zum Testen kann ein Trinkglas auf die Haut gepresst werden, durch den Boden kann eine eventuelle Farbveränderung beobachtet werden.
Niedrige O_2-Sättigung	Hierbei handelt es sich um eine Sättigung von < 95 % unter Raumluft.
Niedriger Peakflow	Peakflow von 50 Prozent oder weniger des bestmöglichen beziehungsweise zu erwartenden Wertes.
Normale Menstruation	Menstruation, die (mit Blutverlust und Schmerz) zum erwarteten Zeitpunkt und für die erwartete Zeitdauer eintritt.

O

Offene Fraktur	Alle Wunden in der Nähe einer Fraktur sollten zu diesem Verdacht führen. Wenn es irgendeine Möglichkeit einer Verbindung zwischen der Wunde und der Fraktur gibt, dann sollte von einer offenen Fraktur ausgegangen werden.
Ohrmuschelhämatom	Ein pralles Hämatom (normalerweise nach einem Trauma) im/am äußeren Ohr.

P

Peakflow < 33 % des erwarteten Wertes	Dies bezieht sich auf den aufgrund des Alters und Geschlechts zu erwartenden Peakflow. Manche Patienten wissen «ihren» Peakflow, dieser Wert kann benutzt werden. Wenn das Verhältnis zwischen gemessenem und erwarteten Wert unter 33 Prozent liegt, ist dieses Kriterium erfüllt.
Peakflow < 50 % des erwarteten Wertes	Dies bezieht sich auf den aufgrund des Alters und Geschlechts zu erwartenden Peakflow. Manche Patienten wissen «ihren» Peakflow, dieser Wert kann benutzt werden. Wenn das Verhältnis zwischen gemessenem und erwarteten Wert unter 50 Prozent liegt, ist dieses Kriterium erfüllt.
Penetrationstrauma	Ein jüngeres (physikalisches) traumatisches Ereignis mit diskreter Penetration irgendeines Körperteiles durch Messer, Kugel oder ein anderes Objekt.

Penetrationstrauma des Auges	Ein jüngeres (physikalisches) traumatisches Ereignis, bei dem der Bulbus penetriert wurde.
Pfeifen, Keuchen	Dabei kann es sich um hör- oder fühlbares Pfeifen oder Keuchen handeln. Sehr schwerwiegende Atemwegverschlüsse sind still (es findet keine Luftbewegung statt).
Pleuraschmerz	Ein scharfer, örtlich begrenzter Schmerz im Thorax, der sich durch Atmen, Husten oder Niesen verschlimmert.
Priapismus	Eine anhaltende Dauererektion des Penis.
Purpura	Ein Ausschlag an jedem Körperteil, der durch Mikroblutungen unter die Haut hervorgerufen wird. Ein solcher Ausschlag verblasst bei Druck auf die Stelle nicht.

R

Rasch	Einsetzen innerhalb 12 Stunden.
Rasches Einsetzen	Einsetzen innerhalb der letzten 12 Stunden.
Rauchinhalation	Von einer Rauchinhalation sollte ausgegangen werden, wenn sich der Patient in einem verqualmten Raum aufgehalten hat. Physikalische Zeichen wie Ruß um Mund und Nasenlöcher sind wenig sichere Zeichen, wenn vorhanden aber wichtig.
Reagiert auf Schmerzen	Reaktion auf einen Schmerzreiz. Es sollten die Standardschmerzreize benutzt werden – mit einem Stift wird Druck auf das Nagelbett ausgeübt. Dieses Stimulus sollte nicht an den Zehen ausgeübt werden, hier kann ein Spinalreflex auch bei Hirntod noch eine Reaktion vortäuschen. Ein supraorbitaler Druckreiz sollte nicht ausgeübt werden, weil er einen Grimassenreflex auslösen kann.
Reagiert auf Stimme	Reaktion auf einen vokalen Reiz. Es ist nicht nötig, den Namen des Patienten laut zu rufen. Kinder reagieren unter Umständen aus Angst nicht.
Risiko anhaltender Kontamination	Wenn der Patient weiterhin einer Chemikalie ausgesetzt ist (normalerweise durch das Fehlen einer angemessenen Dekontamination), dann ist dieser Indikator anzuwenden. Wenn diese Situation vorkommt, dürfen die Risiken für die Krankenhausmitarbeiter nicht vergessen werden.
Risiko der Fremdgefährdung	Das Potenzial des Patienten aktiv zu versuchen, Andere zu schädigen. Die Einschätzung kann durch eine Betrachtung der Bewusstseinslage, der Körperhaltung und des Verhaltens erfolgen. Im Zweifelsfall sollte von einem hohen Risiko ausgegangen werden.
Risiko der Selbstverletzung	Das Potenzial des Patienten, auch künftig Selbstverletzungen zu versuchen. Im Zweifelsfall sollte von einem hohen Risiko ausgegangen werden.

S

Schlaffes Kind	Unter Umständen beschreiben die Eltern ihr Kind als schlaff. Der Muskeltonus ist allgemein reduziert – am besten zu erkennen an einem schlaff hängenden Kopf.
Schmerzausstrahlung in den Rücken	Schmerz, der auch im Rücken empfunden wird, entweder konstant oder intermittierend.
Schmerzausstrahlung in die Schulter	Wenn in der Schulterspitze Schmerzen empfunden werden, ist dies oft ein Zeichen für eine Zwerchfellreizung.
Schmerzen bei Bewegung im Gelenk	Bewegungsschmerz im Gelenk kann sowohl bei aktiven (Patient) wie bei passiven (Untersucher) Bewegungen auftreten.
Schmerzerfüllt	Ein Kind, dass von Schmerzen erfüllt und untröstbar ist.
Schock	Schock ist die Bezeichnung für die ungenügende Versorgung des Zellgewebes mit Sauerstoff. Die klassischen Zeichen sind Schwitzen, Blässe, Tachykardie, Hypotonus und ein reduzierter Bewusstseinzustand.
Schwangerschaft möglich	Jede Frau, deren normale Menstruation ausgeblieben ist, gilt als möglicherweise schwanger. Außerdem sollte jede Frau in gebährfähigem Alter, die ungeschützten Geschlechtsverkehr hat, als potenziell schwanger angesehen werden.
Schwellung	Unnormale Größenzunahme.
Schwindel	Ein akutes Dreh-/Schwindelgefühl, teilweise begleitet von Übelkeit und Erbrechen.
Sehr heißer Erwachsener	Wenn sich die Haut sehr heiß anfühlt, gilt der Patient als sehr heiß. Diese Aussage sollte baldmöglichst durch eine Temperaturmessung bestätigt werden – die Temperatur von > 41 °C gilt als sehr heiß.
Sehr niedrige O_2-Sättigung	Sättigung < 95 % unter laufender O^2-Gabe oder < 90 % unter Raumluft.
Sehr niedriger Peakflow	Peakflow von 33 % oder weniger des bestmöglichen beziehungsweise zu erwartenden Wertes.
Sichtbare Körperteile des Fötus	Hervortreten des Kopfes oder jedes anderen Körperteils des Fötus in die Vagina.
Sichtbare Masse im Abdomen	Bei Beobachtung von außen erkennbare Massierung.
Skrotalgangrän	Abgestorbene schwarze Haut im Bereich des Skrotums und der Leiste. Ein beginnendes Gangrän kann anfänglich wie eine zweit- oder drittgradige Verbrennung mit oder ohne Hautabschilferungen wirken.
Skrotaltrauma	Jedes physisches Trauma der letzten sieben Tage mit Beteiligung des Skrotums.

Skrotumschwellung/-rötung	Eine Rötung und Schwellung im Bereich des Skrotums.
Speichelfluss	Speichelfluss aus dem Mund, weil ein Schlucken nicht möglich ist.
Starker vaginaler Blutverlust	Ein vaginaler Blutverlust ist sehr schlecht zu beurteilen. Das Vorhandensein großer Blutkoagel oder eines anhaltenden Blutflusses erfüllt dieses Kriterium. Der Verbrauch größerer Mengen von Vorlagen deutet ebenfalls auf einen großen Blutverlust hin.
Stärkster Juckreiz	Ein unerträglicher Juckreiz.
Stärkster Schmerz	Ein Schmerz, der nicht zu ertragen ist, oft beschrieben als so schlimm, wie nie. Siehe Kapitel zur Schmerzeinschätzung.
Störend	Störend ist ein Verhalten, welches das Gleichmaß der Prozesse in der Notaufnahme stört. Es kann bedrohliche Formen annehmen.
Stridor	Hierbei kann es sich um ein inspiratorisches und/oder ein exspiratorisches Geräusch handeln. Am Besten zu hören ist er, wenn durch den offenen Mund geatmet wird.
Stromunfall	Jede Verletzung, die sicher oder möglicherweise durch elektrischen Strom verursacht wurde, unabhängig ob Gleich- oder Wechselstrom, natürliche oder künstliche Ursache (Blitz oder Steckdose).
Subkutane Gasansammlung	Eine Gasansammlung unter der Haut äußert sich durch ein «Knistern» bei Berührung. Es können Gasbläschen und eine Abgrenzungslinie zum gesunden Gewebe vorhanden sein.

T

Teerstuhl	Jede Form schwarzen Stuhlganges erfüllt dieses Kriterium.
Thoraxinfektion	Eine Infektion im Thorax führt normalerweise zu einem Husten und der Produktion von Sputum. Dieses ist normalerweise eitrig (gelb oder grün).
Thoraxverletzung	Jede Verletzung des Bereiches zwischen den Schlüsselbeinen und den untersten Rippen. Eine Verletzung des unteren Thoraxbereiches kann Ursache für die Verletzung abdominaler Organe sein.

U

Überwärmt	Wenn sich die Haut überwärmt anfühlt, gilt der Patient als überwärmt. Diese Aussage sollte baldmöglichst durch eine Temperaturmessung bestätigt werden – die Temperatur von > 37,5 °C gilt als überwärmt.
Überwärmtes Gelenk	Jede Überwärmung im Bereich des Gelenkes gilt. Geht oft mit einer lokalen Rötung einher.

Unfähig zu gehen	Hier ist eine genaue Differenzierung nötig: Es gibt Patienten, die aufgrund ihrer Schmerzen Schwierigkeiten beim Gehen haben und es gibt Patienten, die nicht gehen können. Nur die letztere Gruppe ist hier gemeint und wird als «Unfähig zu gehen» bezeichnet.
Unnormaler Puls	Eine Bradykardie (< 60/min beim Erwachsenen), eine Tachykardie (>120/min beim Erwachsenen) oder ein unregelmäßiger Rhythmus. Zur Benutzung bei Kindern sollten die Werte für Bradykardie und Tachykardie dem Alter entsprechend angepasst werden.
Unpassende Vorgeschichte	Eine Vorgeschichte ist als unpassend anzusehen, wenn der behauptete Hergang die Verletzungen oder Erkrankungen nicht erklärt. Dies ist ein wichtiger Hinweis bei nicht unfallbedingten Verletzungen von verletzbaren Kindern und Erwachsenen und kann ein Zeichen für Missbrauch sein.
Unsicherer Atemweg	Patienten, die nicht kontinuierlich ihren Atemweg offen halten können, haben eine unsicheren Atemweg.
Unstillbare große Blutung	Eine Blutung, die auch unter anhaltendem Druck nicht zügig unter Kontrolle zu bekommen ist, sondern stark weiterblutet oder dicke Verbände durchdringt.
Unstillbare kleine Blutung	Eine Blutung, die auch unter anhaltendem Druck nicht zügig unter Kontrolle zu bekommen ist, sondern leicht oder sickernd weiterblutet.
Unterkühlt	Wenn sich die Haut eines Patienten kalt anfühlt, wird der Patient klinisch als unterkühlt bezeichnet. Diese Aussage sollte baldmöglichst durch eine Temperaturmessung bestätigt werden – bei einer Unterkühlung findet sich eine Körperkerntemperatur von <35 °C.
Untröstbar durch die Eltern	Dieses Kriterium ist erfüllt, wenn das schreiende oder geplagte Kind auf keinen Beruhigungsversuch seiner Eltern reagiert.
Untypisches Verhalten	Ein Kind, das sich auf eine Weise benimmt, die in der gegebenen Situation bei ihm nicht üblich ist. Diese Angabe wird oft von Betreuungspersonen gemacht. Solche Kinder werden oft als aufsässig bezeichnet.
Unzureichende Atmung	Alle Patienten, die nicht dazu in der Lage sind, eine ausreichende Sauerstoffversorgung aufrechtzuerhalten, haben eine unzureichende Atmung. Sie können eine erhöhte Atemarbeit aufweisen, Zeichen unzureichender Atmung oder Erschöpfungszeichen zeigen.
Unzureichende Vorgeschichte	Wenn es keine klare und unzweideutige Vorgeschichte eines akuten Alkoholkonsums gibt, wenn Kopfverletzungen, Drogenkonsum, eine zugrunde liegende Erkrankung etc. nicht definitiv ausgeschlossen werden können, ist die Vorgeschichte als unzureichend anzusehen.

V

Vaginaler Blutverlust	Jeder Blutverlust aus beziehungsweise durch die Vagina.
Vaginaler Blutverlust in der 2. Schwangerschaftshälfte	Jeder Blutverlust aus der Vagina bei einer Frau, die die 20. Schwangerschaftswoche überschritten hat.
Vaginaltrauma	Jede Vorgeschichte oder jeder andere Hinweis auf ein direktes Trauma der Vagina erfüllt dieses Kriterium.
Veränderte Sensibilität im Gesicht	Jede Veränderung des Empfindens im Gesichtsbereich.
Veränderter Bewusstseinszustand	Nicht voll ansprechbar, reagiert nur auf Schmerz oder Rufen oder ist nicht ansprechbar.

W

Wundkontamination	Eine Wunde, die fremdes Material (egal welcher Herkunft) enthält, wird als kontaminiert bezeichnet.

Z

Zungenödem	Eine Schwellung der Zunge jeden Ausmaßes.

Sachregister